**妇幼护理华西模式丛书**

**总主编** 刘瀚旻 牛晓宇 罗碧如

**总秘书** 郭秀静

# 消毒供应中心
# 管理规范与岗位实践

**主 编** 易良英

**副主编** 潘 薇 陈燕华

**编 者**（按姓氏笔画排序）

| | | | | |
|---|---|---|---|---|
| 刘晓晓 | 张 涛 | 张劲会 | 张晏榕 | 陈燕华 |
| 易良英 | 赵春霞 | 赵晓春 | 胡 亭 | 胡瑞雪 |
| 姚舜禹 | 黄永登 | 黄娟丽 | 蒋思鑫 | 雍亭亭 |
| 潘 薇 | | | | |

人民卫生出版社

·北京·

**图书在版编目（CIP）数据**

消毒供应中心管理规范与岗位实践 / 易良英主编 .
北京 ： 人民卫生出版社，2024. 10. --（妇幼护理华西
模式丛书）. -- ISBN 978-7-117-36986-2

Ⅰ. R197.323；R187

中国国家版本馆 CIP 数据核字第 2024CW2160 号

| 人卫智网 | www.ipmph.com | 医学教育、学术、考试、健康， |
| | | 购书智慧智能综合服务平台 |
| 人卫官网 | www.pmph.com | 人卫官方资讯发布平台 |

**消毒供应中心管理规范与岗位实践**
Xiaodu Gongying Zhongxin Guanli Guifan yu Gangwei Shijian

主　　编：易良英
出版发行：人民卫生出版社（中继线 010-59780011）
地　　址：北京市朝阳区潘家园南里 19 号
邮　　编：100021
E - mail：pmph @ pmph.com
购书热线：010-59787592　010-59787584　010-65264830
印　　刷：中煤（北京）印务有限公司
经　　销：新华书店
开　　本：710×1000　1/16　印张：14　插页：4
字　　数：266 千字
版　　次：2024 年 10 月第 1 版
印　　次：2024 年 11 月第 1 次印刷
标准书号：ISBN 978-7-117-36986-2
定　　价：75.00 元

打击盗版举报电话：**010-59787491**　E-mail：**WQ @ pmph.com**
质量问题联系电话：**010-59787234**　E-mail：**zhiliang @ pmph.com**
数字融合服务电话：**4001118166**　E-mail：**zengzhi @ pmph.com**

# 序

随着社会的进步和人类对自身健康需求的关注，"护理"这一常见概念的内涵和外延也有了显著变化。除了通行的定义"护理是诊断和处理人类对现存的和潜在的健康问题的反应"，我认为"护理"一词中的"护"是看护、照料，是健康维持和健康修复的专业举措；"理"是道理，意味着护理探究的是照护的机制和道理。护理学科体系的建设和发展，是一项长期任务，也是所有护理工作者的共同目标。

拥有百年文化积淀的华西妇幼护理，一直致力于妇幼群体专科护理高质量发展。一代代的华西妇幼护理人秉承"患者至上、员工至尊、医德至善、技术至精"的核心价值观和"用心、诚信、平等、创新"的护理理念，以优秀的管理、优质的服务、精湛的技术、良好的医德为构建和谐医院、保障患者安全作出了重要贡献，同时积累了丰富的临床护理和管理经验。他们和全院同仁们一起，为我院的高质量发展作出了突出贡献。为了更好地总结这些年我院妇幼护理的经验，在更好地求教于国内外同行的同时，也深刻践行华西经验文化传播的使命，医院从顶层设计的角度组织全院护理专家编撰了本套丛书。丛书由我院妇幼护理领域的资深专家主编，从专业的维度紧紧围绕护理管理和临床护理的重点和难点问题进行深入剖析，力求体系化地为各级各类妇幼机构的护理管理人员和临床护理人员提供指导和参考。他们在繁忙的工作之余，严谨、高效、高质量地完成了丛书的编写。在此，感谢各编写团队的辛勤付出！

书稿即将付梓。我们深知因涉及专业范围广泛、时间及水平有限，书中难免存在不足之处，恳请广大读者指正。我们也将继续探索，为妇幼护理的专业化、体系化、规范化作出努力！

合抱之木生于毫末，九层之台起于累土。让我们全体妇幼护理人共勉！

刘瀚旻

2024 年 4 月于华西坝上

# 主编简介

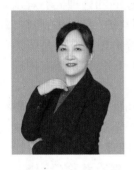

易良英,副主任护师,四川大学华西第二医院消毒供应中心护士长。现任中华护理学会消毒供应中心专业委员会委员,四川省护理学会消毒供应中心专业委员会副主任委员,成都市护理学会消毒供应中心专业委员会副主任委员。

以第一作者/通讯作者身份发表论文20余篇,其中SCI论文10篇;主编及参编教材和专著5部;获得国家专利17项,其中发明专利5项;主持及参与各类课题5项。

# 前　言

　　随着现代医学技术的不断进步和对患者安全重视程度的增加,医院感染问题已成为业内关注的重点。消毒供应中心是医院内承担各科室所有重复使用诊疗器械、器具和物品清洗、消毒、灭菌以及无菌物品供应的部门,是医院感染预防和控制的重要科室。消毒供应中心的管理与建设的优劣直接关系着医疗护理质量和患者的安全。消毒供应中心规范化、标准化的操作流程和技术是保障消毒、灭菌物品质量,实现高效、科学、安全生产和供应的重要基石。现代化消毒供应中心的管理应具有科学性,积极探索新时期消毒供应专业的新观点、新思路、新信息和新技术,能为更好地应对行业新的机遇与挑战打下坚实的基础。

　　妇女儿童是妇产科及儿科医疗机构的主要诊疗服务对象,保障妇女儿童生命安全是妇幼医护人员的重要职责。本书根据妇幼专科医院的特点,依据最新行业标准及指南,参考大量文献资料以及行业内专家指导意见,结合我院消毒供应中心 15 年集中管理和岗位实践经验进行编写。全书系统地介绍了消毒供应中心护理质量与安全管理、护理人力资源管理、教学管理、妇产科及儿科普通器械处理常规、妇产科及儿科内镜处理常规、妇产科及儿科专用特殊器械处理常规、妇产科及儿科器械质量监测技术、清洗质量的监测、消毒质量的监测、灭菌质量的监测及软式内镜质量监测等内容,具有较强的实用性和指导性。本书可为妇产科及儿科专科医院从事医院感染控制、护理质控、消毒供应中心管理者以及岗位操作人员提供参考借鉴。

　　本书的撰写得到了四川大学华西第二医院的大力支持,在此我们表示衷心的感谢。由于编写人员经验、水平有限,本书撰写中难免存在疏漏之处,恳请广大读者批评指正,以便改进提高。

易良英

2024 年 8 月

# 目　录

第一章　消毒供应中心护理质量与安全管理 …………………… 1

第一节　专科设置与环境管理 ……………………………… 1

　　一、区域设置 ……………………………………………… 1

　　二、环境管理 ……………………………………………… 6

第二节　质量与安全管理 …………………………………… 10

　　一、消毒供应中心质量与安全管理概述 ………………… 10

　　二、消毒供应中心质量管理制度 ………………………… 12

　　三、消毒供应中心安全管理制度 ………………………… 19

　　四、消毒供应中心常用质量管理工具 …………………… 21

　　五、消毒供应中心常用质量管理方法 …………………… 24

　　六、消毒供应中心敏感指标 ……………………………… 32

　　七、消毒供应中心质量持续改进 ………………………… 33

第三节　医院感染管理 ……………………………………… 40

　　一、概述 …………………………………………………… 40

　　二、消毒供应中心感染管理相关制度 …………………… 40

　　三、消毒供应中心感染风险管理 ………………………… 44

　　四、职业防护 ……………………………………………… 48

第四节　专科应急预案 ……………………………………… 51

　　一、设备故障应急预案 …………………………………… 51

　　二、环氧乙烷气体泄漏应急预案 ………………………… 51

　　三、地震灾害应急预案 …………………………………… 52

　　四、突发不明原因传染病病原体感染暴发应急预案 …… 52

　　五、压力蒸汽泄漏应急预案 ……………………………… 52

　　六、停水应急预案 ………………………………………… 52

　　七、停电应急预案 ………………………………………… 53

　　八、停气应急预案 ………………………………………… 53

　　九、压力蒸汽灭菌器爆炸应急预案 ……………………… 53

▶ **第二章 护理人力资源管理** ………………………………………… 54

    **第一节 岗位设置** ………………………………………………… 54

        一、岗位设置的原则 ……………………………………… 54

        二、消毒供应中心岗位说明 ……………………………… 55

        三、职业规划 ……………………………………………… 60

    **第二节 分层培训** ………………………………………………… 62

        一、分层培训的背景 ……………………………………… 62

        二、消毒供应中心护士分层管理 ………………………… 62

        三、基于岗位胜任力的分层培训 ………………………… 65

    **第三节 绩效考核** ………………………………………………… 70

        一、护理绩效考核概述 …………………………………… 70

        二、护理绩效的组织架构 ………………………………… 70

        三、护理绩效改革的目标 ………………………………… 70

        四、护士层级与绩效 ……………………………………… 70

        五、绩效考核的原则 ……………………………………… 71

        六、消毒供应中心绩效考核 ……………………………… 72

▶ **第三章 教学管理** …………………………………………………… 82

    **第一节 教学管理架构与制度** …………………………………… 82

        一、消毒供应中心教学管理架构 ………………………… 82

        二、护理教学管理制度 …………………………………… 82

        三、教学资料管理 ………………………………………… 83

    **第二节 教学实践** ………………………………………………… 84

        一、相关理论 ……………………………………………… 84

        二、教学计划 ……………………………………………… 85

        三、教学实施 ……………………………………………… 87

        四、教学检查 ……………………………………………… 87

        五、教学处理 ……………………………………………… 88

    **第三节 教学质控** ………………………………………………… 90

        一、教学质控目的 ………………………………………… 90

        二、教学质控体系 ………………………………………… 90

        三、教学质控内容 ………………………………………… 92

        四、教学质控分析 ………………………………………… 93

　　　　五、教学质量持续改进 ·············································· 93

第四章　妇产科及儿科普通器械处理常规 ························· 95
　　第一节　妇产科及儿科普通器械回收及分类常规 ············· 95
　　　　一、回收 ······················································ 95
　　　　二、分类 ······················································ 98
　　第二节　妇产科及儿科普通器械清洗常规 ··················· 100
　　　　一、清洗媒介 ················································ 100
　　　　二、清洗设备 ················································ 102
　　　　三、手工清洗 ················································ 103
　　　　四、机械清洗 ················································ 104
　　第三节　妇产科及儿科普通器械消毒、干燥常规 ············ 106
　　　　一、消毒 ····················································· 106
　　　　二、干燥 ····················································· 108
　　第四节　妇产科及儿科普通器械包装常规 ··················· 110
　　　　一、检查与保养 ·············································· 110
　　　　二、包装 ····················································· 114
　　第五节　妇产科及儿科普通器械灭菌常规 ··················· 118
　　　　一、灭菌原则 ················································ 118
　　　　二、压力蒸汽灭菌 ··········································· 118
　　　　三、过氧化氢等离子体低温灭菌 ····························· 121
　　　　四、环氧乙烷灭菌 ··········································· 124
　　第六节　妇产科及儿科无菌物品储存、发放操作常规 ······· 125
　　　　一、卸载 ····················································· 125
　　　　二、储存 ····················································· 126
　　　　三、发放 ····················································· 129
　　第七节　妇产科及儿科无菌物品下送常规 ··················· 130
　　　　一、无菌物品下送原则 ······································ 130
　　　　二、无菌物品下送方法 ······································ 131
　　　　三、无菌物品下送的操作流程 ································ 131

第五章　妇产科及儿科内镜处理常规 ························· 132
　　第一节　硬式内镜处理常规 ································· 132
　　　　一、硬式内镜的基础知识 ···································· 132

二、硬式内镜的分类 …………………………………… 132

三、光学目镜及器械、附件的基本组成 ………………… 132

四、腔镜器械的拆卸及组合 …………………………… 132

五、硬式内镜处理流程 ………………………………… 133

第二节　软式内镜处理常规 …………………………… 139

一、软式内镜的基础知识 ……………………………… 139

二、软式内镜的分类 …………………………………… 141

三、软式内镜处理的基本原则 ………………………… 142

四、中度危险性软式内镜处理流程 …………………… 142

五、高度危险性软式内镜处理流程 …………………… 150

第六章　妇产科及儿科专用特殊器械处理常规 ……… 154

第一节　妇产科特殊手术器械处理常规 ……………… 154

一、结构特点 …………………………………………… 154

二、处理流程 …………………………………………… 154

第二节　膨宫管处理常规 ……………………………… 158

一、结构特点 …………………………………………… 158

二、处理流程 …………………………………………… 158

第三节　妇科施源器处理常规 ………………………… 159

一、结构特点 …………………………………………… 159

二、处理流程 …………………………………………… 160

第四节　超声探头穿刺架、取精器械处理常规 ……… 161

一、结构特点 …………………………………………… 161

二、处理流程 …………………………………………… 162

第五节　妇产科杯状举宫器、肌瘤旋切器处理常规 … 164

一、结构特点 …………………………………………… 164

二、处理流程 …………………………………………… 165

第六节　小儿口腔器械处理常规 ……………………… 166

一、结构特点 …………………………………………… 166

二、牙科手机及洁牙手柄处理流程 …………………… 166

三、口腔小器械处理流程 ……………………………… 168

第七节　小儿耳鼻喉器械处理常规 …………………… 170

一、结构分类 …………………………………………… 170

　　　　二、处理流程 ································· 170

　　第八节　达芬奇机器人器械处理常规 ········· 172

　　　　一、结构特点 ································· 172

　　　　二、预处理 ··································· 173

　　　　三、处理流程 ································· 173

　　第九节　奶瓶、奶嘴处理常规 ··············· 176

　　　　一、预处理、回收 ··························· 176

　　　　二、清洗 ····································· 176

　　　　三、包装 ····································· 177


第七章　妇产科及儿科器械质量监测技术 ········· 178

　　第一节　概述 ······························· 178

　　　　一、过程监测和终末监测 ··················· 178

　　　　二、质量可追溯的定义 ····················· 178

　　第二节　质量监测原则及要求 ··············· 178


第八章　清洗质量的监测 ····················· 180

　　第一节　清洗质量监测对象及方法 ··········· 180

　　　　一、清洗质量监测对象 ····················· 180

　　　　二、清洗质量监测方法 ····················· 180

　　第二节　清洗质量监测 ····················· 181

　　　　一、目测法 ································· 181

　　　　二、ATP 生物荧光监测法 ··················· 182

　　　　三、蛋白残留量测定 ······················· 182

　　　　四、潜血测试 ······························· 183

　　　　五、定期监测 ······························· 183

　　第三节　清洗消毒设备的效能监测 ··········· 184

　　　　一、清洗水质监测 ························· 184

　　　　二、清洗设备日常监测 ····················· 185

　　　　三、清洗设备定期监测 ····················· 186

　　　　四、改变物品装载或清洗程序监测 ··········· 186

　　　　五、设备新安装、移动清洗机及大修后的效能监测 ········ 187

第九章　消毒质量的监测 ································· 188
　第一节　物理消毒监测 ································· 188
　　一、日常监测 ································· 188
　　二、定期监测 ································· 188
　第二节　化学消毒监测 ································· 189
　　一、酸性氧化电位水 ································· 189
　　二、含氯消毒剂 ································· 190
　第三节　消毒效果监测 ································· 191
　　一、监测方法 ································· 191
　　二、监测结果 ································· 191
　　三、注意事项 ································· 191

第十章　灭菌质量的监测 ································· 192
　第一节　监测方法和产品 ································· 192
　　一、监测方法 ································· 192
　　二、监测产品 ································· 193
　第二节　压力蒸汽灭菌监测 ································· 195
　　一、B-D 测试 ································· 195
　　二、物理监测 ································· 196
　　三、化学监测 ································· 196
　　四、生物监测 ································· 198
　　五、安装、移位、大修后效能监测 ································· 199
　第三节　过氧化氢等离子体低温灭菌监测 ································· 199
　　一、物理监测 ································· 199
　　二、化学监测 ································· 200
　　三、生物监测 ································· 201
　第四节　环氧乙烷灭菌监测 ································· 202
　　一、物理监测 ································· 202
　　二、化学监测 ································· 203
　　三、生物监测 ································· 203
　　四、安装、移位、大修后效能监测 ································· 204

第十一章　软式内镜质量监测 ………………………………………… 205
　　第一节　清洗用水监测 ……………………………………………… 205
　　　　一、监测要求 ……………………………………………………… 205
　　　　二、监测方法 ……………………………………………………… 205
　　第二节　使用中的消毒剂或灭菌剂监测 ………………………… 205
　　　　一、浓度监测说明 ……………………………………………… 205
　　　　二、浓度监测类型 ……………………………………………… 206
　　第三节　软式内镜清洗质量监测 ………………………………… 207
　　　　一、目测法 ………………………………………………………… 207
　　　　二、ATP 生物荧光监测法 …………………………………… 207
　　第四节　软式内镜消毒质量监测 ………………………………… 207
　　　　一、消毒质量监测 ……………………………………………… 207
　　　　二、内镜清洗消毒机的监测 ………………………………… 208
　　　　三、手卫生和环境消毒质量监测 …………………………… 208
　　第五节　低温灭菌质量的监测 …………………………………… 209
　　　　一、物理监测 ……………………………………………………… 209
　　　　二、化学监测 ……………………………………………………… 209
　　　　三、生物监测 ……………………………………………………… 209
　　第六节　监测数据的文件记录 …………………………………… 209

参考文献 ……………………………………………………………………… 210

# 第一章　消毒供应中心护理质量与安全管理

## 第一节　专科设置与环境管理

### 一、区域设置

#### （一）概述

消毒供应中心（central sterile supply department，CSSD）是指医院内承担各科室所有重复使用的诊疗器械、器具和物品清洗、消毒、灭菌以及无菌物品供应的部门。消毒供应中心主要分为两大区域：工作区和辅助区。工作区包括去污区、检查包装及灭菌区（含独立的敷料制备或包装间）、无菌物品存放区。辅助区包括工作人员更衣室、值班室、办公室、会议室、休息室、卫生间、沐浴室等。工作区域的划分原则、温/湿度要求和材料要求都应该符合《医院消毒供应中心 第1部分：管理规范》（WS 310.1—2016）中的相关要求和其他需求。

#### （二）建筑布局

1. **基本原则**　在对CSSD进行新建、扩建和改建时都应该遵循医院感染预防与控制的原则，遵守国家相关法律、法规对医院建筑和职业防护的有关要求并进行充分论证。论证的专家成员应包括CSSD人员、医院感染管理人员、护理管理人员、总务基建人员、设备管理人员、物资采购人员、设备生产厂家工程师和设计师等工作人员。

（1）CSSD不宜建在地下室或半地下室：CSSD的修建应尽可能保证室内拥有良好的通风及采光，满足清洁与灭菌物品储存的条件。同时还须考虑楼层渗水的可能，CSSD楼下科室应尽量避开配电间、药房、放射科、手术室等。

（2）CSSD的位置宜接近主要服务科室：CSSD应该和主要服务科室如手术室、产房等之间有专用的洁、污物品直接通道或电梯连接，方便物品的交接。下收下送路线应符合相关消毒隔离原则，物流便捷，尽量无障碍、楼梯、陡坡等，避免影响下收下送车辆的运行以及人员安全。若CSSD同时负责敷料的包装及灭菌工作，还应考虑清洁物品接收的便利性。如果有外来服务，则须考虑对接大型运输车辆的区域应具备暂停运输车辆和清洗消毒的场所以及物品暂存和交接的空间。

（3）CSSD需要有相对独立的工作区：CSSD各工作区域应该相对独立，各区之间须有物理屏障相间隔。对去污区的设计要求保持相对密闭性，拥有良

1

好的照明系统、独立的排风系统,供、排水系统等均应符合医院感染控制要求,能有效控制污染源。对检查包装及灭菌区的设计应利于保持环境清洁,温、湿度及换气次数、气流质量应符合相关标准规范的要求。对无菌物品存放区的设计应利于保持安全和清洁。

(4)CSSD 的建筑面积:应与医院的级别及 CSSD 承担的清洗、消毒及灭菌工作量相适应,应考虑医院性质、门诊量、科室设置、收治患者实际人数、手术量以及相关技术要求等。在满足医院现有工作需求的同时,兼顾现代化消毒供应中心未来发展趋势和医院未来的发展规划。在其他医疗机构或医疗消毒供应中心进行消毒灭菌的医院,可根据本医疗机构的业务情况合理规划建筑面积,应满足器械、器具及物品的周转,回收物品的暂存,无菌物品的发放,转运设施、工具的清洗、消毒和存放等需求。影响 CSSD 建筑面积的因素包括医院的运营模式、工作量、器械基数与周转频次、下收下送频次、工作时长、设备维护保养及故障维修的时间、部门容量的增长以及预留机位的大小和数量。根据国内外文献研究报道,CSSD 总面积计算公式如下:

$$S= 系数 \times 床位数 +50m^2$$

其中,700 张床位以上取系数 0.8,400~700 张床位取 0.9,400 张床位以下取系数 1.0。每个区域的面积划分:去污区占总面积的 28%~32%,其中物品回收区域占 8%~10%,物品清洗区域占 20%~22%;检查包装及灭菌区占总面积的 41%~46%,其中物品包装区域占 35%~38%,灭菌区域占 6%~8%;无菌物品存放区,占总面积的 20%~22%,辅助区域如办公室、更衣室等,占总面积的 5%~6%。

2. **布局设计**　CSSD 应设置工作人员入口、污染物品接收入口、清洁物品接收入口和无菌物品发放出口。工作区域的物品流向由污到洁,不交叉、不逆流;空气流向由洁到污。采用机械通气的去污区保持相对负压,检查包装及灭菌区保持相对正压。工作区域温度、相对湿度、机械通风的换气次数(表 1-1-1)以及各区域照明要求(表 1-1-2)均应符合 WS 310.1—2016 的相关标准。

表 1-1-1　工作区域温度、相对湿度及机械通风换气次数要求

| 工作区域 | 温度 /℃ | 相对湿度 /% | 换气次数 /(次·h$^{-1}$) |
| --- | --- | --- | --- |
| 去污区 | 16~21 | 30~60 | ≥10 |
| 检查包装及灭菌区 | 20~23 | 30~60 | ≥10 |
| 无菌物品存放区 | <24 | <70 | 4~10 |

表 1-1-2　工作区域照明要求　　　　　　　　　　　　单位：lx

| 工作面 / 功能 | 最低照度 | 平均照度 | 最高照度 |
|---|---|---|---|
| 普通检查 | 500 | 750 | 1 000 |
| 精细检查 | 1 000 | 1 500 | 2 000 |
| 清洗池 | 500 | 750 | 1 000 |
| 普通工作区域 | 200 | 300 | 500 |
| 无菌物品存放区域 | 200 | 300 | 500 |

（1）去污区：是指 CSSD 内对重复使用的诊疗器械、器具和物品进行回收、分类、清洗、消毒（包括转运器具的清洗、消毒等）的区域，为污染区域。按照由（污）到（洁）的原则，去污区内分别设置污物回收分类区、常规器械 / 器皿处理区、精密器械处理区、全自动清洗机清洗区，保证工作人员顺利完成回收、分类、清洗、消毒及干燥的工作。去污区设有单独的水处理间以及回收车清洗暂存间。水处理间应满足设备放置需求，方便工作人员日常监测水质。回收车清洗暂存间应分别设置洗车间和暂存间，方便回收车的处理及存放，洗车间应配备单独的清洗消毒水管和专用设施，注意保持地面排水通畅、清洁干燥。应依据国家相关行业规范及指南设置被突发原因不明的传染病病原体污染的器械、器具和物品处理区域。根据医疗机构实际情况设计外来医疗器械专门交接区域。妇幼医院可设有单独的奶瓶、奶嘴处理间，配备单独的清洗工作台和专用清洗机。去污区内设置单独的软式内镜处理区，配备独立的软式内镜清洗工作站。

（2）检查包装及灭菌区：是 CSSD 内对去污后的诊疗器械、器具和物品进行检查、装配、包装（包括敷料制作等）及灭菌的区域，为清洁区域。检查包装及灭菌区应有温、湿度的控制系统，有良好的光线。同时该区域应包括单独的敷料制备间，室内保持清洁，避免絮状物污染空气。应设置单独的低温灭菌间，如过氧化氢等离子体灭菌、环氧乙烷灭菌，有良好的通风系统和相应的解析排放管路系统。

（3）无菌物品存放区：是 CSSD 内存放、保管、发放无菌物品的区域，为清洁区域。该区域应包括无菌物品冷却区域，便于无菌包卸载后冷却。同时还应设置无菌物品储存放置架的区域，方便储存无菌物品。设置无菌物品发放区域，在此区域内可进行无菌物品的清点与交接。

（4）CSSD 的物理屏障与缓冲间设置：去污区、检查包装及灭菌和无菌物品存放区 3 个区域之间应分别有隔离式（双扉）清洗消毒机和干燥机、压力蒸汽灭菌器、墙面等构成实际物理屏障。去污区和检查包装及灭菌区之间应设有清洁物品传递窗,最好为双门互锁,单门则应注意保持常闭状态。同时还应分别设置人员出入缓冲间,配有防护用品及洗手设施,便于工作人员进出工作区域时洗手及穿、脱防护用品。

（5）采用轨道运输的设置：CSSD 若采取轨道运输,可在去污区和无菌物品存放区分别设置污染物品、清洁物品转运站点,严格区分污染、清洁物品转运箱,转运箱每次用后应及时清洗、消毒。

**3. 装修要点及材料选择**　对 CSSD 建筑、装饰材料的选择应符合《医院消毒供应中心 第 1 部分：管理规范》中的有关规定。墙面材料的选择原则：选用表面光滑、无缝隙、易清洗、耐碰撞,具有防火、降噪、保温、安全、环保等基本特性的材料,清洗区、水处理间、洗车间墙面采用防水材料。墙面下部踢脚线应该与墙面平齐或凹于墙面。墙角最好采用弧形设计以减少死角,转角处宜为圆角。地面装修的材料应该满足防滑、耐磨、耐腐蚀、易清洗的原则,不建议使用弹性材料的地板,宜采用 PVC 地板胶和橡胶地面,墙角仍然采用弧形。墙的阴阳角应全部呈圆弧角度。门柱和墙的阳角应有防撞设施。室内墙面应设置防撞条或防撞护栏。吊顶装修材料应该满足缝隙较少、表面光滑、防发霉、厚度较小、隔音、隔热的条件。门窗结构宜简单,表面光滑、便于擦洗,密封性能良好,最好安装自动门,门的开启方向应该朝向洁净度较高的一侧且加装不锈钢防撞带。各工作区域内可开窗,便于增加自然光线,保持良好的工作环境。物品传递窗的位置应该在方便物品传递的同时满足人体力学要求。以脉动预真空灭菌器及全自动清洗消毒器作为实际屏障时,空余墙面应该采用不锈钢板作为隔断,加保温层,防噪,并且预留检修间。去污区、洗手间、洁具间、卫生间等均须设防返溢式地漏。污水排放管道的内径应该大于入水管道,且与医院污水处理系统相连接。二楼及以上楼层应符合设备重量的承重要求,地面设防水层,以防水渗漏。

**4. 配套设施设计**

（1）供水与排水系统：供水能满足清洗及设备需要,包括自来水、热水、软水和经纯化的水。水处理设备应设置在独立空间,供水量及供水压力要满足清洗及灭菌的需求,且兼顾未来发展需求。手工清洗槽应配备冷水、热水、经纯化的水等的专用供水管道。各种用水设施、设备都应有排水管,排水管道的管径和材料要满足设备、设施排水需求,高温排水管道应采用耐高温的排水管道材料。

（2）蒸汽供应系统：主要包括供水系统、洁净蒸汽发生器和管道输送系统等。应根据设备安装现场情况及设备需求合理配置减压阀、管道过滤器、安全阀及低位疏水阀等配套部件。对蒸汽供应系统管材的选择须满足相关标准要求。工业蒸汽管道、冷凝水管道及排污管道应采用无缝钢管,符合《输送流体用无缝钢管》（GB/T 8163—2018）的相关规定。洁净蒸汽输送管道应采用材质为SS316L的不锈钢无缝钢管。管道配件的材质应与管道材质相同,符合《钢制对焊管件 类型与参数》（GB/T 12459—2017）的有关规定。对蒸汽输送供应管道应采用隔热材料保温。

（3）供电系统:根据消毒供应中心的发展规划和设备需求配备供电。应配置220V和380V的电压等级供电。根据设备安装、使用需求,配置相应电压、电量。对大型设备,如全自动清洗消毒机、压力蒸汽灭菌器、过氧化氢等离子体低温灭菌器、环氧乙烷灭菌器等,应独立设置电源箱,单独预留三相五线电源线,可采用双路供电,以保证设备处于不间断的运行状态。还应配备通信网络系统、有线电视系统、信息网络系统、广播系统、出入口控制系统、火灾自动报警系统、视频安防监控系统。供电系统管线铺设应按平面布局图要求布线并预留接口。工作区域每个工作点位至少配置一个电源及网络端口,以满足工作需求。办公区域根据需要合理设置办公点位,恰当配置电源和网络端口。电源箱应在设备附近且与设备有一定空间,方便设备检修。

**（三）设备、设施配置**

须根据消毒供应中心的规模、任务及工作量合理配置清洗、消毒、包装及灭菌等设备和配套设施。配置的设备、设施应符合国家相关标准或规定,还应该遵循国家相关部门的准入要求和资质审核。

1. **通用设备、设施**　应配置标准预防设备、设施,主要包含个人防护用品,包括口罩、护目镜或防护面罩、手套、防护服、防水服、帽子、防水鞋等,口罩应备外科口罩和医用防护口罩。同时应配备洗眼装置、锐器伤/烫伤/化学烧伤处置的设施和药品;清洁区域应配备防针刺拖鞋及防烫手套等。另外在消毒供应中心还应配备完善的消防设施,如火警报警装置、喷淋装置、指示标识、安全通道、灭火器、防烟雾面罩等。配置的手卫生设备最好为直接感应式或非手触式水龙头开关。插座、插头采用防静电类型。配置动态空气消毒机对工作区域进行持续动态消毒处理。各区域配置安装追溯系统的办公电脑,追溯系统配套扫描枪等。

2. **去污区设备、设施**　去污区应该配备污染物品回收容器,包括密闭式污物回收箱及回收车、回收器具存放架以及清洗消毒车辆设施和卫生用具;分类台、清洗工作站包括手工清洗槽、压力水枪、气枪(须配备各种型号的接头)及各类清洗刷、全自动清洗消毒机,配备适用于不同器械类型的清洗架、清洗篮筐、卸载车、超声清洗装置、干燥设备、传递窗等。配备相应的水处理设备,提供软水、纯化水以满足科室业务需求。根据情况配置酸性氧化电位水生成器。

3. **检查包装及灭菌区设备、设施**　检查包装及灭菌区应配备器械及敷料检查台、带光源及放大镜的包装台、器械柜、敷料柜、压力气枪、绝缘功能检测仪、包装材料切割机、标签打印机、带打印信息功能的医用封口机,物品装载设备包括标准篮筐、转运车和转运架及高/低温灭菌设备和相应的监测设备,有害气体浓度超标报警装置等。

**4. 无菌物品存放区设备、设施** 无菌物品存放区主要设施应包含无菌物品卸载装备、存放设施及运送器具等。须根据医院实际情况配备一定数量、不同尺寸及规格的无菌物品卸载及转运车作为无菌物品转运工具。同时还应配备一定数量的开放式储存架。为保证湿度处于正常水平,可配置除湿机或加湿器。

**二、环境管理**

医院消毒供应中心仪器及设备结构较为复杂,物品、物资数量多,这使得对其的管理工作难度较大。以往多采取常规管理,但管理效果欠佳。因此消毒供应中心须改变传统的管理观念,采用科学的管理理论和方法,提升工作效率及产品质量,培养科室工作人员的综合素养,为临床提供更优质的护理服务。

**(一)6S 管理的概述**

6S 管理是兴起于国外企业的一种精益管理模式,由 5S 发展而来。6S 管理是指对生产或办公现场材料、设备、人员等各种要素所处的状态不断进行整理(seiri)、整顿(seiton)、清扫(seiso)、清洁(seiketsu),不断提升成员的素养(shitsuke)和保障安全(safety)生产的过程。6S 管理是现代企业及组织行之有效的现场管理理念和方法,对企业管理带来了积极作用,因此被迅速推广并应用到服务行业,近几年被引入医疗机构的日常管理,有效地提高了管理的效率及质量。

**(二)6S 管理原则及实施步骤**

1. **整理** 是 6S 管理开始的第一步,主要进行的工作是清理不要物,只留下必要物在现场。

2. **整顿** 是指将整理后保留下来的必要物分门别类,明确数量后进行标识,科学、合理定置,做到高效率拿取和放回。标识应具有足够的美观性和安全性,能确保工作场所有序化,使其一目了然,减少寻找物品的时间,出现异常情况时能马上发现。整顿的原则是四定,即定数量、定位置、定方法、定标识。具体的推行方法包括定置管理、立体放置、定容放置、形迹管理、先进先出、可视化管理。

(1)定置管理:是指通过合理设计使得现场的工具、设备、材料、工件等的位置规范、醒目,符合人机工程学要求的一种设备放置方法。定数量的原则是指在不影响工作的前提下数量越少越好。定位置是指在整顿过程中根据物品使用频率来决定放置的合理位置。定位置应遵循的原则:位置要百分之百固定,按照使用的频率选择位置,按照使用的顺序进行放置,按照重低轻高、大低小高的原则摆放。

（2）立体放置:是指通过将必要物置于架子上、箱子里、袋子中或悬挂等充分利用空间的放置方法,使工作现场的物品布局紧凑,方便整理和整顿。

（3）定容放置:是指使用容器进行放置,首先容器的规格应尽量统一;其次要整数码放,在摆放时力求以5、10或其倍数堆放,便于查找与计数;再次是分类存放,单一或少数不同物品不可以集中放置,仍须分开定位,最后是要做到使必要物处于搬运方便的状态。

（4）形迹管理:是指在必要物放置场所,按照其投影的形状进行绘图、刀挖或嵌入凹模等并将物品放在上面,包括工具形迹管理、物品形迹管理。

（5）先进先出:是指先入库的物品先出库。

（6）可视化管理:是指通过使用标牌、颜色、线条、图形和醒目的文字等手段使必要物的放置得到统一规划,整齐美观,易看易懂,一目了然。

3. **清扫**　是指将工作场所与工作中使用的设备清扫干净,保持场所干净、整洁,注重细微之处。科室应划分清扫责任区,制订标准化的清扫方法并对设备进行例行清扫、点检,保证设备能正常运行。应做到领导以身作则、人人参与;建立清扫责任制,责任到人,不留死角,将清扫、点检、保养相结合,做到边清扫边检查设备状况,清扫用具做到整齐放置,触手可及,杜绝污染源,建立清扫标准和行为规范。

4. **清洁**　是指在整理、整顿、清扫管理工作结束之后,持续巩固已取得的成果,使其保持最佳状态,并将整理、整顿、清扫制度化、标准化。重视标准化工作,制订清晰、具体的执行标准,对各区域定期检查,持续巩固成果,贯彻6S管理意识,制订有效的6S管理激励机制。

5. **素养**　是指养成遵章守纪、精益求精、团队协作的工作作风,养成良好的文明习惯。科室对员工进行教育培训,管理人员应该带头行动、率先示范,持续推进整理、整顿、清扫、清洁工作,培养主动发现问题、改善问题的好习惯。

6. **安全**　是指通过制度和具体措施来提升安全管理水平,消除事故隐患,减少人为差错,保障安全。科室应有效落实系统的安全管理制度,创建整洁、有序、安全的工作环境,重视员工的教育培训,运用防呆、防错理论,合理运用安全警示标志。

**（三）消毒供应中心6S管理实践**

**1. 消毒供应中心6S管理的总方针**

（1）管理总方针:构建一流的环境,培育一流的员工,生产一流的产品,提供一流的服务。

（2）环境方针：整齐、清洁、明亮、方便、安全、温馨。

（3）人员素养方针：认识自我、检讨自我、改变自我、超越自我。

**2. 消毒供应中心 6S 管理的目标**

（1）60s 内找到所需文件。

（2）30s 内拿到所需的物品。

（3）现场物品定置率 100%。

（4）现场、物品或设备清洁率 100%，无油污、灰尘、杂质。

（5）当天及时登记不需要的物品，3d 内彻底清理。

**3. 消毒供应中心 6S 管理的内容**

（1）整理：采取工作区域责任制，每日各岗位人员负责所在工作区域的环境整理，首先将科室物品分为 4 类，分别为不再使用的、使用频率很低的、使用频率较低的、经常使用的。然后将属于第 1 类的物品进行处理，属于第 2、3 类的物品放入库房，属于第 4 类的物品放置在工作场所中。每日循环整理现场，对于工作场所内常用物资的数量，通过物资领用来控制，尽量做到多次少领，在保证不影响工作的前提下，减少物资库存。

（2）整顿：遵守定量、定位、定容、定标识的原则。定量管理，每类物品配备一定基数，保持最低水平的存量。定位管理，每类物品及设备固定位置，分区、分层储存并设计各区物品定位管理清单及示意图，同时对各类设备进行编号建档。对各类物品的摆放应根据使用频率就近放置，便于拿取、放回。定容管理，根据每类物品特点，将其置于统一储存箱或置物架。储存箱或置物架的高度要适宜，做到易取易放。进行颜色目视化管理，各区域采用不同颜色的标识，清洁区为绿色，污染区为黄色。制作无菌物品发放提示牌，将各储存抽屉、置物架、储存箱注明标识以便于取用，制作各类温馨提示标识。

（3）清扫：对从地面到墙面再到天花板等所有地方进行清扫；对机器工具彻底清理、润滑；杜绝污染源，如水管漏水、设备漏水；对破损的物品、设备进行修理。对责任区域进行彻底的清扫，随时保持其清洁、干净，不留卫生死角。对机器设备、测量仪器须日常点检维护，并随时清理，保持干净。操作间和辅助区不留无人清扫地带，定期组织人员对各处进行点检和清扫。地面无纸屑、线头等杂物，干净无尘、光亮，及时清除地面的水、油等污渍。

（4）清洁：现场员工定时、不定时地依照检查表（表 1-1-3）中的内容进行自我检查、整改。护士长和质控护士定期或不定期到现场巡查，通过巡查及时发现问题，督促整改，巩固和提升 6S 管理成果。

表 1-1-3 消毒供应中心 6S 管理日查表

部门: 周次: 被查人员: 检查人员: 检查日期:

| 类别 | 编号 | 检查内容 | 扣分 | 扣分事项 |
|------|------|----------|------|----------|
| 整理 | 1 | 科室通道、办公区域、操作台桌面是否无废弃或不用的物品乱堆／摆放 | | |
| | 2 | 现场暂时不用的物品是否均能及时组织人员进行清理,退回仓库 | | |
| 整顿 | 3 | 对操作间要结合场地及实际需要区分各区域,且物品摆放与区域规划一致 | | |
| | 4 | 维修或检验区域内的设备、工具是否均能放在规定的位置,且摆放整齐 | | |
| | 5 | 灭菌前物品、灭菌后物品是否按区域定置摆放整齐,均有物品标识,发放物品遵循先进先出原则 | | |
| | 6 | 废弃品或不良品是否均有指定的相关区域进行隔离、标识,并能被及时地处理 | | |
| 清扫 | 7 | 每天是否对责任区域进行彻底的清扫,随时保持其清洁、干净,不留卫生死角 | | |
| | 8 | 对机器设备、测量仪器是否进行日常点检、维护,并随时清理,保持其干净 | | |
| | 9 | 是否对操作间进行清扫责任区域划分,落实清扫责任人,不留无人清扫地带 | | |
| | 10 | 操作间的门窗、玻璃、操作台顶部是否定期组织人员进行清扫,做到干净、无积尘 | | |
| | 11 | 操作间公用设备,如封口机、裁纸架、推车,是否有指定责任人,并进行点检和清扫 | | |
| | 12 | 辅助区是否落实责任人进行清扫,椅子按区域摆放整齐,地面干净、无灰尘 | | |
| | 13 | 通道是否通畅、干净,灭火设施周边均无障碍物,定期点检和清扫,无灰尘 | | |
| 清洁 | 14 | 对于 6S 管理检查中发现的问题,能否及时组织人员进行有效的整改,维持效果 | | |

续表

| 类别 | 编号 | 检查内容 | 扣分 | 扣分事项 |
|------|------|----------|------|----------|
| 素养 | 15 | 自觉维护现场 6S 管理及科室区域环境卫生,无随手乱扔纸屑、烟头、果皮等垃圾的现象 | | |
| | 16 | 是否每天下班前督促员工做好整理、整顿、清扫活动,并积极配合 6S 管理检查工作 | | |
| | 17 | 是否能带头遵守科室规定及日常行为规范,如上下班准时,不迟到、早退 | | |
| | 18 | 是否能带头遵守医院规定的请假制度,履行请假手续,不无故缺勤、旷工 | | |
| 安全 | 19 | 工作区域及办公区域安全标志是否被遮挡 | | |
| | 20 | 是否每天下班前检查门窗是否关闭,电源是否安全 | | |
| 总扣分 | | 得分 | | |

（5）素养:遵守 6S 管理的各项内容,维护现场环境卫生,每日下班前自觉进行整理、整顿和清扫工作并配合检查。遵守医院和科室的相关制度与规定,不违规操作,不违反纪律。

（6）安全:做好安全检查,制订安全操作规范,放置安全标志,如在压力蒸汽灭菌器旁设置小心防烫的警示标识,标识设备开关的状态,如压力蒸汽灭菌器的蒸汽管道开关标识、开关方向。

（胡瑞雪　易良英　雍亭亭）

## 第二节　质量与安全管理

### 一、消毒供应中心质量与安全管理概述

消毒供应中心质量管理是管理的核心,消毒、灭菌物品质量的优劣直接影响患者治疗的效果,甚至关系到患者生命安全,影响医院的总体医疗质量。因此,为提升消毒供应中心管理水平,规范服务行为,提高工作质量,保障医疗

安全,提高临床科室和患者的满意度,医疗机构应高度重视消毒供应中心质量管理。

**（一）消毒供应中心质量与安全管理的目的**

**1. 确保消毒、灭菌物品质量安全**　通过对岗位工作的管控,使护士在业务行为、思想、职业道德等方面符合客观的要求,确保消毒、灭菌物品的质量。

**2. 保障患者安全**　通过质量控制和保障,发现现存和潜在的问题,分析原因,积极整改,保障患者安全。

**3. 提升服务满意度**　通过质量管控,为全院提供高质量的消毒、灭菌物品,让服务对象满意。

**4. 持续改进,追求卓越**　不断修订、完善制度、流程和方法,使消毒供应工作能以最短的时间、最好的技术、最低的成本,产生最优化的质量效果,持续提升消毒、灭菌物品的质量。

**（二）消毒供应中心质量与安全管理的任务**

**1. 建立质量管理体系,明确职责**　根据医院的规模和等级建立护理部—大科—科室三级质量管理体系或护理部—科室二级质量管理体系。完善质量管理组织架构,成立质量管理委员会和质量管理小组。人员配备合理、分工明确、职责清晰,有活动和任务计划安排。

**2. 制订质量标准,规范操作行为**　包括各项规章制度、岗位职责、工作流程、应急预案、技术操作考核标准及评分细则、设备实施管理规范等。

**3. 强化质量教育,提升质量意识**　通过教育培训使护士掌握质量要求、质量标准和质量流程,增强质量意识,养成良好行为,并参与质量管理。

**4. 持续改进消毒供应质量**　根据标准定期检查、考核、评价,对照标准,分析原因,制订和实施相应的整改措施并检查效果,不断改进和提高消毒供应质量。

**（三）消毒供应中心质量管理架构**

**1. 质量管理架构设置原则**　应服务医院总体发展目标,满足服务对象的需求。遵循统一指挥原则,明确各个职位、岗位上下级关系。明确各岗位的工作职责和权利范围。分设监督层和执行层,保障决策有效运行。

**2. 质量管理架构的设置**　护理管理架构是护理组织的框架结构,体现护理组织内各部门的相互关系,包括管理活动中涉及的权利、决策、业务执行和监督等管理层之间的关系。科学的管理架构能提高管理效率,实现科学管理。消毒供应中心是为全院各临床医技科室提供各种无菌器械、敷料和无菌物品的供应中心,是保证医疗、护理质量及控制医院感染的关键科室。合理的管理架构有利于权责分明,高效完成工作目标,降低管控风险。消毒供应中心的管理架构应该按照医院规模和承担的工作任务科学、合理地设置工作岗位。消毒供应中心在护理部的直接领导下可设置科护士长岗位、护士长岗位、护士长助理岗位,负责监督整个消毒供应中心的工作,护士长对消毒供应中心的质量负责。实行三级质量管控,由护士长、护士长助理、质控护士、各区域组长和护士/工人组成,如图1-2-1所示。

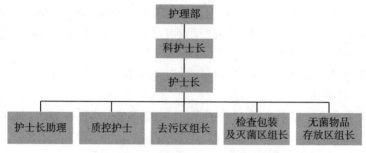

图1-2-1　消毒供应中心三级质控体系

（1）一级质量管理:护士长负责在消毒供应中心建立质量管理小组,制订各区域的质量管理制度、工作流程及质量标准,根据实施情况进行完善和修改。每月召开科室质量分析会议,提出质量管理重点和难点,针对影响消毒供应中心质量的主要因素及时组织质量管理小组,运用质量管理工具科学解决问题。

（2）二级质量管理:由护士长助理、质控护士或各区域组长负责本区域的质量管理。指导各岗位工作人员严格执行各项操作流程,根据工作实施效果分析、追溯及持续改进,积极提出完善工作质量、工作流程的意见和建议,参与制订质量评价和质量改进计划,实施各项管理制度。对各区域在工作过程中存在的问题的原因进行分析、总结并拟定改进措施。同时针对工作中遇到的难点,主动请示护士长,以共同探讨解决方法从而达到提高工作质量的目的。

（3）三级质量管理:需要各组每位员工对本岗位的工作质量负责。每个组员应自觉履行各岗位职责,正确执行各岗位的操作流程。对于工作中遇到的难点和问题,主动请示组长或护士长。

**（四）消毒供应中心质量管理方法**

见本节"五、消毒供应中心常用质量管理方法"。

**（五）消毒供应中心质量管理指标**

见本节"六、消毒供应中心敏感指标"。

**二、消毒供应中心质量管理制度**

**（一）消毒供应中心质量与安全管理小组制度**

1. **目的**　为深入推进优质护理,保障患者安全,提高消毒、灭菌物品质量,制订消毒供应中心质量与安全管理小组制度。

**2. 组织架构**

（1）科室质量与安全管理小组应包含护士长、副护士长、护理骨干及临床一线护士，护士长为第一责任人。

（2）根据护士数量、工作量、业务范畴，合理纳入小组成员。可根据质控内涵和科室实际需要下设分组，如岗位质量组、设备管理组、医院感染组、文件书写组等。

**3. 职责**

（1）制订年度质量与安全管理小组工作计划，完成年度质量与安全管理小组工作总结。

（2）对消毒供应中心存在的质量与安全问题进行督查，持续改进消毒供应质量。

（3）每月召开工作会议，对消毒供应中心存在的质量与安全问题进行讨论、分析，制订改进措施。讨论的决议形成会议纪要并下发给每位护士学习并严格执行。

（4）组织完成年度质量改进项目选题及实施。

（5）对护士岗位质量相关绩效进行讨论和表决。

（6）其他，如讨论科室重大事项（如奖惩事件、制度制订或更新等问题），并形成决议。

**（二）消毒供应中心查对制度**

**1. 目的**　为保证临床诊疗器械、物品的正常使用，以及手术的顺利进行，防止差错事件的发生，特制订本制度。

**2. 人员**　科室所有岗位的护士和普工。新入职的本科及以上护士 3 个月后经考核合格即可单独胜任核查岗位工作。

**3. 各岗位查对内容及方法**

（1）清洗岗位：污染器械接收时应根据交接单查对器械所属科室，器械名称、数量、型号、规格、功能、污染类型及程度。每天到岗后，清洗岗位护士需要对清洗机的清洗技术参数进行查对以确保每次清洗的物品与清洗程序相符。进行湿热消毒时须查对消毒温度和时间。

（2）包装岗位

1）器械包装时：在装配前根据交接单查对器械所属科室、名称以及器械包数量；在装配过程中根据器械明细标签查对器械名称、型号、数量，并进行功能、清洗质量、干燥度的检查，同时按要求进行正确摆放，查看是否对精细器械、锐器等采取保护措施；在装配结束后再次进行自查和复核。包装人员对器械包进行包装后还需要查对包装质量、灭菌日期、失效日期、灭菌质量标识以及包外标签与实物是否相符；同时再次根据交接单复核科室、品名、数量。

2）敷料、布类包装时：在装配前根据交接单查对敷料或布类所属科室、名称以及包的数量;在装配过程中根据敷料明细标签查对敷料包名称、敷料类型、数量、敷料质量等,同时按要求进行正确摆放;在装配结束后再次进行自查和复核。包装人员对器械包进行包装后还需要查对包装质量、灭菌日期、失效日期、灭菌质量标识以及包外标签与实物是否相符;同时再次根据交接单复核科室、品名、数量。

（3）灭菌岗位:在设备预热阶段须通过查看仪表对压缩空气的压力、水的压力及蒸汽的压力进行查对,确保其处于正常范围。在装载物品时须根据交接单查对待灭菌物品所属科室、名称、包装质量、装载方式、灭菌日期、失效日期以及灭菌方法。在灭菌过程中须查对灭菌程序是否正确以及灭菌运行参数是否在正常范围内。在卸载无菌物品时应查对灭菌器的物理监测打印记录、包外化学监测变色情况、包装完好性以及确认是否为湿包。

（4）发放岗位:对无菌物品在存放时、发放前、发放后均应进行查对。存放和发放时,首先应确认无菌物品的有效性和包装完好性,有效性包括灭菌物理参数合格,包内外化学监测合格,植入物待生物监测合格后方可发放;包装完好性包括包装是否松散,外包装材料是否完好无损。其次根据科室交接单查对无菌物品所属科室、名称和数量,查对无菌物品标签信息完整、正确。

（5）溶液配制:配制消毒液、清洗剂时查对原液品名、规格、剂型、有效期、配制方法、配制浓度和注意事项。

**（三）消毒供应中心监测制度**

1. **目的**　通过监测相关质量和信息来客观反映消毒供应中心工作质量水平,综合评价工作流程的安全性和稳定性,促进质量持续改进和标准的落实。

2. **内容**

（1）科室设专人进行质量监测工作。

（2）登记并定期抽查消毒剂及监测材料的有效期。

（3）常规进行日常和定期清洗、消毒质量的监测并记录。

（4）按规定对经纯化的水及使用中的消毒液进行监测并记录。

（5）按规定进行日常或定期抽查待灭菌包内物品的清洗质量并记录。

（6）按规定开展对灭菌器及灭菌物品的物理监测、化学监测和生物监测。

（7）规范登记并留存各种监测结果。发现不良事件及时改进和汇报,持续提升质量。

（8）每季度对物品表面、空气和医务人员的手卫生进行监测。

**（四）消毒供应中心外来医疗器械及植入物管理制度**

1. **目的**　为了确保医疗安全,消除医疗隐患,对外来医疗器械和植入物应严格规范管理,根据《医院感染管理办法》以及国家卫生行业标准《医院消毒供应中心 第1部分:管理规范》《医院消毒供应中心 第2部分:清洗消毒及灭菌技术操作规范》以及《医院消毒供应中心 第3部分:清洗消毒及灭菌效果监测标准》的规定,特制订本制度,确保患者手术安全。

2. **定义**

(1)外来医疗器械(loaner):由器械供应商租借给医院,可重复使用,是主要用于与植入物相关手术的器械。

(2)植入物(implant):是指放置于外科操作形成的或者生理存在的体腔中,留存时间为30d及以上的可植入性医疗器械。

3. **内容**

(1)外来医疗器械与植入物的使用应遵循相关规定,在使用前由医院设备部招标,与厂家或供应商签订协议备案,提供外来医疗器械与植入物的清洗、消毒、包装、灭菌方法与参数等内容的使用说明书。外来医疗器械与植入物的使用应符合《医疗器械监督管理条例》规定,由设备部人员核查签名后方能接收,并做好登记。

(2)应建立外来医疗器械专岗负责制。

(3)建立消毒供应中心人员外来医疗器械与植入物处置培训机制。

(4)在去污区应建立植入物专门登记表,内容应包括植入物来源、名称、去向等。凡从检查包装区清洁入口进入的批量清洁包装的植入物,应在检查包装区建立专门登记表进行相应登记。

(5)应保证对外来医疗器械与植入物有足够的处置时间,择期手术最晚应于术前1日15时前将器械送达消毒供应中心,急诊手术应及时送达。

(6)建立外来医疗器械使用前后的清洗、消毒、包装、灭菌及监测工作流程和管理制度。外来医疗器械使用后,应由消毒供应中心清洗、消毒后方可交给器械供应商。

(7)建立和完善植入物常规发放和紧急情况放行的标准。应在对植入物的生物监测合格后方可发放。紧急情况下选择灭菌植入物时,使用含第5类化学指示物的生物灭菌过程验证装置(process challenge device,PCD)进行监测,化学指示物验证合格后可提前放行,生物监测结果应及时通报使用部门,并对物理监测、化学监测、生物监测过程及去向做相应记录。

(8)建立外来医疗器械与植入物质量改进制度,定期对存在的问题进行统计、分析及整改。

**(五)消毒供应中心软式内镜处理管理制度**

1. **目的**　规范软式内镜的处理,保证患者的生命安全以及消毒供应中心护士的职业安全。

2. **内容**

(1)软式内镜的清洗、消毒、干燥、包装及发放应由护士完成,护士须经过相关理论知识和操作技能培训,考核合格后方可上岗。配置夜间、节假日急诊值班人员。

（2）对软式内镜的清洗、消毒应严格按照《软式内镜清洗消毒技术规范》进行规范处理。

（3）设置专门的处理区域，不同系统的软式内镜应分开处理。

（4）配备软式内镜处理专用设备耗材，如专用内镜清洗槽、高压水枪、气枪、全自动软式内镜自动清洗消毒机、储镜柜、干燥台、清洗耗材、消毒剂、下收下送转运箱等。

（5）处理软式内镜时，护士应做好个人职业防护，包括穿工作服、一次性隔离衣、防水围裙、帽子、口罩、手套、防护面屏或护目镜。

（6）按照规范要求定期做好质量监测。对内镜应做到每季度进行生物监测，抽检比例为25%；内镜数量≤5条，每次全部监测；大于5条的每次监测数量不低于5条。每日对消毒剂进行浓度监测。每季度应对纯化水、物品表面、空气进行细菌菌落总数监测。

（7）根据厂家使用说明书对内镜自动清洗消毒机进行维护、保养，包括自身消毒，更换消毒液、纯化水过滤器、空气过滤器等。

（8）对处理的软式内镜进行全程追溯，可关联内镜编号、患者登记号、医生编号、清洗人员编号、清洗设备程序，形成整个流程的闭环式管理。

（9）做好清洗、消毒记录，消毒灭菌打印参数应双人进行核对并签字。所有记录做到均可追溯，消毒剂浓度监测记录保存期≥6个月，其他灭菌监测资料的保存期≥3年。

（10）建立沟通群，每日由使用科室的老师将第2天需要使用的镜子编号、消毒或灭菌要求以及下送的地点在群内进行发布。消毒供应中心岗位人员应随时关注群内信息，及时回复科室提出的需求和处理情况，竭力保证供应。

（11）在处理软式内镜的操作过程中严格执行无菌技术操作原则，避免二次污染。

**（六）消毒供应中心质量持续改进与管理制度**

1. **目的**　加强消毒供应中心的质量建设，提升服务品质，保证供应工作的安全性、规范性，保证无菌物品的质量安全。

2. **内容**

（1）科室建立质量控制小组，定期召开质量管理会议并记录。

（2）每月对临床调查、核查以及质控（包括护理部质控和科室质控）结果进行公示、反馈，提出改进措施，持续改进工作质量。

（3）运用质量管理工具对超出控制线的指标进行根本原因分析和持续改进。

（4）质控员根据日常质控问题进行追踪检查。

（5）质控员或核查员每天严格自查并准确记录,及时反馈、改进。

（6）严格遵守及执行医院相关质量持续改进与管理制度。

**（七）消毒供应中心临床沟通联系反馈制度**

1. **目的** 建立定期与临床科室沟通协调的制度,增强服务意识,提高服务质量。

2. **内容**

（1）建立与临床沟通联系长效机制。

（2）应设立专人负责临床沟通反馈。

（3）建立定期与不定期沟通方式:①在回收、下送过程中征询意见(不定期);②电话沟通(不定期);③建立沟通群(不定期);④发放临床科室对消毒供应中心工作满意度调查表(定期,每月1次);⑤专人到临床科室参加交班,及时了解临床科室的需求及提出的意见和建议(定期,每月2次及以上)。

（4）对临床科室提出的意见和建议,及时落实并反馈,使消毒供应中心的工作处在内、外部的监督机制之中。

（5）对调查结果进行统计、分析,提出具体整改措施,以满足临床需求,提高服务质量。

**（八）消毒供应中心对外服务管理制度**

1. **目的** 规范对外服务工作流程,保证对外服务工作质量。

2. **内容**

（1）科室设专人负责对外服务管理工作。

（2）开展对外服务应到院办、审计、财务部登记备案。

（3）对外提供器械清洗、消毒、包装及灭菌全程服务。

（4）应了解服务需求方的主体性质、资信能力、履约能力、服务量等相关信息。

（5）应签订合作协议书,一式五份,双方签字(法人)、盖章生效。协议内容详尽、完善,条款齐全,双方责任、义务和权利具体、明确。协议应由服务方、院办、审计、财务部、科室各持一份。

（6）为服务方提供规范、详细的服务价格标准与核算方法。介绍服务周期、缴费方式及地点、物品交接地点。

（7）成品包专人验收清点,不合格者退回,并提出整改建议。

（8）对全程服务者的质量控制标准与本院相同。

（9）凡是进入医院手术室的外来器械一律应在医院相关部门备案并与消毒供应中心签订合作协议书后严格按照相应流程进行消毒灭菌。

（10）对所有外来消毒灭菌物品均应严格登记,灭菌质量可追溯,资料按要求保存备查。

**（九）消毒供应中心质量追溯及质量缺陷召回制度**

1. **目的** 为了更好地为临床提供高质量的消毒灭菌物品，保证患者的生命安全，同时便于科室内部的质量控制管理，制订本制度。

2. **内容**

（1）建立质量控制过程记录与追踪制度，专人负责质量控制。

（2）严格运用全程质量追溯系统对消毒灭菌物品进行质量追溯。

（3）建立清洗、消毒、灭菌等关键岗位操作过程记录并按要求规范存档。

（4）发现物理监测、化学监测不合格时，该批次灭菌物品不能发放，应查找原因重新处理，必要时寻找替代解决方案。

（5）专人进行临床调查，对于质量缺陷反馈有记录，每月就缺陷问题寻找原因并制订整改措施，持续改进并妥善留存资料。

（6）发生生物监测不合格时：①必须立即通知使用部门停止使用灭菌物品，并召回上次监测合格以来尚未使用的所有灭菌物品；②复核所有物理监测参数，与厂家工程师一起查找灭菌器、灭菌过程及生物培养过程中导致灭菌失败的可能原因，并采取相应的改进措施；③在确定排除灭菌器故障后，需要对灭菌器重新连续进行 3 次生物监测，合格后方能正常使用该灭菌器；④根据追溯结果通知使用部门，对已使用不合格无菌物品的患者进行密切观察直至出院；⑤对该事件的处理情况进行总结，并向护理部汇报。后续连续 6 个月进行 PDCA 循环。

**（十）消毒供应中心缺陷管理制度**

1. **目的** 制订并落实相关缺陷处理办法，加强质量监控，及时整改，促进质量持续改进。

2. **内容**

（1）未认真履行工作职责，造成经济损失的，按实际经济损失的 10% 赔偿。

（2）不爱护科室设备，违反操作规程，使设备损坏，造成经济损失的，按实际经济损失的 10% 赔偿。

（3）发错、送错、收错物品，不能找回或丢失者，按成本的 10% 赔偿。

（4）灭菌方式选择错误，造成经济损失的，按实际经济损失的 10% 赔偿。

（5）回收、清洗、打包过程造成器械丢失，按器械成本的 10% 赔偿。能明确哪一环节丢失的，由该环节赔偿，相邻环节因交接不认真而不能明确是谁丢失的，由这两个环节同时赔偿。

（6）未严格执行操作规程，导致差错发生，给临床工作造成不便的，第一次扣 50 元，以后每次翻倍；已有人犯过的错，其他人重犯，同样在别人的基础上翻倍处理。

（7）质控过程及临床投诉中发现的问题，按照科室奖惩细则执行。

### 三、消毒供应中心安全管理制度

**（一）消毒供应中心常规安全管理制度**

**1. 目的**　制订消毒供应中心安全管理制度，树立安全第一的意识，严格遵守制度条例，保证日常工作安全。

**2. 内容**

（1）每日值班人员离岗时检查水、电、气、门、窗等是否关闭。

（2）熟练掌握各种设备的规范操作流程，进行回收、清洗、包装及灭菌操作时注意个人防护，避免锐器伤及烫伤。

（3）进行压力蒸汽灭菌时，操作人员不得擅自离开岗位，密切观察设备工作压力、温度、时间及负压系统功能变化。

（4）应熟悉各种设备常见故障及维修方法，特殊故障应及时请厂家工程师前来维修。

（5）定期检查、维修灭菌设备，压力蒸汽灭菌器整机每3年检验一次，安全阀每年检验一次。

（6）如遇紧急停水、停电、停蒸汽应立即关闭设备电、水、气开关。

（7）如遇漏水或积水应立即移开物品并及时通知维修人员。

（8）定期检查室内电线及插头是否安全，禁止超负荷使用电源插座。

（9）电器发生故障时应暂停使用并及时报修，以免短路而引起电线起火。

（10）加强环节及终末质量控制，确保消毒灭菌物品质量安全。

**（二）消毒供应中心设备管理及维护保养制度**

**1. 目的**　制订设备管理及维护保养制度，保证仪器、设备处于良好状态，保证消毒供应中心工作质量及安全。

**2. 内容**

（1）严格遵守医院仪器、设备相关管理制度。

（2）科室设专人进行资产管理及设备管理。

（3）设备管理员负责各类仪器、设备的申报、调剂、报废及建账、盘点工作并定期组织相关人员对固定资产进行清查并登记。

（4）设备管理员负责仪器、设备的日常维护、保养、报修工作，并留有记录。

（5）仪器操作人员应严格执行操作规程，发现异常及时上报，严禁擅自拆修。

（6）所有新进仪器必须经厂家工程师进行相关课堂及现场技术培训，操作人员经培训合格后方能上机操作。

（7）压力蒸汽灭菌员除具备国家压力容器操作上岗证外（并在有效期内），还须对其进行相应的岗位培训。

**（三）消毒供应中心医疗器械管理制度**

**1. 目的**　制订医疗器械管理制度，规范器械使用、处理以及维护规程，提高器械使用寿命,保证临床使用科室的供应。

2. **定义**　医疗器械是指直接或间接用于人体的仪器、设备、器具、体外诊断试剂及校准物、材料以及其他类似或者相关的物品。

3. **内容**

（1）严格遵守医院医疗器械相关管理制度。

（2）科室设专人管理医疗器械,负责各类医疗器械的计划、申购、入库、清点、验收及盘点、报废工作,如遇到质量问题应及时反馈。

（3）不得将医疗器械私借。

（4）对经常添加的器械应准备一定数量的器械以便及时更换。

（5）对各类医疗器械按照厂家说明及科室库房管理制度进行储存、管理。

（6）新器械管理:①新购医疗器械应核对器械名称、规格、型号、产品批号及数量,检查新器械的功能完好性;②首次接收应获取新器械使用说明书;③应根据医疗器械说明书的清洗、消毒、包装及灭菌方法对员工进行培训;④首次清洗新器械时应做钝化处理;⑤对贵重、精密、易损等特殊器械应严格遵循医疗器械说明书进行清洗、消毒和灭菌,应采用专用支架或固定装置清洗,包装时使用带卡槽的器械盒进行固定、包装。

**（四）消毒供应中心压力蒸汽灭菌管理制度**

1. **目的**　制订压力蒸汽灭菌管理制度,严格规范操作流程,严防差错事故的发生。

2. **内容**

（1）专人持证上岗。

（2）严格执行操作规程,包括操作步骤、装载原则、紧急暂停处理方法。

（3）认真阅读操作注意事项,以防意外发生。

（4）设备发生故障时应及时报告护士长和设备科维修工程师。

（5）应按规定做好压力蒸汽灭菌器运行质量监测,包括测漏试验、B-D测试、批量监测、生物监测。

（6）每天对设备进行清洁,尤其是排气口滤网,定期对门封条进行检修与更换。

（7）压力蒸汽灭菌器整机每3年年检一次,安全阀每年年检一次。

（8）每天及时、完整、准确记录设备使用频率、维修及保养情况。

**（五）低温灭菌管理制度**

1. **目的**　为保证正确使用低温灭菌设备,保证器械、物品的灭菌质量,避免发生生物监测阳性事件,需要严格执行本制度。

2. **内容**

（1）工作人员应具备灭菌岗位上岗证,必须严格执行低温灭菌操作规程。

（2）定期由专职工程师进行低温灭菌器的维护和保养。

（3）应根据低温灭菌物品的材质、周转频率以及厂家说明书选择适宜的低温灭菌方式。

（4）包装完毕后和灭菌完毕后的物品存放于专用暂存箱内，不得混放。

（5）装载灭菌物品时物品应勿碰壁、勿超载、勿堆叠，并且不超出器械层架范围。

（6）所有低温灭菌物品均应进入追溯系统，使灭菌质量做到可追溯。

（7）应对灭菌过程进行监测。对过氧化氢等离子体低温灭菌每天进行一次生物监测且在第一批次中执行，更换灭菌程序时，须重新进行生物监测；使用环氧乙烷灭菌时对每批次进行生物监测；监测资料至少保存3年。

（8）低温灭菌物品卸载及进行生物监测培养操作时应做好个人防护，避免灭菌剂伤害。

（9）用后的过氧化氢卡匣和环氧乙烷气罐应按照化学性医疗废弃物进行回收、处理（彻底销毁后放于黄色垃圾袋内）。

（10）低温灭菌室内严禁明火作业，并有通风设施和消防器材。

（11）低温灭菌室应配备有害气体浓度超标报警器。

### 四、消毒供应中心常用质量管理工具

质量管理工具种类繁多，传统的七大工具包括层别法、检查表、柏拉图、鱼骨图、控制图、直方图、散布图。除鱼骨图外，其他均为数理统计方法，在各行业质量管理中使用广泛。

**（一）层别法**

1. **定义**　层别法（stratification chart）又称分类法、分组法，是将各种各样的资料按不同的目的、需要分成不同的类别，然后选取相应的数据进行分类解析，以找出其间差异的方法。分层的原则是使同一层次内的数据波动幅度尽可能小，而不同层别之间的差异尽可能显著。

2. **作用与应用**　层别法的作用在于分类收集数据，以寻找问题所在；数据收集后也可使用层别法进行整理与分析，从而针对性地解决问题。在收集数据或使用检查表时，必须先做层别才有意义；层别法可单独使用，也可以和其他管理工具一起使用，如柏拉图、检查表、直方图、散布图、控制图、鱼骨图等，更好地发挥数据的效用；注意层别的对象要具有可比性。

**（二）检查表**

1. **定义**　检查表（check sheet）是指为便于收集数据，使用简单记号填写并统计、整理，以便进一步分析或核对、检查用的一种表格，分为记录用检查表和点检用检查表。

（1）记录用检查表：是将数据分为数个项目类别，以符号记录成的表，通常画"正"字或记号记录。表1-2-1为分析无菌包发放存在问题而设计的检查表。

表 1-2-1　无菌包发放存在问题检查表

| 项目 | 日期 | | | | |
|---|---|---|---|---|---|
| | 1月1日 | 1月2日 | 1月3日 | 1月4日 | 1月5日 |
| 密封质量问题 | | | | | |
| 包装材料问题 | | | | | |
| 灭菌质量问题 | | | | | |
| 包外标签问题 | | | | | |
| 发放未扫描 | | | | | |
| 发放科室错误 | | | | | |
| 发放数量错误 | | | | | |

备注：①检查对象，每日发放的无菌包；②检查时间，1月1日至1月5日；③检查人，护士长／质控护士；④收集地点，消毒供应中心；⑤符号标记，用画"正"字的方式记录，每出现一例增加一笔。

（2）点检用检查表：事先将需要检查的项目和数量逐一列在表上，并根据点检确认，在相应类别后打勾。表 1-2-2 为调查隔夜手术器械清洗质量设计的隔夜手术器械清洗质量检查表。

表 1-2-2　隔夜手术器械清洗质量检查表

| 日期 | 器械名称 | 数量 | 污物种类 | | | | 存在部位 | | | |
|---|---|---|---|---|---|---|---|---|---|---|
| | | | 血渍 | 污渍 | 水垢 | 锈斑 | 表面 | 关节 | 齿槽 | 管腔内 |

备注：①记录人员，隔夜器械包装人员；②记录对象，工作日隔夜器械的清洗质量；③检查时间，20××年××月至20××年××月；④检查方法，应采用目测或使用带光源的放大镜对干燥后的每件器械、器具和物品进行检查；⑤质量标准，器械表面及其关节、齿牙处应光洁，无血渍、污渍、水垢等残留物质和锈斑；⑥根据实际检查情况在完成情况下相应空格处画"√"。

2. **作用与应用**　可以在短时间内完成对重要环节的质量检查，收集数据资料，进行进一步的整理、统计。检查表一般应遵循 5W2H 原则，即检查目的

（why）、检查人员及检查对象（who）、检查时间（包括持续时间和间隔时间等，when）、检查内容（what）、检查地点（where）、检查方法（how）和检查数量（how much）。

**（三）柏拉图**

**1. 定义**　柏拉图（pareto chart）又名帕累托图、排列图、主次图，是由意大利经济学家 V. Pareto 博士设计的，是将收集到的项目及其数据进行分类、汇总，根据重要程度或发生频率按照大小顺序从左至右排列，根据二八定律，找出关键的少数（占 80%）和次要的多数（占 20%）而绘制的图。

**2. 作用与应用**　柏拉图可以从视觉上帮助快速找到影响质量的主要因素及其影响程度；抓住主要的矛盾并针对关键问题采取改善对策。例如，某院消毒供应中心每月质控的柏拉图分析（文末彩图 1-2-2），从图中可以清晰、明确地看到，包装质量缺陷、清洗质量缺陷是该院消毒供应中心质控的主要问题，应该进行重点关注。

在应用中的注意事项：

（1）应进行恰当分类，类别不宜过多，5~8 项为宜；主要问题 3~5 项，否则将起误导作用。

（2）可以进一步深入、多次地使用柏拉图分析，如还可针对包装质量缺陷再做柏拉图，找出导致包装质量缺陷的主要原因。

（3）可以进行改善前后的柏拉图比较，评价改善效果。横轴为影响质量的各项因素（类别），左纵轴为发生频数，右纵轴为频率，分析线为累计频率。

（4）作图要求：横轴为类别，左纵轴为发生数，右纵轴为累计百分率；数据排列由高到低、从大到小、向右排列；分析线的起点为 0 点，第二个点应在第一个柱形的右上角，以此类推，最后一个点在右纵轴 100% 位置；线段上应标出数据；在 80% 水平位画一横线与百分率曲线交叉，再以此交叉点向下画一垂直线，横线和垂直线通常用红色标注。

**（四）鱼骨图**

**1. 定义**　鱼骨图（fish bone chart），又称因果图、特性要因图，由石川馨博士创立，表示因果关系的图形。

**2. 作用与应用**　在绘制鱼骨图时将待改善的问题（鱼头）向右，背骨水平位，鱼尾在左；一个鱼骨图应至少有 4 根大骨，每根大骨至少有 3 根中骨，每根中骨至少有 2 根小骨（至少 24 个小原因），还可以画到孙骨，依顺序完成；各级骨与上一级骨成 60° 角。原因分析应透彻，应使用红圈圈出根本原因。

鱼骨图可用于对某种质量结局的发生原因进行详细分析，一般从人、机、料、法、环几方面展开分析。例如，针对器械包装松散发生的原因所绘制的鱼骨图（文末彩图 1-2-3）。

### （五）控制图

1. **定义**　控制图（control chart）又叫管制图，是对生产过程的关键质量特性进行测定、记录、评估，从而监察其是否处于控制状态的一种用统计方法设计的图。可用于分析和判断工序是否处于稳定状态。分为计量值控制图和计数值控制图。控制图以平均值 ±3 倍标准差为理论依据，其中心线为平均值，上、下管制界限为平均数 ±3 倍标准差，超出控制线提示为异常，代表质量特性的值落在 ±3 倍标准差范围内的概率为 99.73%，落在之外的概率仅 0.27%。控制图的基本模式见文末彩图 1-2-4。

2. **作用与应用**　控制图可以直观地分析和判断质量的波动状态，是检测其是否稳定并进行动态控制的统计方法。应用随机连续收集的数据绘制控制图，观察数据点分布情况；也可定时抽样获取数据，发现并消除生产过程中的失控现象，预防不良产品的产生。处于管控的状态时，多数数据点集中在中心线附近，少数落在管制界限附近；数据点分布呈随机状态，无任何规律可循，没有数据点超出管制界限之外。当有数据点落在管制界限以外时，应及时分析原因并进行改进。

### （六）直方图

1. **定义**　直方图（histogram）又称质量分布图，是一种几何形图表，是根据质量数据分布情况绘制成的以组距为底边，以频数为高度的一系列直方形矩形图。横坐标表示随机变量的可能取值，纵坐标表示相应的概率。

2. **作用和运用**　对难以用表格呈现的大笔数据，直方图可以让人一目了然、快速地了解其分布情形；可显示资料的轮廓（离散与集中趋势）、变异及主要的聚集点；提供可利用的资料来预测未来的趋势。

### （七）散布图

1. **定义**　散布图（scatter diagrams）又叫相关图，将两个可能相关的变量数据用点画在坐标图上，即以横轴代表一个变量的值，纵轴代表另一个变量的值，用来研究两个连续变量间可能的相互关系的图。

2. **作用**　散布图不一定能证明两者间的因果关系，但可以知道两个变量是否存在关联，以及关联的强度。

## 五、消毒供应中心常用质量管理方法

### （一）PDCA 循环管理

PDCA 循环，又称戴明环，是由美国质量管理专家爱德华·戴明博士提出的，是按照计划（plan，P）、执行（do，D）、检查（check，C）和处理（action，A）4 个阶段来进行质量管理，并循环进行下去的一种管理工作程序。

1. **PDCA 循环的步骤**　一个 PDCA 循环分为 4 个阶段 8 个步骤。

（1）计划阶段（P）：本阶段包括制订质量方针、目标、措施和管理项目等计划活动。一般分为 4 个步骤：①调查、分析质量现状，找出存在的问题；②分析产生质量问题的原因；③找出影响质量的主要因素；④针对主要原因，拟定相应的对策、计划和措施。

（2）执行阶段（D）：是管理循环的第 5 步，是按照拟定的计划、措施具体组织实施和执行。

（3）检查阶段（C）：是管理循环的第 6 步，是检查计划及目标的执行情况。对每一项阶段性实施结果进行全面检查，并与预定目标进行对比，注意发现新问题、总结经验、分析失败原因，以指导下一阶段的工作。

（4）处理阶段（A）：包括管理循环的第 7 和第 8 步。第 7 步为总结经验教训，将成功的经验形成标准，巩固已取得的成果；对失败的教训进行总结和整理，记录在案，以防再次发生类似事件。第 8 步是将不成功和遗留的问题转入下一个循环中去，持续改进质量。

**2. PDCA 循环的特点**

（1）整体性、系统性和连续性：4 个阶段是一个有机整体，缺一不可，形成一个连续的环，并循环往复。

（2）大环套小环，小环保大环，互相促进：整个医院是一个大的 PDCA 循环，护理部是其中一个中心 PDCA 循环，各护理单位如病区、手术室、门诊、急诊和消毒供应中心等又是小的 PDCA 循环。大环套小环，直至把任务落实到每一个人；小环保大环，推动质量管理不断提高，持续改进护理质量。

（3）阶梯式循环上升：PDCA 4 个阶段周而复始地运转，每循环一圈就要使质量水平和管理水平提高一步，呈阶梯式上升。

**（二）品管圈活动**

品管圈（quality control circle，QCC）是石川馨延续 Deming、Juran 的质量管理思想推出的质量管理方法。品管圈活动是指由同一工作场所、工作性质相似的基层人员所组成的工作小组，以自愿或自动、自发的精神，运用各种质量管理工具，启发个人的潜能，全员参与，对工作现场和各种质量不断进行维持和改善，是一种自下而上的质量改进方法，也是经典的 PDCA 循环。

**1. 开展 QCC 活动的目的**　建立员工全面质量管理的理念；运用头脑风暴法，善用统计方法；不断发掘问题和解决问题；使工作更顺畅，效率更高；保证质量，创造和谐的工作环境。

**2. QCC 活动的步骤**　共 10 步。

（1）组建团队：完善包括圈名、圈徽、圈长、辅导员、圈员、所属科室、成立时间、活动期限等内容。

1）圈名和圈徽：确定圈名和圈徽，并说明其含义或代表的意义。在此处不要花太多精力和时间。

2）圈长：1 人，是小组的核心，要求熟悉 QCC 步骤，具有相关知识。

3）辅导员：1 人，通常不属于小组成员，可由上级主管领导担任，要求具有 QCC 相关知识和经验,在活动中起指导、协调等作用。

4)圈员:通常 8~15 人,10 人以内为佳;进行分工合作,明确职责、任务并在活动中落实;进行圈员结构分析。

(2)主题选定:发现问题、选定问题、叙述主题,确定衡量指标并说明意义及计算公式,通过文献分析阐述选题的背景,明确选题的理由。主题由动词 + 名词 + 衡量指标组成,如提高清洗质量合格率;动词可以是正向和负向两种,名词即需要改善的主体或事项,衡量指标应可测量;主题选定的方法有头脑风暴法、多重投票法、排序法、权重评价法等。

(3)活动计划拟定:将 QCC 活动的内容列出时间进度表,便于按期开展并完成。进度安排细化到周,通常计划阶段(P)占时 30%,实施阶段(D)占时 40%,检查阶段(C)占时 20%,处理阶段(A)占时 10%;应标注计划线(虚线)和实施线(实线),两者有差异时应记录原因,实线在时间上不能重合;问题解析与对策拟定不能重叠,效果确认与标准化不能重叠。

(4)现况把握:绘制流程图,应用检查表对现场、现物、现实等进行调查;通过与标准比较,找出差距、发现问题;应用层别法汇总资料,计算百分率和累计百分率;应用柏拉图找出主要问题。

(5)目标设定:确定预期目标值。可用柱状图比较改善前后值。

1)负向主题(降低、减少):目标值 = 现况值 −(现况值 × 改善重点 × 圈员能力)。现况值,即现况把握中测得的数据值;改善重点,即根据二八定律确定的改善重点累积的百分率;圈员能力为所有圈员对主题能力评价的分值占总分的百分比。

2)正向主题(提高):目标值 = 现况值 +[(1− 现况值)× 改善重点 × 圈员能力]。

(6)对策拟定:采用头脑风暴法、表决法等,运用系统图、检查表、柏拉图等工具进行原因解析,运用根本原因分析、鱼骨图等找出主要原因和真因,针对每一个真因拟定相应对策。对策应具有可操作性,进行必要的整合并排序编号,拟定对策实施计划表,确定实施人、时间和地点等。

(7)对策实施与检讨:按对策实施计划表实施改进,在实施过程中检查效果,收集数据。

(8)效果确认:进行改善前后实际对比,包括有形和无形成果。有形成果是指直接的、可定量的,经过确认的效果,可通过柱状图、直方图、柏拉图等体现。无形成果可用文字叙述或雷达图呈现。

(9)标准化:建立新的标准、流程、规范,维持改善成效;对标准化内容开展教育、培训;并转化为新的日常监管。

(10)检讨与改进:总结成功经验;检讨不成功的原因,总结教训,转入下一期活动或提出下一期的主题,持续改进。

3. QCC 的特点

（1）自愿的、自发的精神：从"要我做"转变为"我要做"；质量主题由 QCC 小组自行选定；在 QCC 活动中没有批评，只有鼓励。

（2）自下而上的活动：由基层到管理层，成员来自基层科室一线员工及其直属管理者；人人参与质量管理。

（3）活动时机灵活：小组自定开始时间和活动期限，一个主题完成再执行下一个主题。

（4）个人和团体的成长：不断学习，不断改进；可展现有形成果和无形成果；实现团队和个人的双赢。

## （三）根本原因分析

根本原因分析（root cause analysis，RCA），简称根因分析，是一种基于系统、团体及回溯性的不良事件分析法，也是一种结构化问题处理方法，针对发生的不良事件，采用回溯性调查，逐一找到问题发生的潜在性和最根本的原因，并进行系统性检讨，拟定并实施解决策略，以减少失误的再发生。其核心是确认造成不良事件的最根本的原因，以系统改善为目的，着眼于整个系统及过程层面的探究，而非个人的追责，进行流程再造或新系统、新流程的设计，避免类似事件的再发生。

1. **进行 RCA 的主要目标**

（1）了解发生了什么事：回溯性调查整个过程，全面收集各种主、客观证据。

（2）挖掘事情为什么会发展到此地步：进行特性要因分析，区分近端和远端原因，找出潜在的、最基本的执行上的偏差或有因果关系的程序，进行系统性检讨。

（3）如何预防再发生类似事件：针对要因拟定切实可行的改进策略，落实行动计划，并持续改进监管，防止再发生。

2. **RCA 的优点**　执行 RCA 可以改善传统只针对单一事件进行解决，治标不治本的缺点；协助找出作业流程及系统设计上的风险和缺点，采取正确的行动；了解组织缺乏的数据基础，以构建完整的资料库；可通过组织间的经验分享，进行事前防范，预防未来不良事件的发生。

3. **RCA 运用的时机**　并不需要对每一例不良事件都进行根本原因分析。在医疗行业中可以结合不良事件发生的频率和事件造成伤害的程度，通过严重度评估矩阵法（severity assessment code，SAC）来判定风险级数，再根据风险级数行动建议进行进一步行动。重度和极重度伤害都属于高度风险和严重风险，都应该进行 RCA 并整改。

4. **RCA 的实施方法**　实施过程通常分为 4 个阶段。

（1）第 1 阶段（what）：调查事件、确认问题。

第 1 步：组成 RCA 小组。小组成员通常 3~4 人，最好不超过 10 人。RCA

运作的主要负责人应具有与事件相关的专业知识且主导团队运作的能力。根据事件不同,成员组成有所不同;严重伤害或死亡事件,应纳入相关流程中的一线人员,但应审慎考虑是否纳入事件最直接的关系人;成员应有独立调查的能力和优秀的分析技巧,有批判性观点,态度客观。若调查事件为无伤害或轻微伤害事件,可考虑由一个人进行,如消毒供应中心护士长、资深品管人员等。

第2步:事件调查与资料收集。目的是为后续的分析提供相关资料佐证。最好尽快收集,以免重要细节随时间的流逝而淡忘。收集资料应包括访谈人员(当事人和相关人员),调查设备和物证,查阅相关书面记录如排班表、相关作业流程、行业标准指南、工作制度等,关注事件发生时间、地点及方法、流程等各环节,以期现场重现。访谈时应注意,每次只访谈1人,控制参与访谈的人数,一人发问一人记录,避免打断问题或回答,访谈记录应被受访者认可。资料收集完后对不确定的信息须再三确认,避免在未完全呈现事实前就妄自推论。

第3步:定义要解决的问题。根据收集到的资料,简单、明确地提出本次根因分析要解决的问题,呈现“做错了什么事”及“造成的结果”,而不是直接点出“为什么会发生”。

(2)第2阶段(why):确认近端原因。

第4步:整合事件发生过程与时间。再次召开RCA小组会议,由RCA小组成员共同讨论绘制流程图,包含细节的时间序列与每个时间点发生的事件,确认事件发生的先后顺序,将焦点放在事件的事实上,而不是直接得出结论。整合事件后,应描述哪些问题点经常被忽略,发生了什么事情导致错误的发生,以及每个步骤是否可以通过采用相应的措施,从而避免事件再次发生。

第5步:寻找可能的原因。绘制鱼骨图,从人、机、料、法、环5个方面分析可能的原因,尽可能找出所有的近端原因。

(3)第3阶段(how):确定根本原因、拟定对策。

第6步:寻找风险点,确认根本原因。针对流程图上最重要及最显著的问题点进行讨论,找出根本原因。究竟是近端原因还是根本原因,可通过以下问题来辨别:①当此原因不存在时,事件还会发生吗?②如果此原因被排除或矫正,此事件还会因相同因素再发生吗?③原因被矫正或排除后还会导致类似事件发生吗?以上问题如果答案为“是”,为近端原因;答案为“否”,为根本原因。

第7步:拟定改进措施。针对每个根本原因拟定对策,拟定对策应遵循的原则:①简单化和标准化;②减少依赖性记忆与注意力;③考虑可行性与成本效益;④尽量避免增加工作负担与工作时间。

(4)第4阶段(action):执行改进措施并进行督查。

第8步:现场督查确认改进措施执行情况。到现场实地督查,确认改进计划是否落实。根据改进措施执行情况与成效,讨论执行过程中的困难点,修正成效不佳的改善方案。

第 9 步：制订监测指标，持续进行追踪改进。制订监测指标，进行 PDCA。监测指标的制订应基于 5W2H 原则，考虑测量的目的、频率和测量实施者，测量是否可信等因素。根据监测结果进行持续改进。

### （四）失效模式与效应分析法

失效模式与效应分析法（failure mode and effect analysis，FMEA）是一种基于团队的、系统的及前瞻性的分析方法，是对一个程序或系统可能发生失效的方式和原因进行前瞻性分析，并为避免故障或失效提供建议和制订措施，实现质量持续改进。失效模式是指能被观察到的错误和缺陷现象（安全隐患），效应分析是指通过分析该失效模式对系统的安全和功能的影响程度，提出可以或可能采取的预防、改进措施，降低风险事件的发生。

1. **FMEA 的发展**　在 20 世纪 60 年代，航天技术、火箭制造领域将 FMEA 用于在小样本情况下避免代价高昂的火箭技术发生差错，随后在汽车、食品行业也广泛应用 FMEA。由于医疗行业的特殊性，出于保护患者安全的目的，FMEA 已被应用于医疗卫生行业中。医疗失效模式与效应分析法（healthcare failure mode and effect analysis，HFMEA）是通过系统性、前瞻性地对医疗流程中可能发生的故障或失效问题的严重度和发生率进行评估，辨别安全风险，预先建立相关预防措施，改善工作流程，预防失效的发生，以提高安全指数的一种结构化的安全管理工具。

2. **HFMEA 的目的**　通过对现有或即将建立的医疗系统、流程进行分析，解析哪里可能出错；一旦出错将有多糟（带来的危害多大）；需要进行哪些修正（设置屏障）才能避免事故的发生，最终达到防患于未然的目的。即使有风险存在，也是可容许的最低风险，以降低损害程度。

3. **HFMEA 的主要步骤**

（1）确定主题：即选择需要检视的流程。在医疗工作中，使用 HFMEA 时，通常应选择高危关键的系统或流程，这些系统或流程通常具有高度复杂性、高度依赖医疗人员的判断和决定、跨部门或科室、尚未标准化、作业间隔时间太短或太长、转交接次数多等特点。

（2）组建团队：通常 7~9 人，不超过 10 人。团员应精通业务、熟悉流程，接受 HFMEA 培训并全程参与。应确定人员分工，明确团队任务，界定分析流程的范围，考虑所需资源，并拟定工作日程表及召开会议的时间。团队的任务就是进行流程分析，提出改善建议，执行改善行动。

组建好团队后，应做好准备工作，收集相关的内、外部文件，如标准操作规程（SOP）、指南、卫生政策法规、内部品管资料、临床调查结果、年度目标和报告等，进行文献查阅及相关人员访谈，准备流程的 HFMEA 工作表（表 1-2-3）。以下步骤的内容必须由团队成员共同填写并录入工作表中。

表1-2-3　××流程的HFMEA工作表

| 流程<br>步骤 | 失效<br>模式 | 失效<br>原因 | 失效的<br>影响 | 发生的<br>可能性 | 严重性 | RPN值 | 减少失效发生<br>的措施 |
|---|---|---|---|---|---|---|---|
| | | | | | | | |

备注：××是确定的主题；RPN指风险优先指数（risk priority number）。

（3）绘制流程图：对选定的目标流程绘制流程图。包括：①用连续的编号标注每一个步骤，如1、2等；②对复杂的流程，应先分为几个子流程，再将子流程展开，并确定焦点流程（根据重要性和可管理性而定）；③对子流程的步骤也须进行连续编号，如1a、1b等；④对绘制的流程图须团队成员达成共识，确定这些步骤真实、正确地描述了整个流程。将所有步骤逐个记入工作表的最左栏。

（4）进行危害分析：这是HFMEA非常关键的一步。

1）列出流程每一个步骤的所有潜在失效模式：潜在失效模式是指可能出错的地方，包含人为错误、设备问题、沟通困难与物品错置等，并具体描述失效发生的方式。

2）确定每个失效模式的风险优先指数（risk priority numbe，RPN）：FMEA的RPN值＝严重度（severity，S）× 发生可能性（ocurrity，O）× 可侦测度（detection，D）。HFMEA的风险优先指数计算采用二维风险分析，即严重度 × 发生可能性，即RPN=S×O。

因发生医疗失效模式而造成的损害的严重度通常分为4度，即轻度、中度、重度和严重，分别赋予1~4分，可分为临床结果和机构结果两类。

医疗失效模式发生的可能性指失效模式发生的原因造成失效发生的概率。可能性的判定着重于经验及历史数据发生的程度，不在于精确的数字。

所有失效模式按RPN大小排序，由RPN大小决定改善的迫切性。HFMEA风险优先指数矩阵见表1-2-4。

表1-2-4　HFMEA风险优先指数矩阵

| 项目 | 严重（4）* | 重度（3） | 中度（2） | 轻度（1） |
|---|---|---|---|---|
| 经常（4） | 16 | 12 | 8 | 4 |
| 偶尔（3） | 12 | 9 | 6 | 3 |
| 不常（2） | 8 | 6 | 4 | 2 |
| 很少（1） | 4 | 3 | 2 | 1 |

注：*属于严重的事件，应考虑优先处理。

3）运用决策树确定是否采取进一步行动：计算出 RPN 值后还应运用决策树进行判定是否进行流程改进，见图 1-2-5。严重度为 4 分时，不论其 RPN 值为多少都应立即采取行动。

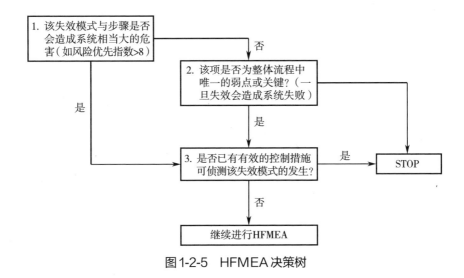

图 1-2-5　HFMEA 决策树

4）列出所有需要继续行动的失效模式的潜在原因：每个失效模式可能有多个原因。

（5）采取行动与测量结果：针对造成失效模式的原因决定行动策略，包括排除、控制和减灾。排除是指尽可能减少发生的机会和条件；控制即建立屏障，让失效模式一旦发生后容易被察觉；减灾是指在可接受范围内降低失效模式发生后可能造成伤害的严重度。

拟定行动方案后，还应确定评价行动方案成效的测量方法或指标，安排负责执行的人员或部门，并充分评估可行性。

4. HFMEA 与 RCA 比较　　HFMEA 和 RCA 都是医疗质量改进中常用的系统性质量工具，其不同点见表 1-2-5。

表 1-2-5　HFMEA 与 RCA 比较

| RCA | HFMEA |
| --- | --- |
| 回顾性分析 | 前瞻性分析 |
| 焦点在于发生的事件 | 焦点在于整个流程或系统 |
| 有回顾性偏差 | 偏差较小 |
| 害怕、抗拒 | 开放性 |
| 问"为什么会发生？" | 问"哪里会出错？出错会有多糟？" |

**5. 成功的关键**　成功实施 HFMEA 需要领导层的支持和参与,团队的合作和效能的发挥,聚焦合适的高风险流程,有效率的信息管理,考虑可行性,持续改进,以预防错误的再次发生。

### 六、消毒供应中心敏感指标

#### (一)敏感指标的概念

敏感指标是质量管理的重要抓手。从敏感指标入手,有助于管理者以点及面地进行重点管理。护理质量敏感指标,是体现护理工作特点,符合质量管理规律,与患者的健康结果密切相关的指标。每当管理目标或管理结果发生微弱的变化,管理者都会在某个指标的指标值上看到明显的反应,这个指标就是敏感指标。护理质量敏感指标的筛选要突出护理工作特点,否则难以筛选出对护理工作特异性高、有指导意义的指标;要突出质量管理的要求,否则不能为质量管理者所应用;要突出少而精的特点,敏感指标强调的是重点管理,主张管理者要善于抓重点、抓要点,能够为护理质量管理带来以点及面的效果。

#### (二)消毒供应中心护理质量理敏感指标的建立

成立研究小组,以结构—过程—结果理论模式为依据,对消毒供应中心护理质量敏感指标核心文献进行回顾,通过约翰·霍普金斯大学的研究证据分级标准及质量评价法筛选文献,同时结合国家相关指南及质量标准形成指标初稿,运用改良的德尔菲法进行 2 轮专家咨询,确定指标的内容和科学的测量方法,最终构建包含"清洗质量合格率""物品包装质量合格率""湿包发生率""消毒供应中心护士岗位考核达标率""临床科室满意度"等指标的消毒供应中心护理质量敏感指标。

#### (三)护理质量敏感指标收集方法

**1. 消毒供应中心护士岗位考核达标率**　自制护士岗位考核表,每年对科室护士进行岗位考核,考核得分 90 分以上视为考核达标,并统计考核达标率。

**2. 清洗质量合格率**　消毒供应中心设计清洗质量监测记录本,每批次由装配人员登记,可以直观统计存在清洗质量问题的器械数量,同时包括临床投诉有清洗质量缺陷的器械数量,统计出每月器械清洗质量不合格的件数,并在追溯系统中统计出每月器械清洗的总件数,由此可计算出清洗质量合格率。

**3. 物品包装质量合格率**　物品包装质量合格是指清洗质量,器械的功能状态、型号、数量,封包质量以及包外信息等均符合要求。主要统计包装不合格的数量,数据来源包括临床投诉、每日质控及核查数据。首先为手术室建立消毒供应中心质量沟通本,手术科室一旦使用到有问题的无菌包,即留取该物品的标签贴在沟通本上,并在标签上注明存在什么问题,消毒供应中心每两周派专人到手术室去收集,拍照将证据带回并且在沟通本上签字。其次是统计在日常质控和核查过程中发现的物品包装不合格数量,统计出每月器械包装不合格数量,并在追溯系统中统计出每月包装器械总数量,由此可计算出物品包装质量合格率。

4. **湿包发生率**　设计湿包检查表,发放人员须将每日发现的湿包进行登记,每月统计出湿包数量,并在追溯系统中统计出每月发放无菌包的总数,由此计算出湿包发生率。

5. **临床科室满意度**　自制临床满意度调查表,每月进行临床调查。

**（四）敏感指标的计算及控制线**

1. 消毒供应中心护士岗位考核达标率 = 每年护士考核 90 分以上人数 / 统计的每年护士考核总人数 ×100%,控制线高于 90%。

2. 清洗质量合格率 =（每月器械清洗总件数 – 每月器械清洗不合格件数）/ 同期器械清洗总件数 ×100%,控制线高于 95%。

3. 物品包装质量合格率 =（每月器械包装总件数 – 每月器械包装不合格件数）/ 同期器械包装总件数 ×100%,控制线高于 99%。

4. 湿包发生率 = 灭菌器械湿包数 / 同期灭菌器械总包数 ×100%,控制线小于 0.1%。

5. 临床科室满意度 = 每月满意度≥95% 的科室数 / 每月满意度调查的科室总数 ×100%,控制线高于 90%。

在实施过程中,着重关注以上 5 项敏感指标,当 5 项敏感指标监测结果中任何一项超出控制线,消毒供应中心管理人员应及时采用管理工具有针对性地进行根因分析,制订并执行整改措施。

**七、消毒供应中心质量持续改进**

**（一）日常质控**

消毒供应中心是承担医院各科室所有重复使用诊疗器械、器具和物品清洗、消毒、灭菌以及无菌物品供应的部门。消毒供应中心的工作质量直接反映全院无菌物品的质量,关系到医疗护理安全,是医院预防与控制医院感染的重要部门。由于消毒供应中心具有工作环节多,风险隐蔽、多样、随机性强的特点,因此日常质控尤为重要。

1. **日常质控的方法**　消毒供应中心质量可以理解为产品满足需求和潜在的需求及特征的总和,按实体的性质可分为产品质量、服务质量、工作质量、过程质量等,可直接反映消毒供应中心工作的职业特色和工作内涵,是医院护理管理的重点。为了提高护理质量,减少不良事件的发生率,保障医疗安全,医院采用医院—护理部—科室三级质量管理体系。其中,科室的日常质控与该科室护理质量有着密切的关系,日常质控的方法、效果等对科室的护理质量有着重要的影响。在科室的日常质控中,采用个案追踪的方法可以有效提高质控效果,改进护理质量。

（1）追踪方法学的概念：追踪方法学（tracer methodology，TM）是 2004 年美国医疗机构评审联合委员会设计的现场调查方法，2006 年被国际医疗卫生机构认证联合委员会（JCI）使用。追踪方法学是一种以问题为导向，对医院某系统运行轨迹或患者就医过程进行追踪，从而评价患者在整个医疗系统内获得的诊疗、护理和服务是否能够达到高标准的过程管理法。追踪方法学是一种过程管理方法，追踪过程的重点在于医疗护理的质量和安全，该方法具有系统性、灵活性、现场性及双重性等特点，是一个见效快、易操作的流程式思维和工作方法。

（2）追踪方法学的特点和优势：灵活性是追踪方法学的关键，使评价者追踪的流程或服务的范围更加宽广，让评价过程可以深入到一线工作人员是如何做出决策的，这种灵活性克服了医院弄虚作假的可能性；注重利用信息系统和数据，评价者通过收集各种来源的数据，发现问题，并根据问题查找原因，提出针对性对策。

（3）追踪方法的实施：主要为访谈、访查、查疑和 PDCA 循环。

1）访谈：以面谈及查阅文件的方式了解是否开展和如何做系统性的风险管理。

2）访查：以个案追踪方式，实地访查一线工作人员执行状况，了解各个计划的落实程度。

3）查疑：在访查过程中，各个评价委员会以会议形式讨论和交换评价结果，再深入追查有疑问的部分。

4）PDCA 循环：进入 PDCA 循环。

2. **日常质控的内容**   应覆盖护理工作的所有环节，发现工作中存在的问题或潜在的风险，进行持续改进。

（1）护理安全

1）器械、器具及物品查对：手术包内物品种类、数量、规格及型号、清洗质量、干燥度及功能状态等。

2）医院相关性感染：手卫生、无菌技术、空气消毒、垃圾分类处置、特殊感染管理、职业防护、无菌物品有效期、物品表面消毒等。

3）医务人员有效沟通：与临床科室的沟通、科室内部人员之间的沟通等。

4）防范与减少意外伤害：职业暴露、安全隐患等。

5）不良事件：不良事件处理、不良事件上报等。

6）医学装备及信息系统安全管理：仪器设备的管理、仪器设备的使用及注意事项、仪器设备时间的校正、仪器设备的报废等。

（2）护理质量

1）文件书写：清洗、灭菌监测记录，空气消毒记录，无菌物品基数交接记录，水质记录等。

2）岗位工作质量：下收下送工作质量、清洗工作质量、包装工作质量、灭菌工作质量等。

3）三基三严：消毒、灭菌基本理论知识，消毒供应相关专业知识，消毒供应中心专业基本技能、基本操作流程，应急预案等。

4）护士长管理：排班、人员调配、分层培训及考核、护士长手册等。

### 3. 日常质控的过程

（1）质控实施方法

1）个案追踪：护士长根据科室每日动态，选择1~2项质控问题或者护理部反馈的问题进行系统的个案追踪。

2）个案追踪前准备：①了解上个月质控主要问题以及护理部质控反馈问题，护士长通过晨交班，了解问题的所属类型，包括护士长管理、文件书写、岗位工作质量、三基三严、医院相关性感染等；②选取个案追踪对象，选取已超出控制图3倍标准差的质控问题进行追踪。

3）个案追踪的实施：①根据问题提出整改措施，了解超出控制图3倍标准差的质控问题，组建团队进行分析，提出整改措施并实施；②护士长和质控护士每周车轮式复查上月所存在的问题。

4）个案追踪转入系统追踪：在个案追踪质控过程中，发现某环节存在问题，就应转入系统追踪，查看科室管理层面的培训和制度是否完善，分析出现的问题是个人问题还是系统问题，找出问题的根源。

（2）质控数据记录

1）使用表格式质控检查表对每日常规质控的结果及数据进行记录，方便记录及数据提取。

2）设定检查表条目：条目可根据检查内容进行分类设置。质控后不仅要记录存在的问题，还可以把临床护理工作中的亮点记录下来，进行全科推广。检查表的条目可根据科室的具体需求进行增减，要求分类清晰，方便后期对数据进行整理、分析。

3）制订检查标准：将日常质控的内容分类归入检查表的每个条目中，并制订检查的具体要求及扣分标准，形成统一的标准。

（3）质控结果分析方法

1）柏拉图：可将质控结果按照问题分类进行汇总，计算其发生率，再绘制成柏拉图，找出日常工作中存在的主要问题并进行改进；也可针对质控结果问题较多的护士或普工，将其存在的问题分类进行汇总，计算其发生率，再绘制成柏拉图，找出该人员在护理工作中存在的主要问题，进行针对性改进。

2）控制图：可将质控结果按照问题分类进行汇总，绘制出控制图，查看是否有超出控制线的问题，对其进行重点改进；也可将每一位工作人员质控中存在问题的例数进行汇总，绘制出控制图，查看是否有工作人员超出控制线，需要进行重点改进。

3）鱼骨图：可将质控中需要改进的重点问题进行原因分析，找出导致问题发生的根本原因，制订可行、有效的改进措施。

（4）质控结果分析重点

1）分类分析质控中存在的问题，找出存在的主要问题或重要问题，重点进行改进。

2）分析重点问题发生的根本原因，有针对性地制订改进措施。

3）统计分析护士出现问题的频次，找出工作质量相对较差的工作人员，后期进行重点追踪，促进其提高工作质量。

4）统计、分析每一位工作人员出现不同问题的频次，找出每位工作人员存在的主要问题，有针对性地进行改进。

（5）质控问题改进

1）改进方法：可采用多种方法进行质量改进。①直接制订改进方法：对质控中存在的简单问题可直接制订有效的改进措施；②PDCA 循环管理方法：使用 PDCA 循环的 4 个阶段 8 个步骤，对存在的问题进行持续改进；③品管圈质量管理方法：组建品管圈小组，对存在的问题进行系统的分析和改进，形成标准化方法进行推广。

2）改进重点：找出问题的主要环节与原因，包括培训及制度层面的缺陷，进行全面的完善和改进，让改进措施有效、可行。

### （二）质量改进

质量改进是质量管理的一部分，致力于提高满足质量要求的能力，是指为了向组织及其顾客提供增值效益，在整个组织范围内采取的提高行动和过程效果与效率的措施。相较而言，质量控制是消除偶发性问题，使产品质量保持在规定水平，即质量维持；而质量改进是消除系统性问题，使现有质量水平在受控的基础上得以提高，达到一个新的水平。质量控制的重点是防止差错或问题发生，充分发挥现有的能力；而质量改进的重点是提高质量保证能力，可以说质量控制是质量改进的基础。

质量改进的概念最初来源于 20 世纪 50 年代的工业质量改进，20 世纪 80 年代由美国医疗机构评审联合委员会引入医疗健康领域。质量改进强调团队的参与意识，通过收集并分析资料来阐明整个系统的功能，进而提供适当的、有效的、充足的照顾，以满足患方的需求，强调了监督照顾的全过程。

质量改进组织工作的第 1 步是成立医院层面的护理质量委员会（或者其他类似机构），委员会的基本职责是推动、协调质量改进项目并使其制度化。研究表明，上层管理者亲自担任委员会领导和成员时，委员会工作最有效。委员会具有的主要职责为制订质量改进方针；参与质量改进；协助质量改进团队进行资源配备；对主要质量改进成绩进行评估并给予公开认可（可通过评奖的方式）。

各科室、部门须组建质量改进团队。质量改进团队是临时组织，不在组织结构图中，团队没有固定的领导。质量改进团队在世界各国有不同名称，如质量控制小组、质量改进小组、提案活动小组等，但基本组织结构和活动方式大致相同，通常包括组长和组员。组长通常由质量委员会或其他监督机构指定，或者经批准由团队自己选举。

质量改进工作要遵循本书前面章节中提到的 PDCA 循环的原则，即计划（plan）、执行（do）、检查（check）和处理（action）。为方便读者理解具体行动过程，下面将以我院曾开展的质量改进项目——降低无菌物品发放缺陷率为例对该流程展开阐述。

第 1 阶段：确定问题。包括确定主题、文献查阅。从消毒供应中心 2020 年质控以及临床投诉情况的统计中发现，无菌物品发放不合格数呈现上升趋势，合格率呈现下降趋势，所以无菌物品发放合格率低已成为亟须解决的问题。无菌物品发放是指将储存的无菌物品发放至各个使用部门的过程，在发放过程中，操作人员应检查无菌物品的标签完整性、包装完好性以及灭菌有效性，这是对无菌物品检查、管理的最后一道防线。研究显示，无菌物品发放缺陷率为 0.75%~2.83%，无菌物品一旦发出，就意味着要作用于患者，提高无菌物品发放合格率，保证无菌物品的质量，避免差错事故或医疗纠纷的发生至关重要。因此选择降低无菌物品发放缺陷率作为质量改进主题。

第 2 阶段：现状调查。包括构建团队、现状调查、目标设定。该项目由科护士长担任辅导员，护士长担任圈长，熟悉岗位工作问题的一线护士以及质控护士担任圈员，建立消毒供应中心 QCC 的研究团队及管理小组，明确成员各自的责任，确定项目协调者及其责任。收集资料时须明确地点、研究对象，样本量需要反映本机构的工作实践现状。确定资料收集方法和工具，工具要简便、灵敏、有效。对该项目根据研究目的自行设计了消毒供应中心无菌物品发放问题检查表，将发放缺陷归类为无菌物品密封质量问题、包装材料问题、灭菌质量问题、包外标签问题、发放未扫描、发放科室错误、发放数量错误，设专人对消毒供应中心发放后的无菌物品进行质控检查。统计分析 2021 年 5~6 月消毒供应中心发放的无菌物品现状以及存在的问题。同时研究小组讨论并梳理消毒供应中心涉及无菌物品发放的所有流程，并对整个流程进行解析。该项目的现况值，即无菌物品发放缺陷率为 0.76%。根据二八定律，"密封质量问题""包外标签问题"是无菌物品发放缺陷率高的主要原因，这将作为重点改善对象，改善重点为 82.5%。圈员能力，即圈员个人综合能力评分总分占综合总分的 82.86%。根据现况及改善能力设定改善目标值。计算公式如下：

目标值 = 现况值 – 改善值 = 现况值 –（现状值 × 改善重点 × 圈员能力）

$$=0.76\% - (0.76\% \times 82.5\% \times 82.86\%) \approx 0.24\%$$

改善值 =（现状值 – 目标值）/ 现状值 =（0.76%–0.24%）/0.76%=68.42%

第3阶段：实施改进。包括原因分析、对策拟定、对策实施。运用头脑风暴法找寻问题存在的原因及影响因素，使用特征鱼骨图进行解析得出"装载不规范""塑封流程执行不到位""无菌物品数量过多""传递窗光线不足""发放流程不完善"是造成密封质量问题的主要原因。通过现场检查，再遵循柏拉图二八定律，确认因为"无菌物品数量过多""发放流程不完善""塑封流程执行不到位"的原因占比为90.5%。其中"岗位轮转频繁""发放区光线不足""碳带易掉色""包装材料不固定""追溯系统明细不全"是造成包外标签问题的主要原因。通过现场检查，再遵循柏拉图二八定律，确认因为"岗位轮转频繁""追溯系统明细不全""包装材料不固定"的原因占比为87.0%。根据解析出的根本原因制订对策。以权重评分法进行对策评价，针对该项目小组综合能力，从可行性、经济性、圈员能力3个维度进行权重评分。最终拟定了相关对策，包括增加发放岗位工作人员，根据临床需求分时间段发放；完善发放流程，加强培训和督查；完善奖惩制度，定期抽查；延长岗位轮转时间，轮岗前进行转岗培训；完善标签明细；固定无菌物品包装方式。

第4阶段：效果评价。通过项目实施，消毒供应中心完善了相关制度，从制度层面规范了管理，制订了"无菌物品发放流程""标签明细修改流程"等规范、具体的操作流程。该项目实施后无菌物品发放缺陷率降低至0.13%，高于项目原设定目标值。所有小组人员的圈员能力也得到了不同程度的提高。

### （三）护士长手册

消毒供应中心护士长作为科室最基本、最重要的管理者，承担着科室业务管理、行政管理、科研管理等具体管理责任，需要在清晰的目标及计划下遵从专业的规范、标准，带领科室全体成员完成全院消毒灭菌物品供应工作。

护士长手册是消毒供应中心管理工作的实时记录，是管理过程的一份特殊文件，它的记录内容体现着组织计划的设计与完成的效果，体现着人力资源动态变化与绩效状态。护士长手册可协助护士长将工作计划、实施过程及总结记录在册，起到事前设定计划并遵循此计划及标准完成科室护理工作过程并记录的作用。另外，一本优质的护士长手册是工作的重要指引，能够为刚刚步入护士长岗位的人勾画出工作的重点，教会他们把管理的理论知识运用于实践，培养科学管理的思维，不断提升管理能力。同时对于具有一定经验的护士长也是非常有效的工作指引，避免习以为常带来的主观偏倚。

护士长手册需要遵从科学、实用、简约的原则，具有便于拿取、查阅快捷、记录简洁的特点。手册每年一本，每年12月末完成并及时更换，将上一年的内容及时存档。我院的护士长手册采用PDCA循环模式，把静态的管理关系引入动态的运作中，强化了管理结果和对策，利于引导护士长们学会运用管理理论解决日常工作中的问题。护士长手册由7部分组成，具体如下：

**1. 护士长岗位职责与计划部分**　包括护士长岗位说明书、护理工作计划。以护理部的总体目标及计划为指引,结合本科室工作实际,制订本年度科室护理工作计划,有序完成并协同全院工作。新增了甘特图,有利于直观地了解计划部署及其完成情况,能够督促护士长更具时效性地工作。

**2. 护士信息部分**　包括护理人员基本情况一览表和护理人员特殊休假统计表。通过基本情况一览表,护士长能够掌握护士与工作相关的重要信息,这也是进行人力资源管理的基础资料。护理人员特殊休假统计表体现了护理人力资源的动态变化,便于护士长把握现状,发现人力资源现存及潜在的问题,同时方便事后的统计、分析。

**3. 月度工作计划**　首先以年度计划为蓝本,拟定每月工作总计划,包括院、科两级的计划,再根据上个月质控检查结果单独列出本月日查重点,提示日常质控关注,同时还可补充计划中未涉及但实际要完成的工作内容。然后将月工作总计划安排到每周。最后逐一填写周计划与安排的实际完成情况。通过对这些内容的填写,能够帮助护士长抓住工作重点,并把目标及计划逐层分解,最终安排到每天的工作中,并记录实施情况,有效促进年度计划的达成,实现目标管理。

**4. 质量管理记录**　分为两个部分,即以月为单位记录护理质控问题及整改和以季度为单位的重点问题 PDCA。质量管理是护士长的重要工作内容,因此这一部分占了较大篇幅。在这一部分,我院护士长手册使用的多种质量管理工具凸显了护理管理的科学性。在月度护理质控问题及整改当中,记录了关键护理指标、满意度、护士长日查房汇总和对共性问题的分析、整改及复查。满意度的记录中应用了控制图,帮助护士长及时发现得分较低并需要干预的项目内容。共性问题的分析应用了柏拉图,根据二八定律发现影响护理质量的关键问题,促进护士长调动科室力量集中解决共性问题。在季度重点问题 PDCA 的记录中,对护理相关不良事件、差错事故等严重影响质量的重要问题进行持续改进,在原因分析环节使用了鱼骨图帮助护士长寻找问题的真实原因,并遵循 PDCA 循环的原则实施改进。通过这些记录,使护士长完成日常质控工作的总结、分析和整改,促成质量持续改进,同时通过对质量管理工具的反复使用锻炼了护士长科学管理的思维,提升了其岗位胜任力。

**5. 风险管理相关记录表格**　包括不良事件统计表、锐器伤登记等项目。通过日常填写、分期汇总,有效帮助护士长识别本科室主要存在的风险及其动态变化,使护士长在工作中关注重点问题、关键环节、关键时点,从完善制度、强化培训、落实措施等多层面入手,切实做好管理,降低风险,保障安全。

**6. 培训及会议记录**　培训是提高护士知识、技能的必要措施。会议是明确要求、提供反馈以及集中讨论的有利机会,这都是护士长管理工作的重要内容。规范记录培训及会议内容能帮助护士长回顾、总结日常工作。

7. **科研资料登记表**　填写科室护理人员科研工作信息,有助于护士长及时掌握科研任务进度及完成情况。对未能完成的部分积极寻找原因,提供资源和支持,促进科研成果的产出。年末登记表则能够反映护理人员的科研工作成绩。

8. **总　结**　管理工作有始有终,年初始于计划,年末终于总结。总结并非结束,可以为护士长提供新一年工作的启发。对照年初计划,系统地从临床、教学、科研等方面总结科室本年度护理工作,能够帮助护士长回顾一年的工作,总结经验和教训,有助于新一年工作的延续和提升。

为便于拿取和查阅,护士长手册是非常精练的记录。护士长还需要整理支撑材料作为补充。因此除了护士长手册,还需要对支撑材料做好存档管理,便于进一步开展管理工作。

（陈燕华　胡瑞雪　易良英）

# 第三节　医院感染管理

## 一、概述

医院感染管理是医院管理工作中非常重要的部分,是保证医疗工作顺利开展的前提,在提高医疗护理质量、控制医院感染发生中起着非常重要的作用。消毒供应中心是医院内对污染的、具有潜在感染风险的重复使用的医疗器械、器具及物品,通过专业化和规范化的处理,降低器械相关性感染的重点科室,是医院感染预防和控制的关键部门。

## 二、消毒供应中心感染管理相关制度

### （一）消毒隔离制度

1. 消毒供应中心周围环境整洁,无污染源,区域相对独立;内部通风、采光良好;建筑布局规范、合理,物品由污到洁,空气由洁到污;各区人员不得随意在各区之间来回穿梭;各区域门、窗应保持关闭状态。

2. 消毒供应中心内部保持清洁、整齐,保洁人员每天按照各区域清洁要求进行地表、物品表面的清洁。

3. 工作人员严格规范着装,并按要求进行手卫生。应熟练掌握并严格执行不同器械的清洗操作流程。对特殊感染（如气性坏疽及突发原因不明的传染病等）患者用过的器械应严格按照特殊处理流程进行处理后方能与其他物品一起清洗、包装、灭菌。

4. 进入消毒供应中心的人员,应按规定做好个人防护;工作人员外出时应穿外出服。

5. 工作人员操作前、后按照规范洗手,严格执行手卫生要求。

6. 器械物品的下收下送由专人负责。污染车与清洁车有明显标识,分开放置,分开使用。对下收车或密闭回收箱每批次使用完成后须进行清洗、消毒处理,下送车每批次使用完成后进行清洁、干燥备用,并做好登记。

7. 对清洗用具在每天用后应做好清洗、消毒、干燥以备用。

8. 严格执行清洗、消毒、灭菌质量监测工作。

9. 对各区域每日进行空气消毒 3 次,每次 2h,并记录存档备查。

10. 对医疗废物按国家标准分类、装袋、封口并由专人交接、登记。

**（二）清洁卫生制度**

1. 固定保洁人员负责科室的清洁卫生工作,对各区域进行清洁、消毒。

2. 各区域清洁卫生用具专用,定位放置。

3. 保洁人员应严格遵守消毒隔离制度、分区管理制度,进入不同区域时按规定进行着装。

4. 保洁人员应确保各区域干净、整洁,门窗明亮。

5. 定期维护不锈钢设备外表,保持其光亮度。

6. 各区域工作人员严禁随地乱扔纸屑,保持地面清洁。

**（三）职业防护管理制度**

1. **目的**　为了科学、有效地降低护理职业风险,提高护理人员职业生命质量,特制订本制度。

2. **定义**　职业防护是指护理人员在工作中采取多种有效措施,可保护工作人员免受职业暴露中的危险因素的侵袭或将其所受伤害降到最低程度。

3. **内容**

（1）按照科室培训计划,所有人员须接受消毒隔离、职业暴露、职业防护等相关制度的培训学习并考核,加强职业防护意识。

（2）强化自我保护意识,严格遵守标准预防的原则,进入工作区域要按规定更衣、换鞋、戴帽、戴口罩,严格洁、污物品分开,人员不可逆行穿梭。

（3）在去污区工作时,应戴双层乳胶手套、护目镜、口罩和面罩,防止污染物飞溅。处理污染器械时,严格执行清洗操作规程,对被朊病毒、气性坏疽病原体等特殊污染源污染的器械按《消毒供应中心管理规范》要求进行处理,防止污染源扩散。

（4）锐利器械的防护:工作人员在清点、回收器械时避免盲目抓取,应仔细清点并认真观察,如器械盘中有残留的刀片、针头等,应弃置于利器盒内进行安全处置。同时防止利器的相互碰撞,造成刃面受损。如被锐器刺伤,按照针刺伤应急预案进行处理。

（5）物理因素的防护:干燥设备、清洗设备以及压力蒸汽灭菌设备均产生高热能,工作人员在操作过程中应严格遵守操作规程,戴隔热手套,防止烫伤。

（6）化学因素的防护:工作人员在使用和配制对皮肤有刺激的消毒液时,

应戴手套、口罩、护目镜,皮肤、眼睛不慎接触到消毒液时应及时进行冲洗。进行环氧乙烷灭菌时,工作人员不应处在灭菌室。卸载过氧化氢等离子体灭菌物品时应戴手套,防止化学试剂接触皮肤,造成皮肤烧伤。

（7）发生职业暴露在实施局部处理措施后,及时上报医院感染管理科,由被暴露人直接陈述暴露具体细节,由专家根据其暴露程度决定是否采取预防性用药等措施。

### （四）消毒供应中心医疗废物管理制度

**1. 落实科室对医疗废物的管理责任**　医院感染管理科为全院医疗废物处理的监督部门,消毒供应中心为具体执行部门,负责医疗废物的分类、收集、存放、运输和对外相关部门联络等工作。

**2. 增强科室全体员工对医疗废物的管理意识**　参加医院感染管理科、护理部、医疗运行保障部组织的对全院职工、保洁人员和垃圾清运人员等进行的相关知识培训,学习国家法律法规及相关文件精神,增强各级人员对医疗废物的认识及管理要求。

**3. 医疗废物的分类及处理方法**

（1）感染性废物

1）概念:指医疗卫生机构在医疗、预防、保健以及其他相关活动中产生的具有直接或者间接的感染性、毒性以及其他危害性的废物。

2）处理方法:①产生后放入有明显标识的医用废物袋,由专人定时、定路线用防渗漏、防遗撒的专用垃圾桶收集到医院医疗废物中转站,后由本市特种垃圾焚烧场进行清运、焚烧处理;②各种病原体的培养基、标本和菌种、毒种保存液等高危废物,在产生地点先进行压力蒸汽灭菌或其他消毒方法消毒,然后再按感染性废物处理;③特殊感染产生的医疗废物使用双层包装物并及时密封后按感染性废物处理。

（2）损伤性废物

1）概念:能够刺伤或者割伤人体的废弃的医学锐器,包括医用针头、缝合针、解剖刀、手术刀、备皮刀、手术锯、载玻片、玻璃试管、玻璃安瓿及一次性使用空针、输液器及输血器的针头部分等。

2）处理方法:产生后立即放入防刺、防渗漏的锐器盒中,后放入有明显标识的医用废物袋中,由专人定时收集后置于医院医疗废物中转站,后由本市特种垃圾焚烧场进行清运、焚烧处理。

（3）病理性废物

1）概念:诊疗过程中产生的人体废弃物和医学实验动物尸体等,包括手术及其他诊疗过程中产生的废弃的人体组织器官,医学实验动物的组织、尸体,病理切片后的人体组织、病理切片等。

2）处理方法:小件病理性废物按感染性废物处理,较大或大件的送太平间,达到一定数量后送殡仪馆焚烧。

（4）药物性废物

1）概念:过期、淘汰、变质或者被污染的药品,包括抗生素、非处方药、细胞毒性药物、遗传毒性药物、疫苗、血液制品等。

2）处理方法:专人管理,单独放入不合格药品区,及时上报药品监督管理部门并按药品监督管理部门的意见处理,对处理过程应有详细记录。

（5）化学性废物

1）概念:具有毒性、腐蚀性、易燃性、反应性或遗传毒性的废弃化学物品,包括废弃的化学试剂、化学消毒剂、汞血压计、汞温度计等。

2）处理方法:用专用贮存桶贮存到一定量后交由环保局指定的专门机构处理。

**4. 医疗废物管理措施**

（1）严格按照医疗废物的分类要求分类处置产生的医疗废物。感染性废物、病理性废物、损伤性废物、药物性废物及化学性废物不能混合收集。

（2）在盛装医疗废物前,应当对医疗废物包装物或者容器进行认真检查,确保无破损、渗漏和其他缺陷。盛装的医疗废物达到包装物或者容器的3/4时,应当使用有效的封口方式,使包装物或者容器的封口紧实、严密。锐器盒在启用48h后或盛装锐器达到容器的3/4时应该更换。

（3）医疗废物应与生活垃圾分开收集、暂存,并密闭运输,避免污染环境。

（4）对特殊感染产生的医疗废物应当使用双层包装物,并及时密封。

（5）对放入包装物或者容器内的感染性废物、病理性废物、损伤性废物不得取出。

（6）科室内医疗废物暂存处应防潮、防湿、防四害、防渗漏,并对其每天进行清洁和消毒。

（7）科室应对医疗废物的转运做好登记,专人负责并做好监督,避免医疗废物的丢失。

（8）医疗废物清运员在清运时应按要求进行当面交接,交接双方认可重量后在医疗废物本上签字,且对签字记录按要求保存。

（9）运送医疗废物的人员应做好防护措施,并将分类分装的医疗废物沿指定路线运送到医院的暂存场所。

（10）各类人员在产生、收集、贮存、运输、处置医疗废物的过程中,必须防止医疗废物直接接触身体,一旦发生刺伤、擦伤等意外事故,按照职业暴露处理流程进行上报和处理。

（11）禁止任何人员转让和买卖医疗废物。

（12）发生医疗废物流失、泄漏、扩散等意外事故时,按要求进行上报和处理。

### 三、消毒供应中心感染风险管理

#### （一）消毒供应中心可能存在的感染风险环节

消毒供应中心存在的医院感染风险环节很多,以下根据六要素管理理论对感染风险进行分类。六要素是指人员因素、机械因素、材料因素、方法因素、环境因素以及监测因素。

**1. 人员因素**

（1）人员配置:科室人员配置与工作量不匹配,为了完成工作而忽视清洗质量,清洗质量不合格是导致感染发生的潜在因素。

（2）操作技术水平:消毒供应中心工作人员操作技术水平直接影响消毒灭菌物品质量,对于医院感染的防控有着重要的意义。而工作人员自身操作是否熟练与职业暴露的发生率有明显关系。职业暴露会导致医务人员发生医院感染。

（3）无菌技术:在软式内镜的清洗、包装环节,涉及无菌操作时,操作人员如不能严格执行无菌技术操作原则,则会导致内镜二次污染,从而发生相关性医院感染。

（4）手卫生:医务人员的手是医院感染的重要传播途径,通过医务人员的手直接或间接传播造成的医院感染例数高达总医院感染例数的1/3。因此,手卫生管理是医院感染管理的重点环节。

**2. 机械因素**　指医院内使用的医疗设备、消毒设备等所具备的医院感染管理风险。在消毒供应中心主要是消毒设备带来的感染风险。

（1）消毒设备:消毒供应中心常用的全自动清洗消毒机、水处理设备、灭菌设备、空气消毒机、空气净化系统等,如果不定期维护、保养,一旦出现设备故障,设备参数不能达到相应标准,影响消毒、灭菌应有的效能,造成医院感染的风险就会非常大。

（2）手卫生设施:消毒供应中心应设置完备的洗手设施,包括流动水洗手池、非手触式水龙头、洗手液(皂液)、标准手卫生操作流程图、擦手纸及快速手消毒液。手卫生设施缺如或不齐备,将影响医务人员手卫生的规范执行。

**3. 材料因素**　包括在清洗、消毒、灭菌过程中所使用的医用耗材,消毒、灭菌剂及医务人员所使用的防护用品等。

（1）医用耗材:在清洗、消毒、灭菌过程中,将使用到大量医用耗材,包括清洗剂、清洗工具、包装材料、灭菌监测耗材等。医用耗材因生产、运输、储存、使用不当而导致污染、过期,对一次性使用的医用耗材没有坚持一次性使用原则,会增加患者发生医院感染的风险。

（2）消毒、灭菌剂:在清洗、消毒、灭菌环节将采用不同的消毒、灭菌剂,如含氯消毒剂、乙醇、酸性氧化电位水、过氧乙酸、过氧化氢、环氧乙烷、甲醛等,使用中的消毒、灭菌剂由于挥发、过期未及时更换、浓度不准确等都将影响消毒、灭菌质量,从而增加患者发生医院感染的风险。洗手液与快速手消毒液除具备清洁、杀菌的功能外,最好含有保护皮肤的成分,因反复洗手可造成手部皮肤完整性受损,从而导致医务人员职业暴露风险增加。

（3）防护用品:包括手套、口罩、帽子、隔离衣、防护服、防水服、鞋套、护目镜或防护面罩等,对不同的防护级别应按照规定使用相应的防护用品。防护用品是有效保护医务人员的重要工具。防护用品准备不充分、质量不过关,将影响医务人员执行标准预防。

**4. 方法因素**

（1）管理制度及操作流程:消毒供应中心如没有完善的管理制度,核心制度不健全,工作人员将无章可循;操作流程不规范、标准不统一,将影响对消毒灭菌物品质量的基本保障,存在医院感染隐患。

（2）医院感染部门建设:《医院感染管理办法》明确规定,住院床位总数在 100 张以上的医院应当设立医院感染管理委员会和独立的医院感染管理部门;住院床位总数在 100 张以下的医院应当指定分管医院感染管理工作的部门;其他医疗机构应当有医院感染管理专（兼）职人员。如医疗机构未按照国家规定设立医院感染管理部门,没有专职的医院感染管理人员对全机构的医院感染管理工作负责,将会面临整个机构的医院感染风险。

**5. 环境因素**　包括社会的大环境和医院的小环境。医院小环境包括病区建设、手术室建设、消毒供应中心设置等。

（1）传染病对医院感染控制的挑战:近年来,新发传染病层出不穷,这些新发传染病持续时间长,在初期识别困难、传染性强且无有效治疗手段,一旦在医院暴发,很难得到有效控制。这些传染病患者使用后的可重复使用器械、器具及物品的消毒灭菌处理是个难题。

（2）建筑布局:消毒供应中心的建筑布局不合理,在新建、改建和扩建中未遵守医院感染预防与控制原则,不符合医院感染防控要求,各区域设置不规范,人流、物流有洁污交叉现象,无菌物品储存条件不达标等,都将增加医院感染发生的风险。

（3）清洁、消毒:对各区域的清洁、消毒是消毒供应中心医院感染控制的重要环节。清洁、消毒区域包括工作区域、办公区域。如清洁及消毒频次不足、消毒液浓度不足、卫生死角打扫不干净、清洁区与污染区的清洁工具混用,都将造成医院感染风险增加。

**6. 监测因素**

（1）院级监测:包括空气消毒效果监测、物品表面消毒或手卫生效果监测、消毒物品的监测、使用中的消毒液及水的监测等。如医院层面没有合理的医院感染监测计划,监测指标不合理,则会影响医院感染控制的效果。

（2）科室监测:包括清洗、消毒、灭菌效果监测以及清洗机清洗效果监测、灭菌器性能监测等。科室如不严格执行相关管理规范,就可能使不合格的消毒灭菌物品被应用到患者的医疗、护理过程中,导致医院感染暴发。

**（二）消毒供应中心感染管理防控的目的**

医院感染管理防控的目的是有效地预防和控制医院感染,提高医疗质量,保证患者安全。消毒供应中心感染管理防控是为了提高消毒灭菌物品质量,为医院感染防控打下基础,为患者安全保驾护航。

**（三）消毒供应中心感染管理防控措施**

**1. 科学、合理配置人员**　见第二章 护理人力资源管理。

**2. 加强医院感染相关知识及技能培训**　为减少医院感染的发生,应制订相应的培训计划,对工作人员定期进行医院感染知识、管理理论、预防控制技术等培训,增强工作人员主动参加医院感染防控工作的自觉性,提高预防医院感染的能力。

**3. 严格执行手卫生规范**　通过正确实施手卫生,可以有效地减少医院感染的发生。

（1）手卫生设施配置:①采用流动水洗手,消毒供应中心应配备非手触式水龙头。②盛放洗手液或肥皂的容器宜一次性使用;对重复使用的容器应定期清洁和消毒;洗手液发生混浊、变色等变质情况时及时更换并清洁、消毒容器;对使用的肥皂应保持清洁与干燥。③配备干手物品或设施。④选用的手消毒液有良好的接受性。⑤手消毒液宜使用一次性包装。

（2）洗手与卫生手消毒指征

1）下收岗位:在器械装车后应快速手消毒,下收工作结束后应洗手。

2）下送岗位:在接触无菌或消毒物品前应洗手或快速手消毒。

3）清洗岗位:①穿、脱防护用品前、后应洗手;②接触清洗及干燥设备前应快速手消毒;③漂洗器皿及消毒物品前应更换手套或洗手;④接触电脑、手机前应更换手套或洗手。

4）包装岗位:①进出检查包装及灭菌区时应洗手;②卸载器械或物品时应戴防烫手套或进行快速手消毒;③接触器械、器具及物品前应戴手套或快速手消毒;④接触电脑、手机前应快速手消毒;⑤包装布类后接触器械、器具及物品应洗手。

5）灭菌岗位:进入检查包装及灭菌区前应洗手。

6）发放岗位:进入无菌物品存放区前应洗手。

（3）手卫生消毒效果的要求:外科手消毒后,监测的细菌菌落总数应≤5CFU/cm²;卫生手消毒后,监测的细菌菌落总数应≤10CFU/cm²。

**4. 建筑布局应符合国家医院感染防控标准,洁污分开**　工作区域温、湿度应达到指南标准,无菌物品存放区的环境要求符合国家标准,定期进行空气质量监测。建立健全的医院感染相关管理制度并严格执行。防护物资及设备须准备充足,定期对设备进行维护、保养以保证设备各项参数处于正常范围。

**5. 器械处置流程风险防控措施**

(1)下收:加强对物品的下收管理,采用密闭式容器回收使用后的物品,此外回收时应尽量减少物品的装卸次数,不应在诊疗区域进行污染器械、器具、物品的清点操作。对复用性物品经过初步处理后须放置于密封箱内进行存放,对被具有传染性的病原菌污染的物品应单独放置并进行标记。

(2)清洗:加强清洗过程的管理,采取正确的清洗方法,严格执行操作流程,并做好自我防护。对清洗质量进行严格监测,对不合格者须再次进行清洗。

(3)包装:加强对检查包装及灭菌区人员及流程的管理。工作人员严格执行手卫生要求并规范着装,包装时确保包的大小、质量及包内外化学指示物、包的密封性合格,包装完成后及时灭菌,防止因时间过长而影响灭菌效果。

(4)灭菌:规范灭菌操作,保障灭菌设备的正常使用。正确的灭菌方法是消毒供应中心感染管理的重点。灭菌员必须持证上岗,按规程操作灭菌器,严守工作岗位,以确保灭菌流程的规范性及安全性。按要求进行灭菌质量监测。

(5)储存及发放:设置无菌物品存放架及篮筐,保证储存环境符合标准要求。完善无菌物品发放追溯登记制度,特别是对外来器械和植入性器械。严格执行查对制度,杜绝不合格包发放至临床。每天进行存放区温、湿度登记,发现异常及时处理。

**6. 加强消毒供应中心地面及物品表面清洁、消毒管理**

(1)清洁、消毒原则

1)每天对消毒供应中心的工作区域进行终末清洁和消毒。重点是器械接触的表面,设备、设施和手经常接触的表面。

2)终末清洁与消毒的顺序是由洁到污,即从无菌物品存放区到检查包装及灭菌区,最后是去污区。

3)物品表面的清洁工具应选择不脱絮的擦巾或一次性消毒湿纸巾;对地面可选择能脱卸或一次性地巾,还可使用湿式吸尘器。

4)地面和物品表面应随时保持清洁,有明显污染时应及时进行消毒处理。

(2)消毒剂使用方法

1)含氯消毒剂:应根据产品有效氯含量,按照稀释比例,用蒸馏水配制成所需浓度。应置于阴凉、避光、防潮处,密封保存;消毒液应现配现用,使用时间≤24h;配制消毒液时应戴口罩、手套;含氯消毒剂对金属表面有腐蚀性,用后应及时用符合要求的水擦拭干净。

2)季铵盐类消毒剂:不能与阴离子表面活性剂如肥皂、洗衣粉等一起使用。

3）酸性氧化电位水：现制备现用,使用前应分别检测 pH 和有效氯浓度。

（3）清洁、消毒方法

1）地面的清洁与消毒：地面无明显污染时,采用湿式清洁。地面有患者血液、体液等明显污染时,应先用吸湿材料去除可见的污染物,再清洁和消毒。对去污区地面应每天进行清洁和消毒,采用 500~1 000mg/L 含氯消毒剂擦拭并作用 30min 后再使用清水进行地面清洁。

2）物品表面的清洁与消毒：物品表面无明显污染物时采用湿式擦拭清洁。有明显污染物时,应先用吸湿材料去除可见的污染物再进行清洁和消毒。对去污区的物品表面应每天进行清洁与消毒,消毒方法与地面相同。

7. 准备足够的防护用品,有计划申领,确保规范使用。

8. 定期检查消毒剂、监测耗材等的质量和有效期,确保质量。

9. 严格执行《医院消毒供应中心　第 3 部分：清洗消毒及灭菌效果监测标准》（WS 310.3—2016）,监测资料保存≥3 年。

## 四、职业防护

### （一）血源性伤害

1. **暴露途径**　消毒供应中心发生血源性传播疾病一般是针刺伤,或在处理污染器械时发生喷溅并接触破损皮肤或黏膜而暴露。喷溅多发生在液面上操作、无屏障的裸露操作,喷溅物为污染的水珠或气溶胶；锐器伤主要发生在回收、分类、清点、清洗、检查包装等环节,发生部位多为手指、指尖、手掌等。

2. **锐器伤的评估**　搜集资料确定血源性传播疾病感染的概率和伤害程度,主要包括乙型肝炎、丙型肝炎、艾滋病、梅毒等。

3. **防护措施**

（1）正确使用防护用具,按要求进行防护着装。

（2）临床使用科室对污染器械应做初步处理,手术结束后应取下缝针、刀片等一次性锐器,弃于锐器盒中。

（3）对污染器械应按要求集中在消毒供应中心去污区进行清点,减少工作人员重复接触污染器械和发生针刺伤的机会。

（4）接触污染器械时应戴双层乳胶手套,禁止直接接触污染器械,清点过程中,可用器械夹取针头和锐器。

4. **处理流程**

（1）锐器伤的应急处理：遵循"一挤二冲三消毒"的原则。保持镇静,迅速、敏捷地按常规脱去手套,使用健侧手立即从近心端向远心端轻轻挤压伤口旁端,使部分血液排出,切忌一挤一松,相对减少受污染的程度,同时使用流动水冲洗伤口,最后使用碘伏消毒受伤部位。

（2）溅污或浸泡所致污染的应急处理：迅速、敏捷地按照常规脱去帽子、口罩、手术衣等，使用流动水或喷淋装置冲洗污染部位，生理盐水冲洗黏膜。

（3）评估感染风险：对使用该批次器械的患者进行追溯，查询该患者血源性病原体感染情况。

（4）上报：上报科室负责人、医院感染管理科。一般在 24h 内上报，人类免疫缺陷病毒（HIV）暴露需要在 1h 内上报。

（5）接触后的预防措施：对发生暴露的医务人员及时进行血清学检测，根据暴露源患者情况及时采取阻断感染的措施。

乙型肝炎病毒（HBV）：接触后 6 个月或完成 HBV 疫苗接种后 1 个月追踪 HBV 表面抗体（HBsAb）。医务人员未接种过乙肝疫苗或虽接种过乙肝疫苗但接种后 HBsAb<10mIU/ml 或 HBsAb 水平不详，HBV 表面抗原（HBsAg）（+）者：24h 内立即接种乙型肝炎免疫球蛋白（HBIG）200~400IU，并同时在不同部位接种 1 针乙肝疫苗（20μg），于第 1 个月和第 6 个月后分别接种第 2 针和第 3 针乙肝疫苗（各 20μg）。对抗体反应未知者，需要进行抗原抗体检测，如检测结果不充分，可采取上述处理措施。医务人员 HbsAb<10mIU/ml 而 HbsAg（−）者：完成乙肝疫苗接种并定期追踪。医务人员 HbsAb>10mIU/ml 者：无须特殊处理。

丙型肝炎病毒（HCV）：目前没有推荐的接触后预防措施，只有长期追踪随访，接触后 4~6 个月追踪肝功能、丙型肝炎抗体指标。若检测出医务人员丙型肝炎抗体阳性，则须进一步检测 HCV-RNA。对阳性者建议进行干扰素 + 利巴韦林的标准抗病毒治疗。若检测出医务人员抗 -HCV 阴性，则于暴露后 12 周再次检测抗 -HCV，抗 -HCV 阳性者检测 HCV-RNA，对 HCV-RNA 阳性者建议进行抗病毒治疗，HCV-RNA 阴性者于暴露后 24 周检测抗 -HCV 和丙氨酸转氨酶（ALT），并进行跟踪管理。

HIV：定点医院评估及用药，接触后 4 周、8 周、12 周、6 个月追踪 HIV 抗体，持续 1 年，做好登记、报告。预防性用药：应当在发生 HIV 职业暴露后尽早开始，最好在 4h 内实施，最迟不宜超过 24h，即使超过 24h，也应当实施预防性用药。

梅毒（Treponema pallidum，TP）：使用长效青霉素预防，接触后 3 个月追踪梅毒标志物。

**（二）化学性伤害**

**1. 暴露途径**

（1）消毒剂暴露途径：消毒剂对人体皮肤、黏膜和呼吸道均有一定伤害。若长时间、高浓度吸入消毒剂，可导致咳嗽、咽喉干痒、咽炎、胸闷、气喘、头痛、头晕等症状，甚至发生呼吸困难。

（2）清洗剂暴露途径：消毒供应中心的碱性清洗剂和酸性清洗剂对皮

肤、黏膜均有较强的腐蚀作用,使用过程中若喷溅到皮肤、黏膜上会引起皮肤烧伤。

（3）灭菌剂的暴露途径:甲醛、环氧乙烷灭菌罐发生泄漏会导致中毒,过氧化氢等离子体灭菌卡匣发生泄漏,会造成皮肤、呼吸道烧伤。

2. **防护措施**

（1）掌握消毒剂和清洗剂的理化性质、配制方法、禁忌、毒性反应及处理,按照厂家说明书指引操作。

（2）配制及接触原液时应戴手套,手不可直接接触原液。操作完毕后用水充分冲洗所接触物品及区域;使用化学溶液过程中,如溶液不慎溅到身体、眼内及皮肤、黏膜上,立即用流动的清水冲洗,必要时就诊。

（3）指定专人管理;妥善保管各类化学溶液,固定、分类存放,放置处有清晰、明显的标识;原液应密封保存,防止泄漏;对各类容器密闭加盖,容器表面的标签清楚、完好。

（4）化学消毒剂、清洗剂如喷溅到皮肤、黏膜、眼睛时,应立即用洗眼装置冲洗眼睛 15min;侵袭皮肤时,立即脱去污染衣物,用清水冲洗,严重时应立即就诊。

（5）低温灭菌间应设置环氧乙烷、过氧化氢、甲醛等的浓度监测装置,设置浓度超过阈值时报警。

**（三）物理性伤害**

1. **烫伤**

（1）暴露途径:取出干燥柜的物品,清洗、消毒后器械的卸载,开启压力蒸汽灭菌器,灭菌后物品的卸载等工作过程中,未使用防烫伤防护工具,违反操作规程,极易被高温固体、液体、气体烫伤。

（2）防护措施:①遵守各项操作规程,注意安全操作。②拿取高温物品时,必须戴隔热手套,防止烫伤,如从干燥灭菌柜中取物品时,卸载高压灭菌物品时。③压力蒸汽灭菌器操作人员须经培训并持证后方可上岗。④一旦发生烫伤应立即离开热源,在流动的凉水下冲 15~20min,再视局部烫伤情况选择下一步的处理。⑤科室常备烫伤膏,发生烫伤时可应急处理。

2. **噪声伤害**

（1）暴露途径:灭菌器、空压机、超声机、消毒器、排风系统等工作时发出噪声,人体长期暴露于 65~90dB 的噪声中会出现注意力不集中、反应迟钝、听力下降、头痛、失眠等表现。噪声可以掩盖异常信号,容易发生工伤事故。

（2）防范措施:①装修材料选用消音材料,设备配置有静音功能;尽可能采用中心供压缩空气的方式,降低噪声。②定期检查、维护设备,及时淘汰陈旧设备,避免不必要的噪声产生。③重视个人防护,工作时做到"四轻",减少噪声。

### 3. 机械性损伤

（1）暴露途径：在操作时如人力搬运物品、装载或卸载物品、推车过程中，姿势不正确、工具或操作台不符合人体力学、负荷超重、操作不当等原因会引起扭伤、拉伤、挫伤、压伤、撞击伤等机械性损伤。

（2）防护措施：①在进行体力操作前，先做初步的风险评估，应尽量避免有危险的体力操作，如物品的重量过重、体积过大时应求助，采用双人、多人搬运或用推车，有条件的可备机械搬运车。②采取正确的搬运姿势，身体靠近器械或物品，双脚分开，站立在器械或物品两旁；蹲下时双腿分开，屈膝，腰背挺直，与物体保持平衡；用手掌及手指紧握器械或物品，手臂贴紧身体，拉近距离，慢慢站直双腿；提起器械或物品后，走动时切忌急剧转身，须转身时，利用双脚，避免任何扭腰动作。③发生腰背扭伤、挫伤、压伤等，应立即停止操作，离开危险物品，必要时到相关科室就诊。

（黄永登　胡瑞雪　胡　亭）

## 第四节　专科应急预案

### 一、设备故障应急预案

1. 如遇设备故障，立即查找原因，必要时向设备管理负责人汇报。

2. 先自行排除故障，如不能排除应立即联系专业维修人员并填写设备维修记录表。

3. 进行设备维修，根据维修状况，优先处理急件、要件，若无法维修，应做出相应物资和人员调整。

4. 必要时通知相关科室，汇报相关领导部门。

5. 维修后做好相应检查工作，并完善维修记录。

### 二、环氧乙烷气体泄漏应急预案

1. 发现环氧乙烷气体泄漏时，应迅速撤离现场，立即呼吸新鲜空气。

2. 启动排风系统，并调至最大频率，强行通风。

3. 如皮肤接触后，用水冲洗接触处至少 15min，并脱去被污染的衣服。

4. 如眼睛接触液态环氧乙烷或高浓度气体，至少冲洗眼睛 10min，并尽快就医。

5. 做好专业防护后立即查找原因，阻止气体进一步泄漏。

6. 如果为灭菌器故障，立即停止灭菌，尽快通知专业维修人员。

7. 专业维修人员进行专业防护后进入现场，立即查找原因，采取堵漏、吸附剂吸附、雾状水稀释、冷却等措施，阻止气体进一步泄漏而造成更大损害。

8. 做好相关事件记录。

### 三、地震灾害应急预案

1. 科室成立地震灾害应急小组,组长由科室负责人担任,组员为各区组长及骨干。

2. 发生地震灾害后立即启动灾害应急预案,由组长统一指挥、安排、分工。

3. 强烈地震发生时不要慌张,在应急小组指挥下有序疏散到医院指定避灾位置。

4. 情况紧急不能撤离时,叮嘱在场人员寻找有支撑的地方蹲下或坐下,保护头颅、眼睛,捂住口鼻。

5. 地震发生后组织人员立即关闭水、电、气开关,并检查科室所在区域房屋内有无破损及其他安全隐患,及时排除险情。

6. 根据需要尽快准备医院抗震救灾物资,如接生器械包、清创缝合包、剖宫产包等。

### 四、突发不明原因传染病病原体感染暴发应急预案

1. 科室成立突发不明原因传染病病原体感染暴发应急处理小组,组长由科室负责人担任,组员为去污区护士、下收下送人员和去污区清洗人员。

2. 科室制订不明原因感染患者所用器械、器具及物品的回收、发放、清洗、消毒处理流程,组织人员定期培训。

3. 突发不明原因传染病病原体感染暴发后,立即启动应急预案,由组长统一指挥,安排分工。

4. 组织人员做好职业防护,避免职业暴露。

5. 按国家颁布的临时指南规范处理突发不明原因感染患者所用器械、器具及物品,保证临床使用。

### 五、压力蒸汽泄漏应急预案

1. 发现蒸汽泄漏时,立即关闭蒸汽管道及连接灭菌器或清洗机蒸汽管道的阀门。

2. 立即联系相关部门组织维修,并向上级汇报。

3. 组织人员疏散,避免高温烫伤,打开门窗通风以利于蒸汽的扩散。

4. 根据维修情况改用其他灭菌方式替代,并做出相应物资、人员调整。

5. 必要时通知相关科室,汇报相关部门。

6. 维修后做好相应监测工作,并做好相关事件记录。

### 六、停水应急预案

1. 接到停水通知时,立即通知相关科室调整手术和治疗时间,同时立即告知科内相关岗位工作人员,优先处理急件、要件,同时做好蓄水准备,保证急诊、重要器械的清洗。

2. 突然停纯化水时,立即报告科室设备管理员,协助检查纯化水设备有无故障,查找停水原因,或与设备厂家联系,尽早排除故障。

3. 突然停水时,应立即询问医院后勤管理部门,了解停水原因,根据停水原因进行下一步处理,对停水时间长的,应立即与手术科室及临床科室协调,联系附近医院或分院区进行急用物品清洗、灭菌处理。

4. 关闭水龙头,以防突然来水,造成泛水和浪费。

5. 启用常规储存物品,保障物资供给。

### 七、停电应急预案

1. 接到停电通知时,立即通知相关科室调整手术和治疗时间,同时立即告知科内相关岗位工作人员,优先处理急件、要件,做好停电准备,准备好应急灯或手电筒等。

2. 突然停电时,立即关闭使用的设备电源,开启应急灯或手电筒,立即通知总务科,查找原因,尽早排除故障或开启应急发电系统。

3. 加强巡视,同时注意防火、防盗窃。

4. 电力恢复后立即检查设备能否正常使用。

5. 专人管理应急灯,定期充、放电,保证应急使用。

### 八、停气应急预案

1. 接到停气通知时,立即通知相关科室调整手术和治疗时间,同时立即告知科内相关岗位工作人员,优先处理急件、要件。

2. 突然停气时,立即关闭使用设备的电源,立即通知医院锅炉房和总务科,查找原因,尽快恢复供气。

3. 根据停气时间长短,调整灭菌方式,优先处理急件、要件。

4. 必要时通知相关科室,汇报相关部门。

### 九、压力蒸汽灭菌器爆炸应急预案

1. 科室成立压力蒸汽灭菌器爆炸应急小组,组长由科室负责人担任,组员由灭菌人员(包括护士和工人)组成。

2. 如遇压力蒸汽灭菌器爆炸,应立即组织人员疏散,同时与相关部门联系,并逐级汇报。

3. 应急小组在保证安全的情况下尽可能切断水源、电源、气源,抢救贵重物品。

4. 根据情况,改用其他灭菌方法替代,并做出物资、人员调整。

5. 维修后做好相应监测工作,并做好相关事件记录。

（张劲会　胡瑞雪　易良英）

# 第二章 护理人力资源管理

## 第一节 岗位设置

### 一、岗位设置的原则

护理人员的结构配置和管理是否科学将直接影响到整个医疗护理的服务质量。《全国护理事业发展规划（2021—2025年）》由国家卫生健康委员会发布，要求推动医疗机构建立完善护理岗位管理制度，按照要求在护士岗位设置、收入分配、职称评定、管理使用等方面，对编制内外护士统筹考虑，实现护士从身份管理转变为岗位管理。健全完善护士队伍激励机制，实施科学的护士评聘考核和绩效考核，强化临床导向，引导护士立足护理岗位，深耕临床护理实践，努力提高业务水平。管理者须摒弃以往的"身份管理"束缚，建立以岗位管理为核心的适应现代医疗卫生事业发展的新模式。

岗位管理作为人力资源管理的基础和核心，在应用于医院护理管理时，被普遍定义为根据实际工作任务而设定岗位，根据任职资格聘用上岗工作人员，根据岗位职责和工作标准进行绩效考核，根据岗位测评和考核结果发放薪酬等。岗位管理以医院中各科室的不同护理工作岗位为研究对象，以岗位为基础，发展、培养人才，实现护理人力资源有效、合理和科学配置。

消毒供应中心的岗位根据医院管理模式、自身规模、工作范围及工作量等因素设置。消毒供应中心的工作人员由护士和工勤人员组成，应确定各岗位工作人员配置情况，并制订岗位细则，更重要的是要根据各岗位工作要求，在评估每位员工能力的基础上，对各区域岗位工作人员实行分层管理，真正做到工作人员结构的合理配置与科学管理，确保工作的质量和效率。

### （一）消毒供应中心岗位设置的原则

**1. 能级对应原则** 岗位管理要求人岗匹配，主持岗位的员工要能满足岗位的需要，管理者须进行合理的人力资源配置，使人的能力与岗位要求相对应。消毒供应中心的岗位有层次和种类之分，岗位占据不同位置，有不同的能级水平。消毒供应中心的工作人员所具备的能力和水平也不尽相同。因此，消毒供应中心的管理者在进行人员配置时应充分考虑能级对应的问题，在充分了解工作人员能力水平的情况下，安排适应于能力水平的岗位，使每个人所具备的能力水平与所处的层次和岗位所要求的工作任务相符，让每个岗位的工作人员承担相应的责任和义务，享有应得的权利，做到责、权、利的和谐统一。

2. **优化组合原则**　每个人的能力发展是不均衡的,其个性是多样化的,每个人都有自己的长处和短处,有其总体的能级水平,同时也有自己的个性特征、专业特长和兴趣爱好。因此,消毒供应中心管理者在进行岗位设置时,须对不同层次结构的工作人员进行人才组织结构优化和合理配置,使不同年龄、个性、学历、职称、特长的工作人员优化组合,优势互补,将工作人员安排在最有利于发挥其优势的岗位上。同时根据本专业的发展方向,有意识地培养不同能力的人才,创造良好的实践环境。此外,工作人员自身也可以评估自己的短处和长处,根据自己的优势和岗位的要求,主动选择适宜自己的岗位。

3. **动态调配原则**　当人员或岗位要求发生变化时,适时地对人员配置进行相应的调整,统筹兼顾,以确保始终使合适的人在合适的岗位上。因此,消毒供应中心岗位设置要适应发展的需要,采取动态管理的模式。消毒供应中心管理者在进行人员配置时要有计划地安排工作人员在不同的岗位上进行轮转,承担不同的工作职责,使能级对应和优势定位在不断调整的动态发展过程中逐步实现,以满足专业可持续发展的要求。

4. **经济效能原则**　消毒供应中心的主管部门和管理者需要正确、恰当地运用激励机制和约束机制,制订相关绩效考核和奖金分配原则,针对消毒供应中心工作的特点、岗位、风险、员工能力等情况,使奖金分配向高层次人才和重点岗位倾斜,提高护理人员和工勤人员的积极性和主动性,同时实施绩效评价以鞭策工作人员工作,帮助工作人员认清工作中的不足和改进方向。此外,消毒供应中心管理者还须营造公开竞争的良好氛围,让科室内部的工作人员有升迁的机会,帮助科室工作人员迅速成长,实现自我目标。

**(二)消毒供应中心的人员配置**

消毒供应中心的人员配置应与医院规模密切相关,根据医院的总体要求并结合自身规模、管理模式、工作范围和工作量等因素来综合规划人员。如果人员的工作时间在 8h 以上,人员配置数量应增加;此外接收 24h 的手术室器械处理工作时,人员数量也应增加。同时,还应对各层级人员专科理论知识和技能等进行系统化培训及考核,合格者再聘用上岗,以满足集中式管理的工作方式,确保医疗质量安全。消毒供应中心工作人员的基本配置数量要满足医院集中管理的工作模式,参考国内外相关质量标准,建议消毒供应中心工作人员与床位之比以(1.5~3):100 为宜,其中护士占比建议为总人数的 1/4~1/3 且不超过总人数的 40%。

**二、消毒供应中心岗位说明**

消毒供应中心岗位分为管理岗位、专业技术岗位和工勤技能岗位。管理岗位是指具备护理专业的基础知识、医院感染和消毒供应专业实践经历,承担消毒供应中心行政管理、业务管理、护理教学和护理科研工作,包括护士长、副护士长、护士长助理、教学护士、临床带教老师、质控护士、科研护士、感染控制助理岗位等。专业技术岗位是指从事专业技术工作,具有相应专业技术水平和能力要求的工作岗位,包括清洗岗位、包装岗位、灭菌岗位、发放岗位等。工勤技能岗位指承担技能操作和维护,后勤保障、服务等职责的工作岗位,以保障消毒供应中心日常工作能够正常进行,包括下收下送岗位、保洁岗位等。以下是部分岗位的岗位说明书。

### (一)护士长助理岗位说明书

#### 1. 任职资格

(1)护理专业本科及以上学历,注册护士,护师及以上技术职称,从事消毒供应中心护理工作3年及以上。

(2)熟悉现代管理知识及相关法律法规。掌握消毒供应专业理论知识及护理质量管理、教学、科研相关知识。了解消毒供应专业国内外发展趋势。

(3)具有一定组织管理和计划执行能力,良好的沟通协调能力,良好的质量管理、教学、科研能力,熟练使用常用计算机软件和网络应用能力。

#### 2. 岗位职责

(1)发挥助手和参谋作用,向护士长提供信息资料和管理建议。

(2)协助护士长制订本科室部分护理工作计划,组织实施并做好总结、统计及汇报。

(3)根据分工,协助护士长完成以下至少1项管理工作。

1)协助护士长开展持续质量改进,提升专科护理水平。

2)协助护士长组织护理人员进行岗位培训及考核,审核继续教育学分。

3)协助护理人员开展护理科研及新技术、新业务,总结经验,撰写论文。

4)协助科室开展教学创新,协助带教老师完成教学计划。护士长及副护士长不在时代理护士长工作。

### (二)质控护士岗位说明书

#### 1. 任职资格

(1)具有扎实的消毒供应专业理论基础知识和专业技能,本科及以上学历,注册护士,从事本专业工作10年以上,经过系统的管理知识及专业知识的培训,并具有指导、培训和教育他人的能力。

(2)具有制订各工作区域的工作流程和质量标准的能力,并且能指导和组织成员落实。具有对各区域的工作流程和质量标准实施效果进行分析的能力,不断改进工作方法,协助质量控制小组推动质量改进。

(3)能掌握各种管理工具的使用,如运用QCC、RCA、PDCA循环等方法进行质量持续改进,具备不断学习知识和信息的能力。

#### 2. 岗位职责

(1)对科室工作过程进行质量监控,督导各岗位环节质量,确保物品的终末质量。

（2）负责医疗器械、器具及物品在清洗、消毒、灭菌过程中的日常监测和定期监测。

（3）负责日常使用耗材的申领，并帮助、指导、督促各岗位工作人员，使其工作质量达到预期目标。

（4）协助护士长组织和制订各区域的工作流程，根据标准的各项指标进行质量统计和分析。

（5）及时反馈质控中存在的问题并参与解决问题方案的讨论，提出整改措施。

（6）完成护士长临时指派的其他管理工作。

**（三）科研护士岗位说明书**

**1. 任职资格**

（1）护理或其他专业硕士及以上学历，注册护士，护师及以上技术职称。从事消毒供应中心工作1年及以上。

（2）掌握消毒供应理论知识、护理科研相关知识。掌握科研相关法律法规及制度，了解消毒供应专业国内外发展趋势。

（3）具有一定组织管理和计划执行能力，良好的沟通协调能力，较强的科研能力，熟练的英语阅读及写作能力。

**2. 岗位职责**

（1）科研管理与培训

1）协助护士长制订和实施本科室护理科研工作计划，做好统计及总结。

2）协助护士长成立专科护理科研小组并做好小组运行管理。

3）收集并报送科室科研课题、成果、获奖、论文发表与交流、新技术、学术任职等资料。

4）协助组织本科室护理科研相关培训。

5）协助护理部科研管理及开展科研活动。

（2）科研咨询与指导

1）凝练科研问题及方向，指导科研立项、研究、开展与实施，专利申报，成果转化及科技奖申报等。

2）指导论文撰写与投稿。

3）收集和传达科研相关资讯，定期汇报本专业科研进展。

（3）科研项目管理

1）指导本科室护理人员撰写科研标书，组织申报各级各类课题。

2）指导本科室护理科研项目开展与实施，做好科研质量控制及数据分析。

3）指导本科室护理人员将科研成果转化应用于临床实践。

### （四）清洗护士岗位说明书

**1. 任职资格**

（1）具有清洗、消毒相关理论基础及专业技能,大专以上学历,注册护士,具有1年消毒供应中心工作经验,身体健康,有较强的责任心和工作热情。

（2）通过各类物品清洗、消毒知识和技能以及清洗设备操作规程的培训,考核合格后方可上岗。

（3）具有消毒隔离和职业防护的基础知识,知晓医务人员职业暴露处理与报告流程。

**2. 岗位职责**

（1）负责医疗器械、器具和物品的清洗消毒工作。

（2）严格执行不同物品清洗流程,严格执行消毒隔离制度和职业防护制度。

（3）严格执行各种设备的操作规程,做好设备维护和保养,设备故障时及时报修或告知护士长。

（4）负责清洗剂、消毒剂的配制和浓度监测,做好医院感染监控工作和记录。

（5）负责岗位耗材清点,及时申领,保证岗位使用;定期清点清洗用具及物资,有误时及时汇报。

（6）发现物品清洗过程中存在质量问题时,及时反馈给质控护士,参与质量分析,提出整改措施,不断完善清洗流程,提高清洗质量。

（7）做好各组、各工作区域之间的协调与联系,指导本岗位普工的工作。

### （五）检查包装护士岗位说明书

**1. 任职资格**

（1）具有大专以上学历,注册护士,在消毒供应中心工作1年以上,具有良好的团队合作精神和责任心。

（2）通过消毒供应中心包装技术岗位知识和技能培训,能识别手术器械名称、用途,掌握物品装配的操作技术和质量检查标准。

（3）具有一定沟通协调能力和物资管理意识。

**2. 岗位职责**

（1）负责医疗器械、器具、物品、布类及敷料的检查、装配及包装工作。

（2）严格执行包装工作流程、双人核查制度。

（3）严格执行各种设备的操作规程。做好设备维护和保养,设备故障时及时报修或告知护士长。

（4）负责岗位耗材清点,及时申领,保证使用;定期清点包装用具及设施,有误时及时汇报。

（5）严格执行消毒隔离制度,做好医院感染监控工作并记录。

（6）做好各组、各工作区域之间的协调与联系,指导本岗位普工工作,完成护士长临时指派的工作任务。

**（六）灭菌护士岗位说明书**

**1. 任职资格**

（1）具有大专以上学历,注册护士,通过相关部门组织的特种设备知识与技能培训,并考核合格,持有特种设备上岗证后方可上岗。

（2）具有良好的身体素质和心理素质、较强的工作责任心和积极的工作态度,具有一定的安全意识和法律意识。

（3）具有相关的消毒管理、职业道德、医院感染防控及法律法规等方面知识。

**2. 岗位职责**

（1）负责所有灭菌器械、器具、物品、布类及敷料的装载及灭菌工作,认真执行操作规程,确保灭菌质量。

（2）严格执行灭菌器操作规程。注意安全,防止烫伤;做好灭菌物品监测工作并记录。

（3）做好设备维护和保养,设备故障时及时报修或告知护士长。熟悉停电、停水、停气等各项应急预案。

（4）严格执行查对制度、物品装载原则,方便发放。严格执行消毒隔离制度。

（5）熟悉灭菌失败处理流程和生物监测阳性召回流程。

（6）负责岗位耗材清点,及时申领,保证使用;定期清点灭菌用具及设备,有误时及时汇报。

（7）做好各组、各工作区域之间的协调与联系,指导本岗位普工工作。

**（七）发放护士岗位说明书**

**1. 任职要求**

（1）具有大专以上学历,注册护士,从事本专业工作1年及以上,同时具有一定消毒供应专业理论基础和专业技能。

（2）通过物品发放岗位知识和技能的培训,考核合格后方可上岗。

（3）熟练掌握消毒、灭菌后医疗器械、器具及物品的存储和发放流程,保证临床科室无菌物品的及时供应。

（4）工作积极主动,具有一定的沟通、协调能力。

**2. 岗位职责**

（1）负责医疗器械、器具、物品、布类及敷料的发放工作,严格执行无菌物品发放查对制度,确保发放无菌物品的有效性和可追溯性,并遵循先进先出原则。

（2）负责存放间物品的管理。每天进行灭菌物品基数交接、清点工作,注意无过期或近期物品;物品放置规范、有序;库存物品能保证临床使用。

（3）严格进行无菌物品质量评价,做好发放物品相关记录,及时发现问题并运用科学的分析方法进行改善。

（4）严格执行消毒隔离制度,负责空气培养取样。

（5）严格执行灭菌器操作规程。注意安全,防止烫伤。做好设备维护和保养,设备故障时及时报修或告知护士长。

（6）负责岗位耗材清点,及时申领,保证岗位使用。

（7）做好各组、各工作区域之间的协调与联系;指导下送工人的工作。

### 三、职业规划

#### （一）职业规划的步骤

个人职业生涯规划一般来说需要 5 个步骤,包括职业自我综合评估与职业定位、职业生涯机会评估、职业生涯目标的设定、职业生涯策略的制订、职业生涯规划的调整。

1. **职业自我综合评估与职业定位**　通过对自我、自我目标、环境和状况进行综合分析和鉴定,员工能够更好地选择他们的职业道路,确定职业目标。可采用帕森斯的人职匹配理论,首先对自我进行分析,评价个体的生理和心理特征,剖析自己的身体状况、能力倾向、兴趣爱好、气质与性格等方面的情况;然后了解不同职业工作的要求、成功要素、优缺点、发展前景和机会;最后进行人职匹配,确定符合自己特点又可能获得的职业。

2. **职业生涯机会评估**　主要是指分析内外环境因素对自己职业发展的影响,着重分析环境的特点、发展及变化情况,个人与环境的关系、环境中个人所处的位置、环境对个人的要求以及环境中对自己有利和不利的因素等,根据自己的兴趣、爱好与特长,考虑自己的性格、气质与能力等特征是否适合这样的环境发展,对职业发展中的各种机会进行评估。其中,最著名的评估工具为 SWOT 分析法。SWOT 分别表示优势、劣势、机会和威胁。优势是指自己出色的方面,尤其是与竞争对手相比所具有的优势,如语言表达能力强、身体素质佳等;劣势是指与竞争对手相比处于落后的方面,包括自身素质与工作需求标准之间的差距,自身与其他工作者之间的差距;机会是指有利于职业选择和职业发展的一些机会,如新岗位的设置,高一级职位的补缺等;威胁是指存在潜在危险的方面,如同期竞争人员多,所在企业走向衰落等。一般来说,优势和劣势属于个人本身,而机会和威胁则来源于外部环境(包括组织环境和社会环境)。

3. **职业生涯目标的设定**　目标的确定是职业发展的关键,目标的选择应该以自己的最佳才能、最优性格、最大兴趣、最有利的环境等条件为依据。目标的设定包括 5 个步骤:第 1 步,自我分析找出自己的特点;第 2 步,对内外环境进行分析并确定自己的位置;第 3 步,确定职业和发展路线;第 4 步,确定职业目标并写出具体目标；第 5 步，制订相应的行动计划和落实措施，包括长期计划如 10 年计划，中期计划如 5 年计划、3 年计划，短期计划如年度计划等。

**4. 职业生涯策略的制订**　职业生涯策略是指为争取职业生涯目标的实现所采取的各种行动和措施。比如为达到工作目标、提高工作效率计划采取的措施；为提高业务能力计划采取的措施；都必须有具体的计划和措施，要具体、明确以便定期检查落实情况。

**5. 职业生涯规划的调整**　由于自身及外部环境、条件的不断变化，职业生涯规划也要随着时间的推移而变化。在经过一段时间的工作后，可能会发现最初制订的职业定位和方向并不适合自己，职业目标设置不合理，这时就可以总结经验教训，重新评估职业生涯规划，修正对自我的认知，纠正最终职业目标与分阶段职业目标的偏差。职业生涯规划调整的内容主要包括职业的重新选择、职业生涯路线的选择、职业生涯目标的修订、实施策略计划的变更等。

## （二）护士职业规划发展方向

当前，护士发展方向主要有护理管理、护理科研、护理专科、护理教育、护理康复 5 大方向。

## （三）消毒供应中心职业规划制订

采用 SWOT 分析法，对消毒供应中心护士自身的优势和劣势、面临的机会和威胁进行剖析，使护士对自己的护理职业做出科学、合理的规划，从而在护理工作中发扬优点、规避缺点，为职业发展规划提供方向。

**1. 职业规划教育**　是让护士明白制订职业规划的必要性和重要性，清楚职业规划的方法，根据护理岗位说明书中对各层级护理岗位的职责、任职要求以及工作质量标准，结合个人具体情况科学、合理制订个人职业规划。

**2. 制订职业规划表**　包括个人基本情况（姓名、性别、出生日期）、自我认知（优势、劣势、机会、威胁）、职业认知（职业兴趣、发展方向及职业目标）和职业规划内容与评价等。

**3. 职业规划内容**　包括学历、职称、专业水平、带教能力、科研能力及其他能力的提升。

（1）学历提升具体目标：主要包括获得更高层次学历入学资格，通过规定的考试科目，完成实习、毕业论文撰写和答辩后按时获得更高层次的学历。

（2）职称提升具体目标：主要包括通过职称理论考试、论文撰写及投稿、专利撰写及申请、参编书籍等，按时达到职称晋升条件。

（3）专业水平提高具体目标：主要包括完成护士长安排的临床工作，具备消毒供应基础知识和岗位操作能力，能承担精密、贵重器械的处理和新业务、新技术的开展。同时能够独立、准确评估、判断、处理本专业相关问题，灵活运用消毒灭菌知识对器械处理的缺陷问题进行分析、改进,能指导护士进行操作实践等,达到专科、专业护士水平。

(4)带教能力的提升具体目标:主要包括主动观摩带教,增强带教意识,愿意协助带教;承担部分临床带教工作,有良好的沟通协调、语言及文字表达能力;独立担当带教工作,有较强的教学能力,教学满意度≥90%,达到护理教育工作者要求。

(5)科研能力提升的具体目标:主要包括主动参与科室科研,培养科研意识,发表护理论文;承担科室科研工作,撰写护理标书,申报护理专利;有较强的科研能力,申请护理新技术,申报科研项目,发表SCI论文等,达到科研护士标准。

(6)其他能力的具体目标:主要包括获得专科护士培训资格证、心理咨询师培训证、健康管理师资格证、教师资格证等,根据自己的喜好自行规划。

**(四)职业规划的实施**

确定了职业规划具体目标后,行动变成了关键的环节。在计划实施过程中,科室应该提供支持和帮助,由护士长监督和指导计划的实施。个别护士因为第一个年度目标没有实现,而出现消极情绪,这个时候护士长要带领护士仔细分析,找出计划失败的原因并制订改善措施,持续改进。规划到期后,要总结个人规划在实施过程中的心得体会,并开始制订职业生涯中下一个周期的规划;肯定取得的成绩,改进不足之处。

(陈燕华　易良英　雍亭亭)

# 第二节　分层培训

## 一、分层培训的背景

《全国护理事业发展规划(2021—2025年)》中明确了要建立符合护理工作特点的护士分层级管理制度,建立以岗位需求为导向、以岗位胜任力为核心的护士培训制度。加强临床护士"三基三严"培训,坚持立足岗位、分类施策,切实提升护士临床护理服务能力。加强新入职护士和护理管理人员培训。科学合理安排护士培训,减少重复性、负担性安排,缓解护士工学矛盾。以护士临床护理服务能力和专业技术水平为主要指标,结合其工作年限、职称和学历等,对护士进行合理分层。此外,《三级医院评审标准(2022年版)》及其实施细则明确了护理人员分级管理和培训要求。

## 二、消毒供应中心护士分层管理

1. **级数确定及各层级比例**　按照护理部统一的护士层级设定原则,根据护士的学历、职称、年资及业务能力将其分为试用期护士（CN0）、初级护士（CN1）、适任护士（CN2）、专业护士（CN3）及护理专家（CN4），其中初级护士分为 A、B 两级，适任护士、专业护士及护理专家又分为 A、B、C 三级，根据不同层级，赋予护士不同的权利和责任。消毒供应中心护士共分为 5 层 12 级。按照医院实行定岗定级的护理人力管理（表 2-2-1），并与绩效关联，护理部与医院运营管理部经过测算，对各层级的比例进行确定，消毒供应中心据此进行科室人员的调整配齐工作。

表 2-2-1　科室护理人员各层级及其比例

| 层级 | CN0 | CN1 | CN2 | CN3 | CN4 | 合计 |
|------|-----|-----|-----|-----|-----|------|
| 占比 | 9% | 25% | 45% | 20% | 1% | 100% |

**2. 各层级护士的任职资格及岗位职责**

（1）任职资格：包括基本要求（学历、执业资格、工作年限、职称等）、基本素质要求、知识要求、能力要求 4 个方面。①基本要求：护理 / 助产专业大专及以上学历，注册护士。从事特殊护理岗位者应具备相应准入资格，从事本专业工作 1 年及以上。②基本素质要求：具有慎独精神，身心健康，具备良好的医德医风、良好的团队合作精神，遵循用心、诚信、平等、创新的护理理念。③知识要求：掌握消毒供应专业基础知识和技术。④能力要求：具备基本操作能力、沟通交流和协调能力。⑤经科室的考核认证合格。各层级护士的其他任职资格应具备相关要求（表 2-2-2）。根据医院护士准入制度，CN0 为新入职 1 年内的护士，包括试用期内，故表内不做描述。

表 2-2-2　消毒供应中心护士的任职资格

| 层级 | CN1 | CN2 | CN3 | CN4 |
|------|-----|-----|-----|-----|
| 职称 | 无职称 | 护师及以上职称 | 主管护师 | 副主任护师及以上职称 |
| 工作年限 | 从事本专业工作 ≥1 年 | 大专或本科毕业担任 CN1≥3 年，硕士毕业者担任 CN1≥1 年 | 担任 CN2≥5 年，硕士毕业者担任 CN2≥2 年 | 担任 CN3≥5 年，硕士毕业者担任 CN3≥4 年 |
| 基本素质要求 | 具有初步的教学和科研意识 | 教学意识强，具有初步的科研及管理意识 | 具有较强的教学、科研和管理意识 | 具有指导本专业临床、教学和科研的意识 |

续表

| 层级 | CN1 | CN2 | CN3 | CN4 |
|---|---|---|---|---|
| 知识要求 | 掌握消毒供应基本理论与技能,熟悉专科理论知识、操作技术;了解相关人文学科知识及法律法规 | 掌握消毒灭菌专业理论、操作规程,熟悉精密、贵重器械的处置流程;熟悉科室管理及科研相关理论知识与方法;熟悉消毒灭菌相关法律法规;了解国内本专业护理发展动态 | 掌握较系统的消毒灭菌专业知识及操作技术;熟悉临床带教与科研相关理论知识与方法;熟悉护理管理的基础理论和质量控制方法 | 精通消毒供应知识及操作技术;掌握护理科研及教学相关知识;具有较丰富的专业管理知识;熟知国内外本专业护理发展动态 |
| 能力要求 | 具备消毒供应岗位基本操作能力;能参与教学 | 具备处理专科特殊器械的能力;能参与教学计划的制订和实施;能参与质量控制;具备一定的科研能力 | 具备丰富的专业理论知识及较强的实践操作能力;具有较好的临床带教能力;具有一定科研能力;具有良好的计划和组织能力 | 具备专科器械及精密、贵重器械处理能力、临床带教和科研能力强,具有较强的管理能力 |

（2）岗位职责:包括临床护理、护理教学、护理科研和护理管理4方面内容。①CN0:在上级护士指导下按照各岗位护士工作职责、本专业基本操作流程完成普通医疗器械、器具及物品的清洗、消毒、灭菌工作及核查岗位工作。②CN1:按照岗位操作流程、技术操作规范完成普通及专科器械、器具及物品的处理;在上级护士指导下参与完成精密、特殊、贵重器械的处置工作;按要求做好清洗、消毒、灭菌质量的监测与记录。③CN2:熟练掌握并完成新、精密、特殊、贵重器械的处置工作;完成护士长安排的科研工作;参与科室质量控制工作;指导普工工作。④CN3:协助护士长完成科室质控,对工作中出现的质量问题进行主持讨论;了解本专业国内外发展动态,提供本专业领域发展的建议;指导CN1、CN2护士进行岗位操作实践,指导普工工作;负责或参与开展护理科研及新技术、新业务,总结经验,撰写论文;指导CN1、CN2护士进行护理科研;协助护士长进行科室管理;参与修订本专科操作规程及相关规章制度等。⑤CN4:指导本专业精密、贵重器械的处理;主持护理查房和案例讨论;主持和指导科研及新业务、新技术,撰写论文;主持并参与护理科研项目申报及

科研实施；组织本专业学术活动；主持护理质量与安全管理小组会议。

**3. 层级动态管理**　各层级护理人员实施进阶动态管理，达到规定级别、年限、能力，完成规定培训后方可申请进阶。个人提出进阶申请，填写进阶申请表，所在科室管理小组考核本层级是否合格（填写层级考核表），科室管理小组进行资格审核和认证（签署意见），将合格者提交给护理质量与安全管理委员会进行最终评审，通过后完成层级进阶。考核与申请时间为每年6月左右，晋升后层级认定起始时间为7月。

（1）进阶条件：申请进阶者须达到以下所有要求。①完成科室规定的本层级培训计划，并考核合格；②按层级工作质量标准及所承担岗位的工作质量标准考核合格；③达到所选层级岗位说明书中的任职资格要求；④达到规定晋级的任职整年数；⑤每年完成《继续教育学分管理办法》中所规定的学分；⑥任现职期间每年度参与护理部及科室考核并合格；⑦所在科室管理小组认证合格。

（2）降级情况：出现以下情况之一者延迟晋级或予以降级。①进阶考核为基本合格者，延迟晋级一年；②本层级考核不合格者，降一级；③因发生护理不良事件或医疗纠纷对医院造成严重经济损失及负面影响者，降一级；④继续教育学分考核一年不合格者，层级认定延后一年，累计递增。

### 三、基于岗位胜任力的分层培训

**1. 消毒供应中心护士分层培训**　消毒供应中心护士分层培训与考核是严格按照护理部制订的《护士管理办法》《护士分层管理制度》《护理人员岗位培训及考核制度》《低年资护士培养办法》《护理人员在线考核制度》《专科护士管理制度》等的要求进行的，并对护士的层级进行动态管理。

**2. 基于洋葱模型的护士岗位胜任力模型培训体系**　消毒供应中心在护理部的培训、指导下开展基于洋葱模型的护士岗位胜任力模型培训体系，根据消毒供应专业特点，结合护理部的体系指标，通过德尔菲法形成了适用于消毒供应专业的培训框架，在此框架下设置了与各层级护士职业发展能力相匹配的培训课程，制订了培训计划，按照计划完成培训及考核。

1）岗位胜任力：是指在特定工作岗位、组织环境和文化氛围中有优异成绩者所具备的任何可以客观衡量的个人特质，指承担职务（职位）的资格与能力。

2）岗位胜任力模型：岗位胜任力的特质是通过胜任力模型表现出来的，包括冰山模型和洋葱模型。洋葱模型是在冰山模型的基础上演变而来的。洋葱模型是岗位胜任力中的一个经典模型，它将胜任力分为3层，是把胜任素质由内到外概括为层层包裹的结构。洋葱模型的表层，即知识与技能，是护士岗位胜任力所要具备的基本要求，该层容易被了解和测量，可以通过培训提升，但不能区分绩优者与一般者；中间层，即能力，是区分优秀护理人员的潜在特征；核心层，即职业素养，是最里层的胜任特征，是人内在的、难以测量的部分，最难改变和发掘，但它们是鉴别表现优异者与平平者的决定因素。越向外层，越易于培养和评价；越向内层，越难以评价和习得。该模型可以为妇幼专科医院护理人员的培训体系设置、考核标准制订及岗位的层级进阶管理提供理论依据。消毒供应中心根据专科特点在该模型的总体框架下，根据各层级护士特点，建立了适合消毒供应中心护士的培训体系，培养具有较高专业水平及熟练技能，同时拥有较强能力和良好的职业素养的消毒供应护理人才。

3）消毒供应中心岗位胜任力培训体系：包括一级指标 4 个、二级指标 18 个和三级指标 27~35 个（表 2-2-3）。

表 2-2-3　基于洋葱模型的消毒供应中心岗位胜任力培训体系

| 模型分层 | 一级指标 | 二级指标 | 三级指标 |
|---|---|---|---|
| 表层 | 知识 | 基础知识与基本理论 | CN0 有 27 个 |
| | | 专科知识 | CN1 有 29 个 |
| | | | CN2 有 33 个 |
| | | 专业相关知识 | CN3 有 35 个 |
| | | 急救与应急 | 各层级在每个二级指标下各有不同，体现知识、技能、能力和职业素养的不同要求及层次递进（暂不罗列） |
| | | 规章制度 | |
| | | 医院感染防控 | |
| | | 管理知识 | |
| | | 护理教育 | |
| | | 护理科研 | |
| | 技能 | 操作技能 | |
| | | 急救技能 | |
| 中间层 | 能力 | 专业实践能力 | |
| | | 临床思维能力 | |
| | | 沟通协调能力 | |
| | | 职业发展能力 | |
| 核心层 | 职业素养 | 职业形象 | |
| | | 职业情感 | |

**3. 分层培训计划**　消毒供应中心护士的岗位是严格按照护理部层级管理，根据科室工作量、人员专业能力、工作年限、职称及学历进行设置的。岗位胜任力培训基于护士层级管理，不同层级护士需要达到不同的培训目标，而培训目标的实现，是通过基于知识、技能、能力、职业素养的系统培训，不同层级所涉及的内容不尽相同。下面介绍按照洋葱模型的培训框架制订的培训计划（以 CN1 为例）。

（1）CN1（初级护士）培训目标

1）知识目标：①熟悉国家卫生行业标准《医院消毒供应中心 第 1 部分：管理规范》《医院消毒供应中心 第 2 部分：清洗消毒及灭菌技术操作规范》《医院消毒供应中心 第 3 部分：清洗消毒及灭菌效果监测标准》的内容，掌握水质及清洗剂相关基础知识；②掌握消毒、包装和灭菌的基础理论知识；③熟悉专用设备的用途和性能；④掌握垃圾分类及处理；⑤掌握科室规章制度。

2）技能目标：①掌握器械处理十大流程的各项操作；②能正确使用各类设备，并能对其进行基本的维护、保养；③能正确使用消毒供应追溯系统中每个环节的基本功能。

3）能力目标：①具备处理普通器械的能力；②具备基本办公软件使用的能力；③具备主动学习的能力，深入学习消毒灭菌的理论知识；④能参与教学活动；⑤具备查阅文献及文献阅读的能力。

4）素养目标：①具备良好的护士职业形象；②具有慎独精神；③尊重领导、同事，有助人为乐的良好精神。

（2）CN1（初级护士）培训计划见表 2-2-4。

表2-2-4　CN1护士分层培训计划

| 一级指标 | 二级指标 | 三级指标 | 培训具体内容 | 培训方式 |
|---|---|---|---|---|
| 知识 | 基础知识与基本理论 | 清洗、消毒、灭菌基础知识 | 碱性清洗剂、酶清洗剂的化学作用 | 讲解 |
| | 专科知识 | 器械、物品处理及设备知识 | 水处理设备构造和功能 | 讲解 |
| | 专业相关知识 | 英语 | 灭菌参数中的英语 | 讲解 |
| | 急救与应急 | 应急预案 | 生物监测阳性应急预案 | 讲解＋情景演练 |
| | 规章制度 | 护理人员岗位职责 | 初级护士岗位说明书 | 自学＋答疑 |
| | 医院感染防控 | 职业防护 | 标准职业防护 | 讲解 |

续表

| 一级指标 | 二级指标 | 三级指标 | 培训具体内容 | 培训方式 |
|---|---|---|---|---|
| 技能 | 操作技能 | 专科操作 | 特殊感染器械处理 | 情景演练 |
| | 急救技能 | 急救技术 | 心肺复苏 | 以考代培 |
| 能力 | 专业实践能力 | 特殊器械处理 | 软式内镜处理要点 | 示范 |
| | 临床思维能力 | 系统思维能力 | 麻醉科纤维支气管镜<br>业务查房 | 讲解 |
| | 沟通协调能力 | 非暴力沟通 | 临床沟通技巧 | 讲解＋情景模拟 |
| | 职业发展能力 | 确立职业目标 | 消毒供应职业愿景规划 | 座谈会 |
| 职业素养 | 职业形象 | 形象、礼仪 | 消毒供应中心护士的礼仪要求 | 讲解示范 |
| | 职业情感 | 职业责任感 | 如何做到慎独 | CN3 护士分享 |

**4. 分层培训实施和考核**

（1）培训手册及其应用：使用护理部统一制订的 CN0~CN3 分层培训手册，对 1~3 年级护士使用专门制订的低年资护士工作手册和相对应的导师手册。按照护理部的统一规范要求对手册的各项进行填写。保证分层培训的内容按要求落实。

1）分层培训手册：各层级独立成册，由科室总带教老师或者分管教学培训的副护士长负责具体实施执行及书写，护士长进行日常督导，科护士长和护理部定期进行检查、指导。该手册主要用于记录和分析全科室各层级护士的培训情况，便于护士长全面掌握培训实施情况。手册内容包括护理人员岗位培训及考核制度、护理人员层级培训与进阶考核要求、护士情况一览表、培训计划、护士培训实施记录、培训分析小结、日常考核记录、考核分析总结、个人成绩半年汇总、年度培训 / 考核汇总、年度培训 / 考核总结分析。

2）1~3 年级护士工作手册：手册由低年资护士根据培训内容进行书写、记录，导师对书写内容及规范性进行指导，护士长定期对培训计划的完成度、知识掌握程度以及手册书写的规范性进行督查。手册内容包括护士 3 年规划、低年资护士培养办法、低年资护士培训计划、操作量化登记表、月培训小结、被抽查考核记录、学习记录、英语学习记录、阶段性考核结果总结（一季度、半年、三季度）、年度工作总结，综合考核评分表。

3）1~3年级护士导师工作手册：每一名低年资护士对应一位导师进行培训指导，将培训计划的内容具体到每一周，对知识进行分解式学习，以保证培训质量。导师需要对专业知识和技能进行培训，同时帮助低年资护士制订3年职业规划，督促其按时间节点完成3年规划内容，并对低年资护士的职业发展提供意见和建议。除此以外，导师还需要关注低年资护士的思想动态、生活及工作情况。无特殊情况3年内导师不更换，以保证计划的落实及工作的连续性。手册内容包括护士3年规划、低年资护士培养办法、低年资护士培训计划、理论培训及考核记录、操作培训及考核记录、小讲课和护理查房等考核评分、阶段性考核结果及总结分析、综合考核结果，另附综合考核评分表。

（2）培训实施方法：严格按照培训计划进行具体实施，根据不同层级人员需要掌握的知识，采用灵活、参与度高的培训方法是保证培训质量的一个关键。消毒供应中心的知识、技能均是围绕对可重复使用的器械、器具的处理而开展的，重点以专业为指导思想，运用常规的基础理论讲授、技能演示及其他与各层级护士职业能力发展相符的培训方式，常用的有小讲课、护理查房、情景演练、制度解读、参与教学活动等，每一种方式都能够根据护士层级不同而又有不同的应用。例如，情景演练的培训方式，针对CN0、CN1的低年资护士，可以用撰写演练脚本和参与扮演其中角色的方式，在此过程中将培训内容进行梳理学习，从而达到掌握理论知识的目的，同时锻炼协作能力；针对CN2、CN3的护士，可以采用设计演练流程、完整组织及实施情景演练的方式，达到训练知识灵活使用的目的，也能培训高年资护士的组织协调能力。采用恰当的培训方式能激发护士学习的兴趣。

（3）考核：科室在护理部统一的考核要求下，根据实际情况优化考核方式，进行日常考核与阶段性考核。

1）考核方式：①理论考核，采用抽查、试卷笔试、在线考试等。②操作考核，采用日常抽查、操作考试等。③教学能力，采用课件制作、授课效果评价，学生评教及满意度调查等。④专业实践能力，采用日常抽查岗位实践、护理查房等。⑤协调沟通能力，采用临床反馈、协作评分等。⑥职业发展能力，可通过制订3年职业发展规划，评估职业规划内容是否按时间节点完成进行考核。

2）考核频率：①对于一级指标的考核做到CN0每个月1次，CN1每季度1次，CN2、CN3每半年1次。②教学副护士长及总带教老师对各层级护士的抽查考核做到CN0每月1次，CN1每季度1次，CN2、CN3每半年1次。对CN0、CN1护士的考核可根据实际考核情况，增加考核次数，主要目的是让其对考核内容掌握得更牢固。将所有的考核记录填写在培训手册上。③护士长对总带教老师及分层培训工作每个月至少检查1次，并记录在护士长分层培训督查表中。

3）考核要求：①考核内容应与计划吻合。②制订各项考核内容的评分细则,包括理论和操作,让抽考老师有标准可依,考核结果具有科学性和可比性。③对科室内部的基础理论及专科理论培训,培训人须准备测试题,用于培训前、后测试,便于了解培训效果。④护士长根据培训及考核频率,进行培训及考核的分析、总结,便于不断持续改进培训方式及考核方式,让各层级护士通过培训能真正达到所对应层级的知识及能力要求。

(潘 薇 易良英 雍亭亭)

# 第三节 绩 效 考 核

## 一、护理绩效考核概述

护理绩效考核是依据一定的标准对护理人员的绩效进行检查、测量和评价。实行护理人员绩效考核,可以使各级护理人员清楚自己的岗位职责、工作内容,增强护理人员的责任心,以创造更好的工作业绩。同时护理人员也能够知晓医院的总体目标,通过绩效考核了解自身的不足之处,明确自己未来努力的方向。管理者在对护士进行绩效考核时,应结合护理工作特点制订恰当的绩效评价指标,正确地运用激励和奖惩机制。

## 二、护理绩效的组织架构

以护理部作为全院护理系统的薪酬分配执行主体,形成医院—护理部—护理科室—护理单元的管理构架。护理部与医院运营管理部共同负责全院护理单元的绩效管理,护理部负责考核科护士长,科护士长负责考核各护理单元护士长和副护士长,护士长组织考核所属护理单元的护理人员。护理管理人员的绩效由运营管理部核算,一线人员绩效的70%由运营管理部根据个人绩效系数计算,其余30%由各护理单元护理绩效管理小组根据当月绩效考核情况进行二次分配。各科室在护理部绩效分配原则指导下制订科室二次分配细则及绩效考核细则,交护理部和医院运营管理部留存备查;绩效考核细则、分配原则须让员工知晓,绩效考核结果须告知护理人员。

## 三、护理绩效改革的目标

为了贯彻国家对公立医院绩效改革的精神,同时从根本上提高护理队伍的整体参与感,更好地发挥其主观能动作用,促进护理学科临床、教学和科研的协调发展,更好地体现岗位薪酬的公平性而实施医院独立的护理绩效考评管理体系。

## 四、护士层级与绩效

根据医院护理人员分层管理制度,将护理人员分为临床护理岗位和护理管理岗位,临床护理岗位分为5层12级;护理管理岗位按职位、任职届数、职称等分层。

护理部和医院运营管理部根据工作负荷、责任风险、技术难度、工作环境等对护理单元进行定档、定级；根据护理人员岗位、职称、年资等制订其职业发展规划，进行人员定岗、定级。根据护理单元层级、人员层级和院龄等制订相应的系数，计算出护理人员的绩效系数；根据绩效考核结果，运营管理部和护士长计算护理人员的绩效，护士长绩效由运营管理部计算，护理部审核，运营管理部发放。

护理人员的层级变动每年调整一次。护理单元的层级变动每两年调整一次，科室根据运营管理部的相关制度要求提出申请，在全院护士长会议上进行汇报，并由所有护理管理人员、护理部质控人员等进行测评、打分，达到相应上一层级要求可升级。

1. **护理管理岗位人员的绩效**　根据组织部任命，核定护士长的护理单元层级、职务层级、院龄和职称，制订相应的系数，并核算护士长的总系数。科护士长对护士长进行月绩效考核，护理部和运营管理部共同审核、发放护士长绩效。护士长（含科护士长）的绩效系数计算公式：护士长个人系数 = 护理单元系数 × 职务系数 ×（院龄系数 + 职称系数），注意职务系数不仅考虑了具体职务类别，如科护士长、正护士长、副护士长，还考虑其任职届数。

2. **临床护理岗位人员的绩效**　临床护理岗位人员的绩效与其层级、院龄和科室的层级与效益相关。绩效系数的计算公式：护理人员系数 = 护理单元系数 ×（人员层级系数 × 院龄系数 + 贡献系数），注意护理单元系数和院龄系数同护理管理人员，贡献系数是考虑刚卸任护士长对医院的贡献，参照相关政策，对卸任护士长增加贡献系数 0.5，有效期为一届。

个人绩效的 70% 由运营管理部根据每个人的绩效系数计算，不可调整；个人绩效的 30% 可由科室根据工作具体安排、绩效考核结果等进行调整，科室应在医院护理绩效二级分配指导原则的基础上制订科室的分配细则，每一项调整均须注明理由。护理部和运营管理部审核通过方能发放每月绩效。

**五、绩效考核的原则**

护理绩效考核应在公开、公平和公正的原则下，根据护理团队自身工作规律、管理特点，对护理人员进行定岗定级，制订以护理单元为主体，兼顾服务质量和数量，设计学科与人才战略的护理绩效考核方案。具体原则如下：

1. **客观公正**　严格按照考评的程序、方法、标准，以客观事实为依据，坚持求真务实、客观公正的原则。

2. **民主公开**　各层级进行民主考核，考核结果本人知晓，经护理质量管理委员会审核通过后报运营管理部。

3. **科学合理**　细化、量化各项考核指标，将绩效考核结果与绩效收入、职称晋升、学习进修、奖励评优等结合，充分体现多劳多得、优绩优酬，调动护理人员的工作积极性。

## 六、消毒供应中心绩效考核

**1. 目的**　规范消毒供应中心工作人员的绩效考评体系,充分调动工作人员工作的自主性、积极性和创造性,提高临床满意度。

**2. 绩效考核实施步骤**

(1)成立专门的绩效考核小组:消毒供应中心应建立专门负责绩效考核的工作小组,由2名护士长和3名高年资护士组成考核小组。根据消毒供应中心的实际工作情况来制订符合医院工作准则以及契合本科室具体情况的绩效考核方案,由绩效考核小组的成员以此为依据来考评员工的工作情况,根据考核结果得出每名工作人员的绩效分值,计算当月奖金。

(2)制订层级晋升方案:根据医院层级晋升方案制订消毒供应中心层级晋升方案,层级的划分按入科的年限、职称获得的时间进行评定,如工作表现突出、技术能力强,能承担上一级技术工作,经申请考核合格后晋升上一级,以调动工作人员的积极性。

**3. 绩效考核方法**

(1)建立消毒供应中心绩效考核指标和体系

1)按照工作区域岗位说明书和质量评价指标为依据确定绩效指标。分别为去污岗位、检查包装岗位、灭菌岗位和发放岗位建立考核标准,考核标准包括操作指引、质量要求、日常维护及设备故障处理等。具体考核内容见表2-3-1、表2-3-2、表2-3-3。

表2-3-1　去污区绩效考核评分表

| 考核项目 | | 检查内容 | 权重 | 扣分 |
|---|---|---|---|---|
| 组织管理 | 1 | 工作人员着装规范,严格执行标准防护,按要求穿戴防护用具 | 1 | |
| | 2 | 对洗涤用水有定期监测记录,各项指标符合要求 | 1 | |
| | 3 | 遵守各仪器操作规程,按要求完成设备日常维护、保养并及时、准确登记 | 1 | |
| | 4 | 本区工作人员熟悉去污区相关制度及工作流程 | 0.5 | |
| | 5 | 各种清洗剂、消毒剂专人配制、监测,符合要求 | 1 | |
| 环境与物资管理 | 6 | 地面、各操作台面、清洗池、设备表面清洁 | 0.5 | |
| | 7 | 车辆、置物架定点放置 | 0.5 | |
| | 8 | 物资按计划申领、专人管理、规范存放,有定期清点记录 | 1 | |

续表

| 考核项目 | 检查内容 | | | 权重 | 扣分 |
|---|---|---|---|---|---|
| 感染管理 | 9 | | 可重复使用器械用密闭容器封闭回收；车辆、容器清污标识清楚 | | 1 |
| | 10 | | 回收工具用后应清洗、消毒、干燥备用 | 1 | |
| | 11 | | 特殊污染物品标识清楚，有专门处理流程，符合要求、规范并有记录 | 1 | |
| | 12 | | 注明锐器盒的使用日期，按要求更换；注明消毒剂的开瓶日期 | 1 | |
| 操作流程管理 | 回收 | 13 | 回收专人专岗，有核查登记 | 1 | |
| | | 14 | 分类合理、处理规范 | 1 | |
| | | 15 | 按要求登记对外服务器械，数目相符 | 0.5 | |
| | 清洗 | 16 | 清洗方式选择得当，清洗流程正确 | 1 | |
| | | 17 | 刷洗操作应在水面下进行，防止产生气溶胶 | 1 | |
| | | 18 | 管腔器械应选择相应清洗工具并应用压力水枪冲洗 | 1 | |
| | | 19 | 机洗、装筐规范，选择程序合理，清洗记录完整 | 1 | |
| | 消毒、干燥 | 20 | 清洗后的器械、器具和物品应进行消毒处理 | 0.5 | |
| | | 21 | 消毒方法选择合理、有效 | 0.5 | |
| | | 22 | 干燥方法选择得当 | 1 | |
| | | 23 | 管腔器械应使用气枪或干燥箱进行干燥 | 1 | |
| 得分 | | | | | |

注：满分 100 分，单项得分 = 标准分 × 权重（标准分：好 =5 分；较好 =4 分；一般 =3 分；较差 =2 分；差 =1 分）

考核人：　　　　　　　　　　　考核时间：

| 存在问题 | 改进措施 | 效果 |
|---|---|---|
| | | |
| | | |
| | | |

表2-3-2　检查包装及灭菌区绩效考核评分表

| 考核项目 | | 检查内容 | 权重 | 扣分 |
|---|---|---|---|---|
| 组织管理 | 1 | 工作人员着装规范,符合手卫生标准 | 0.5 | |
| | 2 | 按质控标准定期自查并记录完善 | 0.5 | |
| | 4 | 差错事故、不良事件按要求汇报和记录 | 1 | |
| | 5 | 对外消毒服务器械包装流程规范 | 1 | |
| 环境与物资管理 | 6 | 检查包装及灭菌区空气、物品表面符合卫生学标准 | 0.5 | |
| | 7 | 操作台面、地面清洁,无水渍、异物,动态环境好 | 1 | |
| | 8 | 车辆、篮筐、置物架、容器清洁、干燥,放置位置规范 | 1 | |
| | 9 | 物资专人管理,按计划申领,无欠缺、积压 | 1 | |
| 专科业务管理 | 11 | 熟悉科室核心制度及操作流程 | 1 | |
| | 12 | 熟悉交接班制度,交班报告书写规范 | 1 | |
| | 13 | 器械与布类分室包装,无交叉 | 0.5 | |
| | 14 | 合理评估每日布类用量,正确发送 | 1 | |
| 操作流程管理 | 15 | 卸载清洗筐符合要求,动作轻柔,器械无混淆、损伤 | 1 | |
| | 16 | 使用目测、放大镜等,对物品进行清洗质量检查 | 1 | |
| | 17 | 器械性能检查规范、符合要求 | 1 | |
| | 18 | 器械保养符合要求,使用水溶性润滑油,特殊器械拆卸保养规范 | 1 | |
| | 19 | 严格执行双人查对,物品种类、规格、数目正确,无多件、少件 | 1 | |
| | 20 | 锋利尖端有合理保护,管道类物品盘旋直径适宜 | 1 | |
| | 21 | 纺织用物一用一洗,无破损、污渍,检查后使用 | 1 | |
| | 22 | 包内监测方法选择正确、放置规范;包外监测指示物长短适宜,粘贴牢固 | 1 | |
| | 23 | 包装材质、大小选择适宜,包装方法正确 | 1 | |
| | 24 | 清单执行正确、规范,无遗留和差错 | 1 | |

得分

注:满分100分,单项得分 = 标准分 × 权重(标准分:好 =5 分;较好 =4 分;一般 =3 分;较差 =2 分;差 =1 分)

| 考核人: | 考核时间: | |
|---|---|---|
| 存在问题 | 改进措施 | 效果 |
| | | |

表2-3-3　无菌物品存放区绩效考核评分表

| 考核项目 | | 检查内容 | 权重 | 扣分 |
|---|---|---|---|---|
| 环境与物资管理 | 1 | 工作人员着装规范,符合行业标准,注意手卫生,取放无菌物品前后应洗手 | 1 | |
| | 2 | 环境整洁、管理规范,符合卫生学要求。各种车辆清洁、干燥,定点放置 | 1 | |
| | 3 | 灭菌器表面清洁、干燥,无积尘,检修舱地面清洁、整齐 | 1 | |
| | 4 | 无菌物品管理符合制度要求,空气消毒登记齐全 | 2 | |
| | 5 | 各类无菌物品及消毒物品分类存放,标识清楚,保证及时供应 | 1 | |
| 灭菌器管理 | 6 | 设专人操作,取得国家相应执业资格证并在有效期内 | 1 | |
| | 7 | 做好日常维护与保养,各项记录按计划完成,登记及时、准确、无漏项 | 1 | |
| | 8 | 灭菌器各种资质符合国家相关标准,并有年检报告,在有效期内 | 1 | |
| 灭菌质量监测 | 9 | 无菌物品存放区物品无逆流,无菌物品一经发出,一律不得再回本区 | 1 | |
| | 10 | 检查一个压力蒸汽灭菌包的包外观、指示带、指示卡变色情况 | 0.5 | |
| | 11 | 检查一个环氧乙烷灭菌包的包外观、指示带、指示卡变色情况 | 0.5 | |
| | 12 | 检查一个等离子体灭菌包的包外观、指示带、指示卡变色情况 | 0.5 | |
| | 13 | 抽查一个灭菌物品的装载、卸载符合要求,无湿包,外标识符合要求 | 0.5 | |
| | 14 | 灭菌质量效果监测指标符合要求,专人管理,记录完整,资料齐全 | 3 | |
| 专科业务管理 | 15 | 本区工作人员熟悉灭菌流程、标准及相关核心制度 | 1 | |
| | 16 | 每日交接班,做好查对,无过期包、湿包及无灭菌标识的包发出 | 1 | |
| | 17 | 下送及时,管理规范,无欠物、漏收、漏送 | 1 | |

续表

| 考核项目 | | 检查内容 | 权重 | 扣分 |
|---|---|---|---|---|
| 专科业务管理 | 18 | 外单位消毒包处理流程符合协议要求 | 1 | |
| | 19 | 差错事故、异常事件按要求汇报和记录,临床科室无投诉,临床满意率达 90% 以上 | 1 | |
| 得分 | | | | |

注:满分 100 分,单项得分 = 标准分 × 权重(标准分:好 =5 分;较好 =4 分;一般 =3 分;较差 =2 分;差 =1 分)

| 考核人: | | 考核时间: | |
|---|---|---|---|
| 存在问题 | | 改进措施 | 效果 |
| | | | |

2)按照科室实际情况,除了完成岗位工作情况,还包括劳动纪律及仪表、质控、指导下级人员、医德医风、协作精神与参与管理、发生错误、相同错误再犯、专业技术掌握、核心制度掌握和继续教育 10 项考核项目。由于各项指标对工作的影响存在程度上的差异,因此,应给予每项考核项目不同的权重,反映各项指标相对应的重要指数。具体考核标准见表 2-3-4。

表 2-3-4　消毒供应中心护士绩效考核细则

| 年　　月 | | 姓名: | | |
|---|---|---|---|---|
| 项目 | 考核标准 | 分值 / 分 | 扣分 | 得分 |
| 完成岗位工作情况 | 去污岗位:个人防护规范;操作台、车辆、清洗槽清洁、消毒及时;消毒液、清洗剂标签完好、浓度符合要求;车辆、清洗筐等放置有序;器械、器具或物品检查、清点、分类规范,严格按照交接单进行清点;清洗、消毒、装载流程符合要求;物品录入及各种监测、记录及时、规范;设备操作正确,按规定进行维护、保养;对普工监督和指导及时;发现新入物品及时与科室沟通或告知护士长;清洗、消毒工作及时完成 | 15 | 1 项不合格扣 2 分 | |

续表

| 项目 | 考核标准 | 分值/分 | 扣分 | 得分 |
|------|---------|---------|------|------|
| 完成岗位工作情况 | 检查包装岗位：操作台、抽屉整洁；无多余标签、器械；消毒、灭菌物品装配质量符合要求；锐器保护和物品包装规范；不任意更改交接单；各种记录按规定执行；包装工作及时完成 | | 1项不合格扣2分 | |
| | 灭菌岗位：操作台、抽屉整洁；按要求进行监测；灭菌锅操作、装载、卸载正确；按规定进行设备维护、保养；各种记录及时、规范；灭菌工作及时完成 | | 1项不合格扣2分 | |
| | 发放岗位：发放车、传递柜内整洁；按要求做好发放登记；发放流程正确；物品交接及时，有误时认真查找；各种敷料包能满足临床需求；无过期或临近过期包；无未审核包发放到临床；物品发放及时 | | 1项不合格扣2分 | |
| | 岗位设施、设备故障时及时报修；报修后未修好及时向护士长或质控员反映 | | 1项不合格扣2分 | |
| 劳动纪律及仪表 | 凡上班无故迟到、早退者 | 10 | 第一次扣5分，第二次扣10分 | |
| | 无故旷工缺席者、私自调班者 | | 一次扣10分 | |
| | 二线人员凡值班当日不能联络者、休息人员不能联络者 | | 前者扣10分，后者扣5分 | |
| | 工作过程中聊与工作无关的话题 | | 发现一次扣5分，第二次扣10分 | |
| | 营造不和谐的工作氛围，上班期间发生辱骂他人、吵架或斗殴者 | | 扣10分 | |
| | 不服从医院或科室的工作安排，不请假外出，上班时间做与工作无关的私事（包括用手机上网） | | 扣10分 | |

续表

| 项目 | 考核标准 | 分值/分 | 扣分 | 得分 |
|---|---|---|---|---|
| 劳动纪律及仪表 | 不遵守科室规章制度 | | 扣5分 | |
| | 按科室要求规范着装；服装干净、整洁 | | 违反一次扣2分，第二次扣10分 | |
| 质控 | 科室每日质控检查出现的问题 | 10 | 扣2~5分 | |
| | 临床调查反映的一般问题 | | 扣2~5分 | |
| | 护理部质控检查，除按护理部规定进行处理外，每月质控单项检查低于95分者 | | 扣10分 | |
| 指导下级人员 | 督促普工操作，发现问题及时纠正及指导 | 5 | 违反扣5分 | |
| 相同错误再犯 | 针对质控检查出现的问题，第二次、第三次出现类似的问题 | 10 | 两次出现扣5分，三次出现相同错误扣10分，同时与年终考核挂钩 | |
| | 护理部质控检查，反复出现相同问题 | | 扣10分 | |
| 医德医风（临床投诉经查属实） | 反映服务态度冷、硬、推、拖，经调查属实者 | 10 | 第一次扣5分；第二次扣10分，同时当事人以书面形式写出原因及自我整改措施，并于2d内上交护士长；若第三次仍出现类似问题，年终医德考核不合格 | |

续表

| 项目 | 考核标准 | 分值/分 | 扣分 | 得分 |
|---|---|---|---|---|
| 医德医风<br>（临床投诉<br>经查属实） | 与临床人员或科室同事吵架者 | | 第一次扣10分，当事人以书面形式写出原因及自我整改措施，并于2d内上交护士长；第二次年终医德考核不合格 | |
| | 与临床人员或科室同事打架，且情节恶劣、影响极坏者 | | 扣10分，上报医院，由医院进行相关处理 | |
| | 凡被临床投诉者，包括电话投诉、临床调查收集到的配包错误、清洗质量缺陷，造成严重影响的 | | 扣10分 | |
| | 收受商业行贿、红包、回扣或贵重物品者，未及时上交，若1周内未退还本人或未上交者 | | 考核不及格，并按照医院相关规定处理 | |
| | 利用职务之便向供应商或厂家暗示、索要钱物者 | | 除如数退还外，考核不及格，并按照医院相关规定处理 | |
| 发生错误 | 因不严格执行查对制度所致不良事件者 | 10 | 扣10分 | |
| | 发生不良事件后隐报、瞒报者 | | 扣10分，年终考核不合格 | |
| | 未严格按照规定流程操作发生严重医院感染和安全事故者 | | 违反该项为不合格 | |

续表

| 项目 | 考核标准 | 分值/分 | 扣分 | 得分 |
|---|---|---|---|---|
| 协作精神与参与管理 | 护士具备良好的协作精神,每月在科室内进行民意调查(考核标准:很好4分、好3分、一般2分、较差1分、差0分) | 5 | 得分低于3分扣5分 | |
| | 积极参与科室管理,及时完成临时交办的管理工作 | | 违反1项扣5分 | |
| | 上交资料及时 | | 不准时扣5分 | |
| | 服从工作安排;接受工作指导并积极改进 | | 违反1项扣5分 | |
| | 团队意识强,团结同事,不搬弄是非;工作中积极主动 | | 违反1项扣5分 | |
| 专业技术掌握 | 熟练掌握消毒供应中心各项操作常规。按时完成业务学习和"三基"培训。消毒供应中心理论和技术操作考试达到90分以上,医院理论考试达到60分以上 | 10 | 不按时完成"三基"培训和业务学习者扣5分,理论和技术操作考试不达标者扣5分,补考不合格者扣10分 | |
| 核心制度掌握 | 熟练掌握10项核心制度,严格执行各项核心制度 | 10 | 1项不熟悉扣2分,未严格执行1次扣2分 | |
| 继续教育 | 5年内通过卫生专业技术资格考试;大专毕业者在5年内完成本科学习并取得学历证书;每年继续教育学分在25分以上 | 5 | 1项不合格即为考核不合格 | |
| 得分 | | | | |

考核说明:1.由管理小组每月进行考核。2.一年内平均分低于90分为考核不合格。

（2）绩效考核实施：制订绩效考核规则,确定考核对象、考核比例、考核时间、考核标准分值,然后制订考核目标、标准,定期进行考核。应用绩效考核对全体护士的工作绩效进行全面的考核,按照护理层级管理逐级进行,并与本人薪酬挂钩,纳入医院绩效管理体系。

（3）绩效考核评价指标：评价内容和方法必须具备可信度,消毒供应中心的工作人员在完成其工作时,首先应严格遵守国家相关法律法规及医院的各项规章制度,其次要自觉遵守相关工作流程和规范,每月由专门负责绩效考核工作的质量督导员及绩效考核小组组长进行检查、监督和考评,发现问题要及时落实责任追究制度,务必告知具体负责的个人,敦促其及时纠正自己的问题并给予一定的惩罚以示警告,而对于工作完成效果好的个人也要给予相应的奖赏。同时为每位护士建立一份档案,记录护士长每月对护士的工作质量的考核情况并结合各方面指标进行综合分析、评价。

（陈燕华　易良英　雍亭亭）

# 第三章 教 学 管 理

## 第一节 教学管理架构与制度

### 一、消毒供应中心教学管理架构

1. **教学岗位设置** 教学岗位的设置应符合消毒供应规模,根据承担的教学任务,科学、合理地设置教学岗位,教学岗位分为教学管理岗位和带教岗位。

2. **科室成立护理教育与教学管理小组** 管理小组在护理部教学管理办法的指导下,拟定、修订和审核科室护理教育与教学发展规划、年度工作计划、相关规章制度等。护理教育与教学管理小组负有监督科室护理教学开展的责任,并回顾科室护理教育与教学工作情况,确立科室护理教育与教学发展战略目标,指导科室完成各项继续教育与教学任务,引领继续教育与教学进行改革和创新。我院消毒供应中心教学管理组织架构如图3-1-1所示。

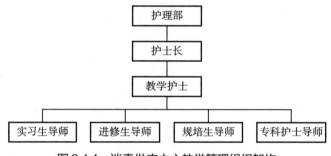

图3-1-1 消毒供应中心教学管理组织架构

3. **科室临床护理教学管理小组成员及各成员工作职责** 科室临床护理教学管理小组成员应根据消毒供应中心人员情况、教学岗位设置情况、临床护理教学任务量进行设定,建立科室教学管理体系,以便规范、有序、高效地开展护理教学工作,小组成员通常包括护士长、教学副护士长、总带教老师或护士长教学助理、教学组长等。

### 二、护理教学管理制度

护理教学管理制度是为了强化护理教学管理,稳定教学秩序,加强教学质控而制订的各类教学规章、制度、条例、规则、细则等,对科室教学工作及相关人员具有一定的约束力,是全科室护理人员在实施教学活动时必须遵守和执行的教学行为准则,可以保障教学的同质性及规范性,属于科室临床护理管理体系中非常重要的组成部分。消毒供应中心严格执行护理部相关教学制度和规范,如临床护理带教老师管理规范、各类教学活动开展规范、学生完成学习笔记及反思日记相关规范等。消毒供应中心需要在院级制度下制订科室相关的教学制度,从而保障教学活动在院、科两级的制度指引下顺利开展。

**1. 护理教学管理制度的制订原则** 护理教学管理制度的制订是为了规范和指导护理教学活动的开展,因此制订的护理教学管理制度应该基于教学活动的实施,而且应满足合规性、合理性、可行性、一致性的原则。

**2. 科室护理教学管理制度的实施** 为保障科室各项护理教学管理制度的全面实施与落实,护士长在教学管理工作中应建立一系列的制度实施保障机制。首先是组织对科室护理教学管理制度的学习与讨论,将院、科两级教学制度放进分层培训中的知识层面,合理安排学习频次,保障科室各级护理教学人员能够熟练掌握和知晓各项护理教学管理制度,并严格按照要求执行;其次护士长、总带教老师、岗位带教老师应该层层递进督查教学制度执行情况;另外,对于各项教学管理制度的实施,应纳入教学管理评价考核系统中,在对临床护理教学人员进行考核的过程中,将制度执行情况作为其中一项考核指标,督促制度的实施与落实。

**3. 科室护理教学管理制度的修订与完善** 为了适应临床护理教学的发展,应该定期对科室临床护理教学管理制度进行修订与完善。除了定期常规的制度梳理和修订之外,遇到以下情况应该及时对科室教学管理制度进行修订与完善:

(1)医疗机构或护理部相关的教学制度发生变化或有所调整时,应该及时完成科室相关教学制度的调整与修改,以适应新的教学方式及理念,避免出现上级制度与科室制度相矛盾或科室相关教学制度滞后的情况,影响教学工作的开展。

(2)科室护理教学管理相关制度在实施过程中遇到问题或流程执行不通畅的情况下,应该及时调整修改相关制度,以保障制度能起到相应的规范作用。

(3)科室护理教学工作中进行了一定的创新或引进了新的教学理念与教学模式或方法时,应及时在原有制度的基础上修订或重新建立新的制度来规范新的教学活动,避免创新的教学工作无章可循,不利于教学的创新。

**三、教学资料管理**

**1. 教学资料的组成** 教学资料包括科室完成临床教学工作中的所有文书、电子文档类文件、各类教学记录、教学成果等,具体包括教学相关文件和制度、科室教学师资情况、教学 PDCA 循环中所涉及的所有相关记录、各类教学表单、教学质控资料、教学资源库、教学成果记录等。

**2. 护理教学资料的管理**　教学资料的规范管理可以让临床教学管理工作更有序地开展，更有利于各项教学活动的实施。首先应该根据不同层次学生、不同批次对教学资料进行分类保存管理，建立教学资料电子文档库，对所有资料按照要求进行归档、保存，纸质的考核可以进行扫描后上传保存，保证电子版资料的完整性；另外注重对原始资料的保存，以便于后期的整理与查阅。完整、清晰的教学资料是教学工作开展的良好呈现，因此高质量的教学资料管理是护理教学管理中不可或缺的一部分。

（潘　薇　易良英　雍亭亭）

## 第二节　教　学　实　践

### 一、相关理论

建构主义理论是由皮亚杰于 20 世纪 60 年代提出的，该理论强调以学生为中心，强调学生对知识的主动探索，主动发现对所学知识意义的构建，学习是引导学生从原有经验出发，生长（建构起）新的经验。该理论认为知识不是通过教师传授得到的，而是学习者在一定的情境即社会文化背景下，借助其他人（包括教师和学习伙伴）的帮助，利用必要的学习资料，通过意义建构的方式而获得的。由于学习是在一定的情境即社会文化背景下，借助其他人的帮助即通过人际的协作活动而实现的意义建构过程，因此建构主义理论认为情境、协作、会话和意义建构是学习环境中的四大要素或四大属性。建构主义理论如图 3-2-1 所示。

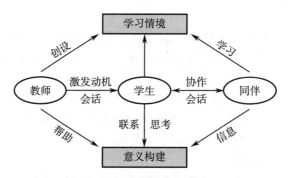

图 3-2-1　建构主义理论

运用 PDCA 循环模式可以很好地组织、梳理教学实践活动，按照教学计划（plan）、教学实施（do）、教学检查（check）、教学处理（action）的程序，有序实施教学实践并持续改进。

消毒供应中心建立了在建构主义抛锚式教学模式下以任务为驱动的消毒供应中心教学品牌。整个学习的过程中,学生在教师的帮助下,紧紧围绕一个共同的任务为中心,在强烈的问题动机的驱动下,通过对学习资源的积极、主动应用,进行自主探索和互动协作的学习,并在完成既定任务的同时引导学生产生学习实践活动。在这个过程中,学生带着真实的任务在探索中学习,不断地获得成就感,可以更大地激发他们的求知欲望,逐步形成一个感知 - 心智活动的良性循环,从而培养出独立探索、勇于开拓、积极进取的自学能力。

**二、教学计划**

1. **接收学生** 于入科前一周接收学生交接 SBAR 表(表 3-2-1),该表由实习小组组长在转科前一周到下一个轮转科室与带教老师或护士长取得联系并递交此表,由转入科室存档,带教老师可根据表中的交接内容初步了解每个学生的基本情况。

2. **学习需求评估** 填写学习需求评估调查表,个性化地评估学生学习需求,包括基本信息、性格特征、兴趣爱好、学习类型、已实习过的科室、对新科室的印象、新科室实习最大的挑战等信息。学习需求可使用 KWL 学习需求评估表,即我知道什么(what do I know, K)、我想学什么(what I want to learn, W)、我已经学会了什么(what have I learned, L)。学习风格可使用 Kolb 学习风格测试问卷,性格类型可使用 MBTI 性格测试问卷。由此了解学生的一般情况和性格、学习风格特点,同时清晰地了解学生掌握的知识以及现在迫切需要学习的新知识,为教学计划的制订提供依据。

3. **准备教学资源库** 梳理消毒供应专科知识点,制作理论知识授课课件,撰写授课教案,制作操作教学示范 SOP 及标准化操作演示视频。通过现代信息技术,将所有的学习资料通过二维码、教学 APP、云课堂等形式形成可移动学习资料库,便于学生利用碎片化时间完成在线学习、考核,同时也可以制作学习手册发放给学生,提供多种不同的获取知识的途径。教学资源库一旦建立,可持续使用,根据最新的专业动态进行资源更新,使不同批次学生所学的专业知识达到同质化。护士长组织教学团队成员根据品牌内涵制订以任务为驱动的教学 SOP 并编写情景任务,撰写以任务为驱动的教学相关教案,编写非标准化答案考试试题。结合护理部发布的教学 PDCA 程序进行教学实践活动。

4. **师资准备** 根据学生的数量及需求,有计划地对教学团队成员进行明确的教学分工,并提前做好接收学生的准备。现代临床教学的实施需要构建学习共同体的教学氛围,包括准备入科见面会、制作欢迎卡、欢迎相册、欢迎鲜花等方式,让学生感到受欢迎、被重视、有价值感。

表3-2-1 学生入科SBAR表

| 情况（situation, S） | | | | | | 背景（background, B） | | 评估（assessment, A） | 推荐（recommendation, R） |
|---|---|---|---|---|---|---|---|---|---|
| 姓名 | 学校 | 学历 | 联系电话 | 轮转科室 | 轮转时间 | 既往实习表现 | 请假情况 | 目前特殊情况 | 教学建议 |
| | | | | 转出科室：<br>带教老师： | 年 月 日<br>至<br>年 月 日 | 专业素养：<br>□优秀 □符合要求<br>□未达要求<br>学习能力：<br>□优秀 □符合要求<br>□未达要求<br>团队协作：<br>□优秀 □符合要求<br>□未达要求<br>沟通技能：<br>□优秀 □符合要求<br>□未达要求<br>基础知识：<br>□优秀 □符合要求<br>□未达要求<br>操作技能：<br>□优秀 □符合要求<br>□未达要求<br>整体护理：<br>□优秀 □符合要求<br>□未达要求<br>总体表现：<br>□优秀 □符合要求<br>□未达要求<br>其他：____ | 学生姓名：<br>请假科室：<br>请假：<br>共计___天 | （提出学生存在的突出问题或特殊问题） | □关注学生学习态度<br>□关注学生思想动态<br>□关注学生工作行为<br>□加强理论学习<br>□加强操作训练<br>其他：____ |
| | | | | 转入科室：<br>护士长：<br>带教老师：<br>联系电话： | 年 月 日<br>至<br>年 月 日 | | | | |

### 三、教学实施

1. **入科培训**　向学生介绍科室环境布局、专科特点及概况，介绍教学团队成员构成，解读相关的重要制度，为学生讲解教学资源库的使用方法以及教学流程的实施情况等，让学生充分了解学习的任务。

2. **制订教学计划**　根据学习需求评估、实习大纲要求、岗位胜任力目标及消毒供应专科特点制订教学计划。教学计划以临床路径（clinical pathway，CP）的形式呈现，临床路径具有计划性、目的性、时间明确性的特点。根据教学目标制订教学内容，教学内容根据不同的流程、环节设置，主要为去污区的器械回收、清洗相关知识，检查包装及灭菌区的器械包装、灭菌相关知识，无菌物品存放区关于无菌物品储存与发放的知识。根据计划制订教学进度表，保证教学计划有序进行。

3. **实施教学计划**　现代护理教育围绕"学生为主体、教师为主导"的教育理念开展教学工作，基于建构主义理论的教学方法较多，其核心思想是以学生主导参与、教师引导思考取代传统的教师讲授，从"老师想怎么教"转变为"学生想怎么学"，从"老师讲"转变为"学生说"，从"老师讲得多"转变为"老师听得多"。常用的建构主义教学方法有临床小讲课、以问题为基础的教学（PBL）、以团队为基础的教学（TBL）、基于护理程序的操作示教、情景模拟、"六顶思考帽"护理查房、角色扮演、思维导图、任务驱动教学法等。教学方法不局限于一种，可以是两种或多种的结合，并在实践、反思中不断创新。

### 四、教学检查

教学检查阶段主要是检查学生的学习效果，进行教学评价。在教学过程中，教师的评价对学生具有导向、激励作用，可帮助学生确定努力方向，这对学生树立自信心、发展能力具有十分重要的作用。教学评价是以教学目标为依据，制订科学的评价标准，运用科学的技术和手段，对教学活动过程及其结果进行测定、衡量、分析、比较，并给予价值判断的过程。常用的教学评价方式有布鲁姆教学评价和基于建构主义的发展性教学评价。

临床教学评价分为入科—过程—出科三阶段考核，入科时进行摸底评价，通常使用测试试卷，测试内容难度根据学生层次不同而有所不同；过程考核为多方面评价学生能力，包括平时表现、操作技能、岗位工作质量，可采用基于工作场所的考核评价表，如操作技能直接观察（DOPs）、岗位工作质量考评表等；出科考核包括理论考试、岗位胜任力，出科理论考试采用个人加小组考核或非标准化答案考试的方式（表3-2-2，图3-2-2），如知识盘点小讲课、读书报告、思维导图、制作视频、绘本制作等形式。

### 五、教学处理

教学处理阶段主要是出科座谈、教学满意度调查、教学反思、成绩分析、教学记录及资料归档等。在处理阶段,教学反思尤为重要,教学反思是教师主动开展的自我反省的思维活动,具有主观能动性、个体自查性、重建实践性的特点,是对教学实践积极和主动的再思考。教师可从经验反思中受益,在教学实践—教学反思—教学再实践的过程中提升专业素养,实现教学相长。

表 3-2-2   消毒供应中心非标准化答案考试试题模板

| 科室 | 消毒供应中心 | 考试日期 | |
|---|---|---|---|
| 学生类别 | □实习   □规培   □进修 | | |
| 考核类别 | □过程考核   □出科考核 | | |

(一)考核目的

1. 促进学生掌握消毒供应中心关于器械清洗、消毒、包装及灭菌、发放的基础知识,拓宽护理学习范畴。同时促进学生了解消毒供应中心在医院感染控制中的重要作用。
2. 增加学生学习自主性和趣味性,提升其临床思维、创新能力和团队协作能力。

(二)试题题目

以消毒供应中心工作流程为主线,题目自拟。绘本如 ××× 的去污区之旅,小讲课和思维导图以某个知识点为主题展开,如消毒供应中心的水之谜。手工模型可以使用包装材料或者是贴纸的形式展现消毒供应中心的工作。

(三)命题要求

根据学习过的内容、相关文献资料及观察,以个人或小组为单位,针对消毒供应中心的工作流程及环节、医院感染相关要求通过绘本、思维导图、小讲课、手工模型等形式对所学知识进行整理、复习,并可以对某些流程提出意见和建议,对工作中的操作环节进行创新、发现。具体要求如下:

1. 绘本制作可以自我为原型或使用虚拟人物,绘制并讲述在消毒供应中心的学习经历或者描绘消毒供应中心的某一个流程或环节。可采用立体书等设计形式增加趣味。页数不超过 20 页,图文并茂。
2. 小讲课及思维导图汇报,主题明确,PPT 制作简洁明了,汇报者语言流畅、用词准确。
3. 感染力强,富有创意,兼具指导意义。

(四)评分标准

1. 小讲课及思维导图汇报按照护理部标准进行评价。
2. 绘本评价

(1)学术性(40 分):主题明确,内容科学、实用,对实践有指导意义。

(2)趣味性(20 分):符合消毒供应专业初学者的特点,能较好地吸引学习者。

(3)创新性(20 分):设计新颖,形式多样。

(4)规范性(20 分):格式及语句规范。

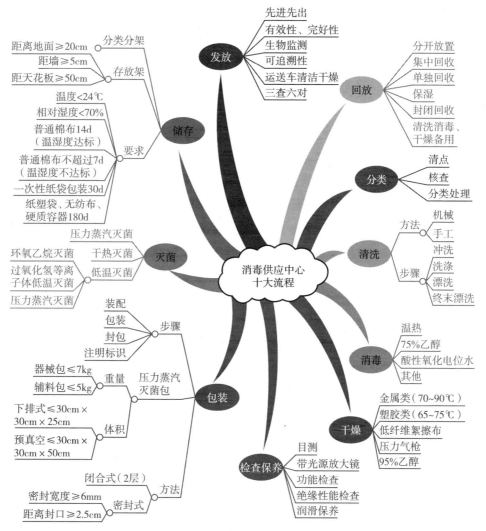

图 3-2-2　非标准化试题答卷

**（一）出科访谈**

由总带教老师或者教学助理组织进行学生出科访谈，护士长参与访谈，主要内容包括学生的收获以及对教学活动提出的意见和建议，便于后期的改进。

**（二）教学反思**

教学反思是青年教师提升教学能力的重要途径之一，有助于发现教学问题、提高教学质量、升华教学实践经验、形成个人教学特色，对改进教师的工作态度及方法具有重要作用。从学生和教师两个角度进行教学反思，学生方面的主要内容为学生是否学到了想学的知识，是否主动参与教学活动以及是否喜欢本阶段教学等;教师方面的内容包括是否尊重学生,是否严格因材施教,教学方法及手段是否能激发学生的学习兴趣等。带教老师可以把自己的带教感悟记录下来,同时可以将自己做得好的方面进行分享。反思本身并不是最终目的,它只是提升教学能力的驱动力,反思后的重建才是提升教学能力和水平的落脚点,这样的教学反思才是有意义、有效的。

**（三）资料归档**

　　总带教老师或者教学助理组织教学团队成员完善教学相关手册并进行资料归档。每批次学生出科后组织团队成员开展教学会议,对教学过程中的优缺点进行总结,并对不足之处进行整改。

（潘　薇　易良英　雍亭亭）

# 第三节　教学质控

## 一、教学质控目的

　　教学质控的目的是保证教育质量。教学质控是提高人才培养质量的重要手段,教学质量的优劣直接关系到输送护理人才的质量。

## 二、教学质控体系

　　采用护理部—科护士长—护士长三级质控管理,教学检查层层递进。以追踪方法学进行教学质控检查,以学生为主体对教学活动全过程进行教学质量评价及动态管理,对追踪发现的问题持续改进,实现检查—反馈—改进—追踪的教学质控模式。

　　1. **护理部质控**　护理部每季度质控临床护理教学质量,分阶段质控临床教学,采用临床护理教学质量评价表对教学质控结果进行量化,如教学计划阶段,评价标准分为 A、B、C 级,评价等级分为优秀、达标、未达标,赋值为 3 分、2 分、1 分,见表 3-3-1。

　　2. **护士长质控**　护士长主要质控对象为带教老师和学生,采用护士长教学质控检查评价表,质控评价项目共 12 项,采用 3 等级 9 分制评分。1~3 分（未达标准）:无法达到大部分（≤60%）考核标准;4~6 分（达到标准）:能够达到大部分（60%~80%）考核标准;7~9 分（表现优良）:能够完整达到（80%~100%）考核标准,具体见表 3-3-2。

表 3-3-1　临床护理教学质量评价表( 护理部 )

| 阶段 | 一级指标 | 二级指标 | 评价标准 | 评分等级 / 分 | | |
|---|---|---|---|---|---|---|
| | | | | 优秀 | 达标 | 未达标 |
| 计划 | 教学条件 | 教学管理 | A 级:教学管理组织架构分工明确,岗位说明书职责清晰<br>B 级:教学管理组织架构分工不明确,岗位说明书职责不清晰<br>C 级:无教学管理组织架构和 / 或岗位说明书 | 3 | 2 | 1 |
| | | | A 级:教学制度健全,格式规范,定期修订<br>B 级:教学制度部分缺失、格式不规范或未定期修订<br>C 级:无教学制度 | 3 | 2 | 1 |
| | | 师资配置 | A 级:建立合理的双师型师资人才梯队,80%以上教师资质及配置符合要求,师生比≥1∶2<br>B 级:双师型师资人才梯队结构不合理,50%以上教师资质及配置不符合要求,师生比1∶( 3~5 )<br>C 级:无双师型师资人才梯度,50% 以下教师资质及配置不符合要求,师生比 <1∶5 | 3 | 2 | 1 |
| | | 教学资料 | A 级:建立教学资源库,涵盖文档、图片、视频、PPT、书籍等,每年定期更新<br>B 级:教学资源库种类不足 3 种,每年未定期更新<br>C 级:无教学资源库 | 3 | 2 | 1 |
| | | | A 级:常用专科公共课 PPT 课件有配套教案,课件制作及教案书写规范<br>B 级:部分有课件无教案,课件制作及教案书写欠规范<br>C 级:有课件无教案,课件制作及教案书写极不规范 | 3 | 2 | 1 |
| | | | A 级:规范书写教师教学工作清单、教学工作进度表<br>B 级:部分表单缺失,或书写不规范<br>C 级:无相应表单 | 3 | 2 | 1 |

表 3-3-2 护士长教学质控检查评价表

| 项目 | 考核内容 | 未达标准<br>（1~3分） | 达到标准<br>（4~6分） | 表现优良<br>（7~9分） | 扣分<br>原因 |
|---|---|---|---|---|---|
| 带教老师 | 带教计划、目标明确，内容全面、具体 | | | | |
| | 知晓教学计划并按计划组织实施 | | | | |
| | 掌握教学计划中的相关知识 | | | | |
| | 小讲课、操作示范、教学查房等效果好 | | | | |
| | 对教学质控存在的问题及学生反馈意见及时整改 | | | | |
| | 教学记录书写规范，教学资料存档规范 | | | | |
| | 有良好的职业素养 | | | | |
| 学生 | 熟悉教学计划内容 | | | | |
| | 熟悉岗位工作流程 | | | | |
| | 掌握计划中的相关理论知识和操作 | | | | |
| | 按照十大流程要求完成器械处理 | | | | |
| | 按要求填写实习手册等 | | | | |

3. **科室总带教老师质控** 检查各层次教学质量，如实习生、规培学员、进修生等，对检查结果进行质控分析，教学活动完成后进行阶段性总结，并对教学优良事件及不良事件进行报告并记录。

**三、教学质控内容**

教学质控内容为教学实践的环节，按照 PDCA 教学过程进行教学质控，通过质控不仅要发现教学问题，也要不断总结教学创新点及亮点。

1. **计划阶段** 需要检查师生比及教师资质是否匹配并达到标准，师生信息是否完善并及时更新，教学资源库管理是否规范，教学计划是否合理等。

2. **实施阶段** 从教师和学生两方面进行检查。

（1）教师：需要检查入科培训内容是否全面、深入，流程是否规范，学习需求评估是否及时、全面,周计划是否落实到位,导师与跟班老师教学交接是否落实,教学方法效果如何,教师作业批改是否及时、规范,师生沟通情况等。

（2）学生:需要检查职业素养是否达到标准,是否知晓教学计划和岗位工作流程,学习计划落实情况,学习记录是否按时完成、书写是否规范等。

3. **检查阶段** 需要检查教师是否及时完成学生考核,学生知识、技能、态度是否达到标准。

4. **处理阶段** 需要检查出科座谈是否及时完成,教学文书记录及资料存档是否规范,教师反思、每月成绩分析是否及时完成等。

### 四、教学质控分析

运用控制图、柏拉图、鱼骨图等质控工具进行教学质控数据分析,对于重点问题进行根因分析。

1. **质控结果** 对教学质控结果可以使用控制图,分析超出控制线的满意度条目、教师、学生以及科室等,并对重点人员、科室及教学内容进行改进;使用柏拉图分析教学质控结果,利用二八定律可以找到质控的主要问题,进行重点问题改进。

2. **根因分析** 对找到的教学重点问题进行分析,教学小组成员使用根因分析,对突出的重点问题采用鱼骨图,从人、机、料、法、环5个方面进行全面分析,找出根本原因,通过针对原因的整改措施的制订和实施,进一步改善教学质量。

### 五、教学质量持续改进

教学质控的最终目的不是寻找教学问题,而是改进教学质量、提升教学水平。通过教学质控分析,可从人员、制度、流程、教学内容等方面进行质量改进。

1. **制度管理** 完善教学相关制度,优化流程,加强制度培训及督查力度等,健全教学管理体系。

2. **人员管理** 建设一支高素质、教学意识强、教学能力一流的师资队伍是保障教学质量的重要因素之一,重视师资队伍建设,合理分配带教老师,以完善教学架构,通过加强师资培训、合理安排教学时间、完善绩效考核等方法来提高教师教学的积极性;学生方面可以通过加强师生沟通,了解学生思想动向,换位思考来提高学生的自主学习能力,加强学生督导力度,减少学生因素对教学质量的影响。

3. **流程管理** 可以创新或优化教学流程,利用信息技术改革教育手段及方式,提高教学效率等。

4. **内容管理** 教学内容是教学质量管理的一个重要方面,直接关系到教学质量。消毒供应专业的教学内容基于促进专业发展及培养消毒供应专业人才的目的,重点培养学生的综合能力,知识方面既符合专业化要求,又要进行深入,同时教学内容要实现理论和实践的统一,既注重对学生知识的培养,又要使学生形成一定的实践能力,这就要求教师根据人才培养要求,不断更新教学设计和教学内容,引入最新科研进展,不断完善教案及课件内容等。

5. **效果追踪**　质控改进不能流于形式,整改需要落实到教学实践中才有意义和效果,再次质控时,必须追踪上一次质控问题改进效果,第一次追踪为质控后 1~3 个月,第二次追踪为质控后 4~6 个月,对已解决的问题进行总结,对成功经验加以标准化,对未解决的问题进入下一个 PDCA 循环。

（潘　薇　易良英　雍亭亭）

# 第四章　妇产科及儿科普通器械处理常规

## 第一节　妇产科及儿科普通器械回收及分类常规

### 一、回收

#### （一）回收原则

重复使用的医疗器械、器具和物品的使用频率高、使用范围广。及时、高效回收有利于提高工作效率，加快器械处理和使用周转频率。在回收过程中严格控制污染的扩散，加强回收中的消毒隔离措施尤为重要。回收过程中须遵守以下原则：

1. 使用者在使用后应及时去除诊疗器械、器具和物品上明显的污物，根据需要做保湿处理，同时对其进行封闭存放，防止污染扩散。

2. 对被朊病毒、气性坏疽病原体及突发原因不明的传染病病原体污染的诊疗器械、器具和物品，使用后应使用双层密封袋包装，放入单独的整理箱内并标明感染性疾病名称，由消毒供应中心单独回收、处理。

3. 对已使用或未使用的一次性医疗器械、物品均由临床使用科室自行处理，不属于消毒供应中心的回收范围。

4. 由消毒供应中心负责污染器械、器具和物品的集中收集和运送。专人、专线、专车、及时、定点开展回收工作。

5. 回收人员应严格执行感染预防措施，穿工作服，戴圆帽、口罩，接触污染器械、器具和物品时应戴手套，并备快速手消毒液，便于操作过程中进行卫生手消毒；回收、运输过程中使用清洁手接触公共设施。

6. 使用封闭回收用具，包括污染回收车、箱、盒等对器械、器具和物品进行收集、运送；不应在诊疗场所中进行污染器械、器具和物品的清点与交换，应封闭式放置于专用器具后直接运送到消毒供应中心去污区进行清点、核查，避免交叉感染，防止职业暴露，提高回收工作效率。

7. 回收污染器械、器具和物品的用具在每次使用后应清洗、消毒、干燥后备用。

#### （二）回收用具

1. **用具分类**　包括回收车和回收箱/盒，用于污染器械、器具及物品的回收和转运。

2. **性能要求**　回收车应耐腐蚀、轻便、容易操作、节省体力；车轮材质抗震力好、静音、转向灵活；有门的推车，车门应有封条和闭锁装置，利于关闭牢固。回收箱／盒体与盖能扣紧，应密闭、防液体渗漏、轻便、耐腐蚀、不易刺破、易清洗及消毒。

**（三）回收操作流程**

**1. 手术器械回收操作流程**

（1）操作目的：对器械进行初步保护以防损坏；集中回收处理，避免污染扩散。

（2）操作准备

1）人员准备：做好职业防护。工作人员按照标准操作戴口罩、圆帽、一次性橡胶手套，做到穿戴齐整，头发不外露。

2）环境准备：回收地点光线充足，回收路线上无遮挡物，无陡坡。

3）用物准备：污染回收车、密闭箱、快速手消毒液、交接单。

4）操作前评估：人员着装是否规范，用物准备是否齐全；回收用具性能是否完好；有无特殊感染物品；有无精密、贵重器械；有无急件及易碎品，电子追溯系统是否处于备用状态。

（3）操作流程

1）按规定时间、规定路线前往手术室。

2）打开车门、戴手套，回收人员与手术室对接人员按组合器械包或者单包器械为单位清点数量，将污染物品放入密闭箱内，将回收箱妥善放置于回收车内，丢弃手套于医疗垃圾桶，进行手消毒，关闭车门。

3）回收人员填写物品回收交接单，手术室对接人员与回收人员双方签字，回收人员收取交接单。

4）按规定路线运送到消毒供应中心去污区。

5）待去污区清点人员开启密封箱一起清点，查对物品数量及性能，对贵重器械进行妥善保护。

6）清点准确无误，则对密闭箱和下收车进行清洗、消毒、存放，待下次回收时使用；清点有疑问，则立即与使用科室联系沟通，说明情况，查找错误原因。

7）根据交接单将器械回收信息录入追溯系统。

（4）注意事项

1）定时、定点、按规定路线进行器械的回收。

2）回收时不应在临床使用科室进行污染物品的清点，应转运到消毒供应中心去污区进行清点。

3）交接要仔细，发现问题及时沟通并处理；对贵重、精细、易碎物品应放在回收车内明显、易拿取的位置并加盖保护，避免回收过程中的挤压、晃动。

4）交接单填写应清楚、完整、规范、正确。

## 2. 特殊感染手术器械回收操作流程

（1）操作目的：集中回收处理，避免污染扩散；保护操作者，防止职业暴露。

（2）操作准备

1）人员准备：做好职业防护。工作人员按照标准操作戴口罩、圆帽、一次性橡胶手套，穿隔离衣和/或防护服，做到穿戴齐整，头发不外露。

2）环境准备：回收地点光线充足，回收路线上无遮挡物，无陡坡。

3）用物准备：专用污染回收车、专用密闭箱、专用消毒液配制箱、快速手消毒液、适宜的消毒液、三联式交接单。

4）操作前评估：操作人员是否做到标准防护；回收用具性能是否完好；是否注明特殊感染类型；有无急件及易碎品。

（3）操作流程

1）接到手术室通知按规定路线前往相应区域。

2）签字并收取交接单。

3）打开下收车车门，将已封存并注明感染类型的物品装进密封箱内。

4）脱手套，消毒手，关闭车门；按规定路线运送到消毒供应中心特殊感染器械处理区域。

5）去污区清洗人员按照特殊感染的类型选择适宜的消毒剂，使用专用的消毒液配制箱，按要求进行配制。

6）回收人员戴双层橡胶手套将物品浸泡在已配制好的消毒液中消毒。

7）回收人员清洗、浸泡、消毒容器；整理用物及环境。

（4）注意事项

1）严格操作规范，防止职业暴露。

2）发生职业暴露时，立即汇报并处理。

3）登记要准确、完整，包括日期、感染类型和来源、操作人员和管理人员等。

4）发生异常情况时，及时汇报并处理。

## 3. 回收用具的处理操作流程

（1）操作准备

1）人员准备：规范着装，戴圆帽（头发不外露）、口罩、手套、袖套、护目镜和/或面罩，穿专用鞋，穿隔离衣和防水围裙。

2）环境准备：去污区回收用具清洗间整洁，地漏排水通畅，无杂物堆放，室内光线明亮。

3）用物准备：清洗设备、清洗水枪、适宜的化学消毒剂、清洁擦布。

4）操作前评估：着装是否规范，用物准备是否齐全。

（2）操作流程

1）采用洗车水枪对回收箱/盒进行冲洗，去除肉眼可见的污染物；使用化学消毒剂进行擦拭,再用清水彻底冲洗;使用清洁布由内向外擦拭干燥,存放于储物架上备用。

2）回收车的清洗、消毒应遵循从污染部位较轻到较重的原则,即按照车体外部、车门、车内的顺序进行清洗、消毒;使用消毒剂（酸性氧化电位水消毒最为方便）进行擦拭消毒,然后再用清水彻底冲洗或擦洗;最后使用清洁布按照由内向外的顺序进行擦拭、干燥,存放于清洁区域备用。

3）清洗完毕后,填写回收用具清洗登记表并签字。

（3）注意事项

1）对使用后的回收器具应及时清洗、消毒。

2）含氯消毒剂浓度一般为 500mg/L,浸泡时间大于 10min。

3）使用酸性氧化电位水消毒,应先清洗后消毒。

## 二、分类

### （一）分类原则

通过对器械进行评估,按照不同的分类方式进行装载,便于选择正确的清洗方法、消毒程序,避免因清洗方式不当造成器械的损坏。分类原则如下:

1. 在消毒供应中心的去污区进行诊疗器械、器具和物品的清点、核查和分类装载等操作。

2. 根据器械、物品的材质、精密程度等进行分类处理。

3. 去污区环境整洁、光线充足。准备分类操作台、清洗篮筐、U 型架、清洗架、转运车、标识牌等物品,电子追溯系统（用于各处理环节的记录和追踪）,污染敷料收集容器,锐器收集盒,消毒剂等。

4. 由下收和清洗人员共同进行清点、核查工作,发现问题及时与器械归属部门沟通、反馈。

5. 使用清洗篮筐、清洗架进行分类。器械应摆放有序,充分打开关节;遵循指导手册将可拆卸的部分进行拆卸;确保器械能够充分得到清洗用水或清洗剂的浸泡与冲洗。

6. 采用机械清洗时,盛装量和装载方式应通过验证,以防因清洗装载超量而影响清洗质量。

7. 酌情使用分类标识,达到清洗质量追溯的管理要求,便于后续操作。

8. 严格执行手卫生和职业防护要求。着装符合 WS 310.2—2016 附录 A（规范性目录）CSSD 不同区域人员防护及着装要求。禁止手直接接触污染器械,防止发生职业暴露。分类结束后,对操作台及用具进行清洗,必要时进行消毒。

9. 操作人员应熟练掌握发生职业暴露时的紧急处理方法。

### （二）分类工具

1. U 型架　用于各类手术钳的整理,用于撑开器械关节,起到固定、防止器械扭结,避免损坏的作用。

**2. 清洗篮筐**　用于装载各类器械、保护器械,利于清洗操作,便于器械组合等。

**3. 带盖、精密篮筐**　用于装载较小的器械或零部件,防止器械在清洗等操作中丢失。

**4. 清洗架**　是清洗消毒机的辅助部件,常用的清洗架有专用精密器械清洗架、器皿清洗架、器械清洗架等。

**5. 回收分类台**　用于污染器械、器具和物品的回收、分类和清点。

**(三)分类方法**

1. **根据材质分类**　分为金属类、橡胶类和玻璃类等。

2. **根据结构分类**　分为平面类、轴节类、管腔类等。

3. **根据污染程度分类**　分为轻度污染、重度污染和特殊污染。

4. **根据耐热耐湿分类**　分为耐热耐湿、不耐热不耐湿、不耐热耐湿等。

5. **根据临床使用需求分类**　按器械所属部门分类。

**(四)分类操作流程**

1. **操作目的**　根据不同的分类方法进行装载,防止器械混装、清洗方式错误造成器械损坏;提高清洗质量和工作效率;减少污染扩散,避免交叉感染。

2. **操作准备**

(1)人员准备:规范着装以符合器械清点工作要求,穿去污区专用鞋,戴圆帽(头发不外露)、口罩、手套,穿防护服和防水围裙。

(2)环境准备:去污区环境整洁,光线充足。

(3)用物准备:分类操作台、U 型架、清洗篮筐、清洗架、转运车、标识牌、污染敷料收集容器、锐器收集盒等。

(4)操作前评估:操作人员是否做到标准防护;有无特殊感染物品;有无精密、贵重器械;有无急件及易碎品。

3. **操作流程**

(1)卸载回收箱内的器械,根据科室有序摆放在操作台上。

(2)根据回收单进行器械名称、数量的清点;检查功能及质量,有误及时与相关部门沟通处理。

(3)根据分类方式进行器械的分类装载,带轴节的器械穿于 U 型架上,打开关节处于 90°;不带轴节的器械或小器械有序摆放在清洗篮筐中,不能重叠堆放。碗、盘、盆、罐、盒类器皿有序摆放在清洗篮筐中,开口朝下或倾斜摆放,避免容器内积水;禁止重叠堆放,以免影响清洗质量;盘、盆装载应调节清洗架高度,利于喷淋臂转动,分类完毕后放置相应的标识牌。

(4)整理用物、操作台及环境,必要时进行擦拭消毒处理。

（5）脱手套,清洁洗手;做好相应登记,及时录入电子追溯系统。

**4. 注意事项**

（1）严格执行器械回收清点查对制度,有问题及时反馈临床,协调沟通。

（2）分类清点过程中应特别注意特殊标识物品,分开装载并做特殊处理。

（3）对急用器械应优先处理。

（4）灭菌和消毒物品应分开清点装载,防止交叉感染。

（5）配套器械配套装载,避免混淆或错包。

（6）精细器械、小配件以及易损、易碎器械应单独妥善装载,避免丢失或损坏。

（7）回收台使用前用棉布覆盖,并及时更换,使用后可选择含有效氯含量500mg/L 的消毒剂进行擦拭消毒。

（赵晓春　胡瑞雪　陈燕华）


# 第二节　妇产科及儿科普通器械清洗常规

## 一、清洗媒介

### （一）清洗剂

**1. 清洗剂的作用**　一般器械清洗剂的作用包括溶解、皂化、乳化、分解、润湿、螯合等作用。

（1）溶解作用:清洗剂中的成分可将不溶于水的污染物转化成溶于水的物质进而被去除。例如,清洗剂中的碱性成分可与不溶于水的蛋白质羧基发生反应,使其转化成可溶于水的羧酸盐。

（2）皂化作用:脂肪类的油脂与碱发生反应,分解成溶于水的脂肪酸盐（肥皂）和甘油,此反应称皂化反应。矿物油脂类如凡士林、汽油、柴油、润滑剂等物质既不溶于水,也不与碱性成分起皂化反应,因此矿物油不能用碱进行去污,一定情况下可利用表面活性剂的乳化作用来去除。

（3）乳化作用:因表面活性剂的作用,使不能互相溶解的两种液体混到一起的现象叫作乳化作用,具有乳化作用的表面活性剂称为乳化剂。乳化剂可以使污染物发生分散、乳化、悬浮,从而使污染物与器械分离。在乳化阶段,机械外力可增强清洗作用。

（4）分解作用:是指各种酶与其相应不溶于水的大分子反应物发生反应,生成可溶于水的小分子物质。清洗剂中常用的酶有蛋白酶、脂肪酶、淀粉酶和纤维素酶。蛋白酶可将蛋白质分解为肽段及氨基酸;脂肪酶可将脂肪分解为甘油及脂肪酸;淀粉酶可将淀粉分解为麦芽糖;纤维素酶可将纤维素分解为葡萄糖,分解后的物质均可溶于水,从而便于去除各个种类的污染物。

（5）润湿作用:是指液体表面在固体表面的铺展能力,是指固体表面或固液界面上的一种流体被另一种液体置换的过程。清洗剂可湿润器械、物品的表面,使器械表面的污染物被取代,降低污染物的黏附,便于污染物的剥离,因此湿润是清洗的先决条件。

（6）螯合作用:一个分子中至少有两个原子或基团与一个金属离子形成配位键,生成一个环状化合物,此现象叫作螯合作用。能够与金属离子（钙、镁、铁）结合生成可溶性螯合物的物质就称为螯合剂。清洗过程中会在清洗剂中添加螯合剂成分,以避免水中的金属离子对清洗剂中的成分产生副作用。

**2. 清洗剂分类及作用特点**　清洗剂主要分为碱性、酸性、中性和酶四大类,不同成分的含量及 pH 有所不同。

（1）碱性清洗剂:pH>7.5,以碱、络合剂、除锈剂为主要成分,对各种有机物有较好的去除作用,对金属的腐蚀性小,不会加快返锈的现象,但是当碱性清洗剂的 pH 大于 11 时,会对铝、锌等材质产生一定的腐蚀性。碱性清洗剂易漂洗,对油脂类、排泄物污染的清洁能力较强;由于有机物偏酸性,在碱性环境下能够更好地被去除,因此碱性清洗剂对手术器械的去污能力优于中性清洁剂;而相对于酶清洗剂,它又具有更强的去除油脂类污染的能力。适用于金属器械、塑料及玻璃器皿的清洗,也适用于不锈钢材质的碗、盘、盆的清洗。

（2）酸性清洗剂:pH<6.5,以磷酸、表面活性剂为主要成分,对无机固体颗粒有较好的溶解、去除作用,对金属物品的腐蚀性小。酸性清洗剂对不锈钢器械的保护层有一定的腐蚀性,因此不能用作器械的日常保养。禁用于非金属器械和金属器械的光学部分（如内镜镜头）、碳钢材质（骨钻）、穿刺针、镀层严重脱落的器械,只适用于发生了生锈、结垢和变色等情况的器械。

（3）中性清洗剂:pH 为 6.5~7.5,对金属无腐蚀性,更有利于保护器械和设备,降低损耗,适用于精密手术器械。以复合型表面活性剂为主要成分,具有湿润、乳化和洗涤作用,同时具有疏水性和亲水性,在去污过程中起关键作用,适用于各类材质的器械和物品。

（4）酶清洗剂:以蛋白酶、脂肪酶、纤维素酶、淀粉酶、表面活性剂、除锈剂等为主要成分,有较强的去污能力,能快速分解蛋白质、脂肪、纤维素等多种有机物。采用酶清洗剂浸泡器械可以有效分解器械表面干结的蛋白质和脂肪类污物。由于酶是一种蛋白质,容易失去活性,因此此类清洗剂不宜重复使用且使用时温度不宜过高（温度≤60℃）,过高的温度会使酶失去活性,降低清洗效果。

**（二）清洗用水**

**1. 生活用水（自来水）**　主要用于手工清洗,制备软水、经纯化的水的水源。质量标准需要达到《生活饮用水卫生标准》（GB 5749—2022）中的相关规定，pH 为 6.5~8.5，细菌菌落总数≤100CFU/ml，总硬度≤450mg/L。

2. **软水**　可用于手工或机械预清洗。软水由自来水经过离子交换树脂等材料软化处理得到，去除部分钙、镁离子，降低水的硬度。机械清洗时水温宜控制在 60℃以下，否则容易出现器械表面结垢的现象。

3. **经纯化的水**　是经过离子交换法、反渗透法或其他适宜的方法制得的，除去水中溶解的正、负离子的水。适用于精密器械的手工清洗、清洗消毒机的终末漂洗、医疗器械及物品的湿热消毒等。其质量标准为电导率≤15μs/cm（25℃）。

## 二、清洗设备

1. **清洗槽**　有条件的消毒供应中心应常规配置普通器械清洗工作站、硬式内镜清洗工作站、软式内镜清洗工作站等。工作站须常规配置 5 个清洗槽（冲洗槽、洗涤槽、漂洗槽、消毒槽、终末漂洗槽）及干燥台。工作站材质应具备抗氧化、耐强酸及强碱、耐磨损，表面光滑，易清洗，对人体无毒等要求。

2. **压力水枪**　用于手工清洗管腔器械，一端接水源管道，一端接压力喷头，喷头接于管腔器械上，通过水流压力，达到清除管腔器械内壁附着污物的效果。

3. **压力气枪**　用于手工清洗管腔器械的干燥处理。一端接压缩空气管道，压力可根据管腔器械所需承受的最大压力进行调节；另一端压力气枪喷头连接于管腔器械上，在压力气流的作用下清除管腔内壁的污染物或水。

4. **洗眼装置**　职业防护必备设备，用于操作人员眼部被污染后的冲洗处理。

5. **全自动清洗消毒机**　分为单舱清洗机和多舱清洗机。

（1）优点：双门紧锁，作为实际隔断，起到洁污屏障作用；喷淋泵循环增压抽水，喷嘴喷洒出强力水网，彻底清洗，覆盖面更广；减轻劳动负荷的同时节省工作时间，保证工作人员的安全，提高清洗、消毒的效果。

（2）缺点：喷淋臂转动的接触面和喷淋的压力、密度、次数对器械清洗质量有一定的影响；喷淋方式存在一定的盲区，如对带盲孔、深孔、凹凸槽的器械存在喷淋效果不理想的现象。

（3）清洗消毒机的结构

1）单舱清洗机：分为清洗舱、清洗底舱、水泵控制系统三大部分。

2）多舱清洗机：分为清洗舱体（清洗舱、超声舱、消毒舱、干燥舱）、清洗底舱、水泵控制系统三大部分。

（4）清洗消毒机的原理：通过自动控制清洗舱的水量、温度、压力、清洗剂用量等参数，使器械、器具和物品在要求的温度下维持一定的时间，达到清洗、消毒和干燥的目的。

### 6. 超声清洗机

（1）工作原理：通过超声波发生源（电路板）产生一定的频率和电压信号，带动换能器和底部钢板一起高频振动，振动传递到水中就会改变水中压力平衡，形成低压区，产生许多微小的气泡。这些气泡会随着振动方向传播，有的气泡就会落在需要清洗的物品上，或者进入物品缝隙，无数气泡破裂产生的冲击波能让物品上的污垢脱落，达到清洗的目的。

（2）适用范围：适用于清洗结构复杂、不易清洗的器械。

（3）超声波频率：一般在 20~100kHz。对于表面粗糙度要求较高，只有小直径孔或狭缝的零件，宜用波长较短、能量集中的高频超声波清洗（频率一般 30~40kHz）。

### 7. 医用低温真空干燥柜

用来处理常用干燥方法（气枪、高温、擦拭）不能解决的干燥问题。用于细长管腔、结构复杂、带有盲端、精密、不耐高温等的医疗器械。

### 三、手工清洗

手工清洗操作流程如下：

#### 1. 操作目的

去除污染器械、器具和物品上的污染物，为后续的灭菌质量合格做好保障，从而保护患者的安全。

#### 2. 操作准备

（1）人员准备：规范着装，戴圆帽（头发不外露）、口罩、双层橡胶手套、护目镜和面罩，穿专用鞋，穿隔离衣和防水围裙。

（2）环境准备：去污区环境整洁，光线充足。

（3）用物准备：操作台、转运车（洁、污）、清洗篮筐、清洗架、清洗用具（毛刷、各型号管道刷、百洁布、清洗纱布等）、标识牌等，按要求配制好的清洗剂。

（4）操作前评估：操作人员是否做到标准防护；污染器械是否需要预处理；有无特殊感染物品；有无精密、贵重器械；有无急件及易碎品；电子追溯系统是否处于备用状态。

#### 3. 操作流程

（1）冲洗：采用流动水去除器械、器具及物品上明显的血液、污渍。该操作一般用于洗涤前初步去污。冲洗时水量不宜过大，防止水的波溅。

（2）洗涤：将冲洗后的器械、器具及物品浸泡在配制好的清洗剂中 5~10min。再用清洗刷进行刷洗或使用低纤维絮布进行擦洗。清洗过程中重点刷洗关节、齿槽、缝隙处；对管腔器械采用压力水枪反复冲洗。去除干涸的污渍宜采用多酶清洗剂浸泡，水温应保持在 15~30℃，使酶在适宜的温度中发挥最大的效应，酶易失活，因此酶清洗剂须现配现用，每批次更换。

（3）漂洗：用流动水冲洗或刷洗器械、器具及物品表面的残留物及清洗剂。对管腔器械须用压力水枪冲洗，减少污物和清洗剂的残留。

（4）消毒：将漂洗后的器械浸泡于酸性氧化电位水中进行消毒（相关内容见本章第三节）。

（5）终末漂洗：用经纯化的水对消毒后的器械、器具进行最终漂洗，以提高清洗质量，防止干燥后残留水渍造成清洗失败。

（6）干燥（相关内容见本章第三节）。

（7）清洗完毕后在追溯系统中关联清洗人员。

**4. 注意事项**

（1）回收后的器械及物品应及时清洗。

（2）手工清洗时水温宜为 15~30℃。

（3）去除干涸的污渍应先用清洗剂浸泡，再刷洗或擦洗。有锈迹应先除锈迹。

（4）刷洗操作应在水面下进行，防止产生气溶胶。

（5）器械可拆卸的部分应拆开后清洗。

（6）管腔器械宜先选用合适的清洗刷清洗内腔，再用压力水枪冲洗。

（7）不应使用研磨型清洗材料和用具用于器械处理，应选用与器械材质相匹配的刷洗用具和用品。

（8）手工清洗后的器械应放置在专用的器械篮筐中，与污染器械分开放置并及时转入包装区，避免清洗、消毒后的二次污染。

（9）清洗用具、清洗槽等应每天清洁与消毒。

（10）根据器械性质与类别选择相应的清洗方法，应严格遵循生产厂家提供的使用说明书或指导手册进行。

（11）使用过程中确保清洗剂、消毒剂浓度有效，并及时更换。

**四、机械清洗**

**（一）清洗机操作流程**

**1. 操作目的**　将耐湿热的器械、器具或物品清洗干净；为器械、器具和物品的灭菌质量合格做好保障；减轻劳动负荷的同时节省工作时间，保证工作人员的安全，提高清洗、消毒的效果。

**2. 操作准备**

（1）人员准备：规范着装，戴圆帽（头发不外露）、口罩、手套，穿专用鞋，穿防护服和防水围裙。

（2）环境准备：去污区环境整洁，光线充足。

（3）用物准备：操作台、分类台、转运车（洁、污）、清洗篮筐、清洗架、标识牌等。查看水源、电源，开启设备指示灯，清洗设备处于备用状态。

（4）操作前评估：根据污染程度进行分类，有明显污染物的先进行手工预处理；根据物品材质选择清洗方式和清洗程序；根据物品结构和大小选择装载方式；评估设备是否处于正常运行状态；追溯系统是否处于备用状态。

3. **操作流程**

（1）清洗、装载：按清洗方式和装载原则将器械有序、整齐地摆放在清洗架上；开启设备舱门，推清洗架于清洗舱固定位置；器械装载规范，不宜超出器械架，装载适量；关闭舱门。

（2）清洗机运行

1）冲洗：软水进入底舱，到达水位线后经喷水管喷入清洗舱。

2）洗涤：顶部热水与冷水（都是经纯化的水）混合后和清洗剂同时进入清洗舱，计流器控制进水和进清洗剂的量（若设定酶水比例为 1∶500，进 1L 水就会同时进 2ml 酶清洗剂），水和清洗剂首先进入清洗舱底混合，到达水位线后喷水管开始喷水进行清洗。

3）漂洗：经纯化的水进入清洗舱底，到达水位线后喷水管开始喷水，进行漂洗。

4）终末漂洗：经纯化的水进入清洗舱底，到达水位线后喷水管开始喷水，进行终末漂洗。

5）消毒：采用机械湿热消毒法，将经纯化的水喷入消毒舱体，循环喷淋，水经过清洗舱底加热到 92~93℃，待 $A_0$ 值≥3 000 后，消毒结束。

6）润滑：消毒程序结束后（$A_0$ 值≥3 000），经纯化的水和润滑剂按比例进入清洗舱进行润滑。

7）干燥：过滤后的空气经过电加热进入干燥舱，升温至设定温度后开始干燥。

8）清洗完毕后在追溯系统中关联清洗人员和清洗设备。

4. **注意事项**

（1）严格遵循生产厂家提供的使用说明或指导手册制订技术操作规程。

（2）严格遵循器械装载原则，盆、盘、碗倒扣并倾斜放于清洗架上。

（3）器械之间须留有一定距离，利于器械得到最大面积的清洗。

（4）应将细小、精密的器械单独放置于带盖的细孔网清洗篮筐内，防止冲洗时丢失或损坏。

（5）对有轴节的器械宜充分打开，有序摆放在篮筐内，或穿于 U 型架上并方向一致地摆放于清洗架上。

（6）物品装载要适量，器械不能超过清洗篮筐或清洗架；摆放完成后，检查喷淋臂转动是否正常，避免因阻挡喷淋臂转动影响清洗质量。

（7）根据物品性能和污染程度选择适宜的清洗程序。

（8）设备运行中，确认清洗程序的有效性，打印记录并留存。

（9）定期检查清洗剂泵管是否通畅，确保清洗剂用量准确。

**（二）超声波清洗机清洗流程**

1. **操作目的**　提高精密器械和管腔器械的清洗质量。

2. **操作准备**

（1）人员准备：规范着装，戴圆帽（头发不外露）、口罩、手套，穿专用鞋，穿防护服和防水围裙。

（2）环境准备：去污区环境整洁，光线充足。

（3）用物准备：超声清洗设备、操作台、清洗篮筐、清洗架、尺寸合适的清洗刷、各种清洗剂、标识牌等。

（4）操作前评估：器械的污染程度，是否有标准的操作规程。

3. **操作流程**

（1）向清洗槽内注入适量清水，水温控制在35~45℃，按比例配制清洗剂（一般为多酶清洗剂），接通电源，开启待机指示灯。

（2）需手工预清洗的器械参照常规手工清洗操作。

（3）将器械放在清洗设备专用的篮筐里，浸没在水面下，盖上盖子；设定清洗时间为3~5min；按下启动开关，开启运行指示灯。

（4）超声清洗结束后，运行指示灯熄灭。将清洗过的器械、器具和物品放到漂洗槽内进行漂洗，水温控制在35~45℃，漂洗时间控制在0.5~1min，循环两次进行漂洗，直到器械上无泡沫和污渍。

（5）清洗后的器械、器具和物品应进行消毒处理然后进行干燥。

4. **注意事项**

（1）设备操作须遵循生产厂家的使用说明书。

（2）超声清洗的时间宜为3~5min，不超过10min。温度不超过45℃。

（3）应根据器械的不同材质选择相匹配的超声频率。

（4）禁止将清洗物品直接放置于超声清洗机的底部，应采用托盘存放。清洗时应盖好超声清洗机盖子，防止产生气溶胶。

（5）定期进行性能检查。


（赵晓春　胡瑞雪　陈燕华）


# 第三节　妇产科及儿科普通器械消毒、干燥常规


## 一、消毒

### （一）热力消毒

1. **适用范围**　适用于耐湿热的医疗器械、器具和物品手工清洗后的初步消毒。

2. **作用特点**

（1）有效切断传染病的传播途径，提高器械处理质量，保证环境和操作人

员安全,防止交叉感染。

（2）为临床提供合格的消毒物品,确保患者安全。

**3. 热力消毒的基本原则**

（1）对接触皮肤、黏膜的诊疗器械、器具和物品应进行消毒。

（2）湿热消毒应采用经纯化的水,电导率应≤15μS/cm（25℃）。

（3）对消毒后直接使用的诊疗器械、器具及物品,湿热消毒温度应≥90℃,时间≥5min,或 $A_0$ 值≥3 000;对消毒后继续灭菌处理的,其湿热消毒温度应≥90℃,时间≥1min,或 $A_0$ 值≥600。

**4. 全自动清洗消毒机消毒方法** 利用热水进行喷淋冲洗,在保持一定温度、压力和时间的条件下实现器械消毒。使用方法及注意事项应遵照生产厂家提供的使用说明书或操作手册。

**（二）酸性氧化电位水消毒**

**1. 适用范围** 可用于手工清洗后不锈钢和其他非金属材质器械、器具和物品灭菌前的消毒;皮肤及黏膜的冲洗消毒;物品表面的消毒;餐饮器具的清洗、消毒;蔬菜、水果的冲洗、消毒。

**2. 生成原理** 由普通自来水经过过滤、软化处理后,加入一定比例的盐,在特定的电解槽中进行电解,生成 pH2.0~3.0,氧化还原电位（ORP）≥1 100mV,有效氯含量（60±10）mg/L 的消毒剂。

**3. 作用特点**

（1）杀菌谱广:可杀灭一切病原微生物（细菌、芽孢、病毒、真菌、螺旋体等）。

（2）作用速度快:数十秒完全灭活细菌,使病毒完全失去抗原性。

（3）使用方便:取之即用,无须配制。

（4）绿色环保:对环境无污染,排放后迅速还原成水,无污染、不残留。

（5）安全无毒:无色、无刺激,对皮肤和黏膜无损伤。

（6）腐蚀性小:对不锈钢和碳钢无腐蚀性。

**4. 使用方法** 手工清洗后的待消毒物品,使用酸性氧化电位水流动冲洗或浸泡消毒 2min,纯化水冲洗 30s 后取出干燥。

**5. 操作流程** 遵循生产厂家提供的使用说明书或操作手册进行。

**6. 注意事项**

（1）应彻底清除器械、器具和物品上的有机物后,再进行消毒处理。

（2）酸性氧化电位水对光敏感,有效氯浓度随时间延长而下降,宜现制备现用。

（3）储存应选用避光、密闭、硬质聚氯乙烯材质制成的容器。室温下贮存不超过 3d。

（4）每次使用前,应在使用现场酸性氧化电位水出水口处分别检测 pH

和有效氯浓度。检测数值应符合指标要求。

（5）对铜、铝等非不锈钢的金属器械、器具和物品有一定的腐蚀作用，应慎用。

（6）不得将酸性氧化电位水和其他药剂混合使用。

（7）皮肤过敏人员操作时应戴手套。

（8）酸性氧化电位水长时间排放可造成排水管路的腐蚀，故应在每次排放后再排放少量碱性还原电位水或自来水。

### （三）含氯消毒剂

**1. 消毒液的配制**　可根据含氯制剂厂家提供的说明书进行配制。

**2. 消毒方法**

（1）浸泡法：将待消毒的物品浸没于盛有配制好的含氯消毒剂溶液的容器中并加盖。

（2）擦拭法：使用含有消毒液的低纤维絮布擦拭待消毒的物品。

（3）喷洒法：使用配制好的消毒液均匀喷洒在器械、器具和物品表面。喷洒后有刺激性较强的气味，所有人员应该离开现场。

**3. 注意事项**

（1）应将含氯消毒药片以及粉剂放置于阴凉处避光、防潮、密封保存。

（2）配制完成的含氯消毒剂应现配现用，使用时限 <24h。

（3）应注意个人防护，戴口罩、手套。

（4）使用含氯消毒剂对器械消毒后，应使用经纯化的水将残留含氯消毒剂冲洗干净。

（5）金属器械的消毒，应在含氯消毒剂中添加防锈剂，避免金属器械被腐蚀。

### （四）其他消毒方法

参见《医疗机构消毒技术规范》。

## 二、干燥

### （一）干燥的原则

宜首选干燥设备进行干燥处理。无干燥设备和不耐热器械、器具和物品可使用消毒的低纤维絮布、高压气枪或浓度≥95% 的乙醇进行干燥处理。干燥原则如下：

1. 对清洗、消毒后的器械及物品应及时进行干燥处理。

2. 不应采用自然干燥的方法以防止二次污染。

3. 根据器械的材质选择适宜的干燥温度，金属类干燥温度为 70~90℃；塑胶类干燥温度为 65~75℃。

4. 对穿刺针、手术吸引头等管腔器械的残留水分可用压力气枪或 95% 的乙醇进行干燥处理。

　　5. 干燥柜应根据厂家说明进行维护和保养,保持干燥柜或箱内的清洁,每天进行表面清洁擦拭,每月检查过滤器和密封圈。

### (二)干燥方法

　　1. **机械干燥**　包括全自动清洗消毒机、干燥柜、低温真空干燥柜等。机械干燥工作效率高,是器械干燥的首选方法,具有快速、彻底干燥,防止器械污染,精准、安全、可靠等优点。

　　(1)低温真空干燥柜的工作原理:利用真空泵抽真空,使气压降低,水的沸点也随之降低,水在较低的温度下发生沸腾、汽化,使附着在器械上的水分快速分离;同时,真空泵快速抽出蒸汽,进而使器械快速、彻底干燥。

　　(2)操作方法:应遵循生产厂家提供的产品说明书或操作手册。

　　(3)注意事项

　　1)应根据器械材质设定干燥温度和时间以确保温度不会过高而造成器械损坏。

　　2)应将器械有序摆放在篮筐中,避免堆积,保持一定的空隙以利于干燥。在卸载干燥后的器械时应戴防烫手套,防止烫伤。

　　3)为了达到快速干燥及彻底干燥的目的,可对干燥物品进行预处理,即去除待干燥器械中过多的水分,特别是管腔器械。

　　2. **手工干燥**　适用于无干燥设备及不耐湿热的器械、器具和物品。

　　(1)手工擦拭:适用于少量、表面光滑、结构简单的器械。

　　1)使用消毒后的低纤维絮布进行器械擦拭,动作轻柔。防止污染和损伤器械。

　　2)宜单件处理。

　　3)擦拭时特别注意关节、齿槽、缝隙等部位。

　　4)防止棉絮和微生物对器械和环境的污染,同时保持操作人员手的清洁。

　　(2)压力气枪:适用于穿刺针、吸引头等管腔器械。

　　1)选择与管腔相适宜的接头。

　　2)先干燥器械表面水分,再干燥管腔内部,直至全部干燥。

　　3)处理穿刺针等锐器时注意防止刺伤。

　　4)手工干燥时应注意职业防护,注意佩戴防护面屏,避免液体飞溅至皮肤、黏膜。

（赵晓春　胡瑞雪　陈燕华）

## 第四节    妇产科及儿科普通器械包装常规

### 一、检查与保养

#### （一）妇产科及儿科普通器械检查的原则

1. 包装前应采用目测或用带光源的放大镜对干燥后的器械、器具及物品进行清洗质量和功能状态的检查。

2. 器械表面及关节、齿牙处应光洁，无血渍、污渍、水垢、锈斑等，器械打开和闭合顺畅，功能完好且无损毁。

3. 清洗质量不合格的器械应重新处理，器械发生严重锈蚀或功能损毁严重时应及时维修或报废。

#### （二）清洗质量的检查

**1. 操作目的**

（1）确保清洗后的器械、器具和物品表面及关节处清洁、光亮，无锈斑及残留物质。

（2）保证灭菌效果，避免感染发生。

（3）为临床和手术室提供合格的无菌物品。

**2. 操作准备**

（1）人员准备：规范着装，戴圆帽，穿专用鞋，清洁双手。

（2）环境准备：环境宽敞，光线明亮，操作台面干净、整洁。

（3）用物准备：操作台、光源、放大镜、纱布、锐器收集盒等。

（4）操作前评估：查看清洗消毒机运行过程参数，评估待检查的器械、器具和物品是否经过清洗、消毒处理，是否进行充分干燥。

**3. 操作流程**    待器械清洗、消毒完成，卸载物品，查看打印参数，在追溯系统上审核该批次器械清洗质量。

（1）检查管腔器械：目测管腔器械是否干燥完全，表面无血渍、污渍、水垢、腐蚀斑、锈斑及化学残留物质；用湿润的棉签擦拭检查管腔开口处，内外应清洁；将管腔器械对准纱布用高压气枪吹，观察纱布有无变色及出现异物；在带光源的放大镜下检查管腔，观察管腔内有无残留物质，腔体是否通畅。

（2）检查穿刺针类：目测穿刺针表面以及针梗部位是否干净，无血渍、污渍、水垢、腐蚀斑等。在带光源的放大镜下检查穿刺针管腔，观察其内有无残留物质；将穿刺针芯与针套进行组装，检查针芯是否能顺畅通过针套。

（3）检查器械类：目测检查器械表面、咬合面、关节面、锁扣、组合连接部是否干净，有无血渍、污渍、水垢、腐蚀斑、锈斑及化学残留物质。

（4）检查盆、盘、碗等器具内外两面及边缘处有无血渍、污渍、水垢、腐蚀斑、锈斑、化学残留物质、微小破孔或漏洞等,尤其是器皿边缘及其凹陷部分。

（5）检查玻璃类物品是否光亮、透明,有无水珠、血迹及污垢。

**4. 注意事项**

（1）清洗质量检查前器械、器具和物品应完全干燥。

（2）带关节的器械、器具应完全打开关节后检查。

（3）对于清洗质量不合格的器械、器具及物品应返回去污区重新进行清洗、消毒处理。

（4）检查器械锋利度时,禁止徒手对针刺类器械进行检查。

（5）在灯光明亮的环境下进行相关操作,进行普通器械检查时照度为500~1 000lx,进行精细检查时照度为1 000~2 000lx。

**（三）功能状态的检查**

**1. 操作目的**

（1）检查器械、器具和物品的结构与性能,确保其功能状态完好。

（2）方便操作者的使用,保证手术顺利进行。

**2. 操作准备**

（1）人员准备:规范着装,戴圆帽,穿专用鞋,清洁双手。

（2）环境准备:环境宽敞,光线明亮,操作台面干净、整洁。

（3）用物准备:操作台、光源、放大镜、专用测试棉或测试纸、纱布、手术缝针、医用润滑剂等。

**3. 操作流程**

（1）器械关节、锁齿的检查:检查关节处是否灵活,松紧适宜。将器械卡锁在第一齿的位置,手持器械的夹持端,用手掌拍打手柄的指环端,如果器械自动弹开,表示锁齿功能不佳。也可用钳端夹持橡胶管,然后抖动,自动弹开者应该废弃。

（2）器械张力的检查:将器械合并,两边齿干上锁,锁齿间距离应有1mm左右,若关节较紧,可用医用润滑剂喷于关节处。

（3）剪刀的检查:剪刀刀口是否锋利,有无钝、弯曲、缺口,闭合时有无缝隙,关节螺帽处有无松动。用刀口前三分之二剪四层纱布进行锋利度测试,纱布应被光滑剪开,断面整齐。

（4）持针器的检查:持针器咬合面有无磨损,锁扣是否容易关闭并能牢固夹持对象。取一根与持针器相称的缝针,使持针器咬住缝针,将卡锁锁在第二锁齿的位置并试着摇动缝针,若缝针可以用手轻易抽出,则表示持针器的功能不佳需要更换。

（5）止血钳类器械的检查:止血钳类器械尖端部是否咬紧且密闭完好,边缘是否圆滑、无磨损,关节处是否灵活,有无错位及变形。

（6）齿镊的检查:齿镊前端是否对合整齐,有无错位、缺损。

（7）无创阻断钳的检查：将单层薄棉纸剪片做测试，器械闭合时薄棉纸夹口处能留下完整的齿压痕，但是不能穿透薄棉纸。若薄棉纸夹口处不能留下完整的齿压痕，则表明无创阻断钳不能完全闭合。

（8）穿刺针类的检查：穿刺针尖是否锐利、无钩，斜面平整；针梗处有无弯曲、变形，针套与针芯套是否吻合；用高压气枪或95%的乙醇检查针头通畅情况。

（9）电源器械类的检查：根据器械厂家的建议使用专门的绝缘测试仪进行绝缘性能测试检查，确保其绝缘性；肉眼检查外壳是否完整，有无裂隙或断开。

（10）橡胶类的检查：检查橡胶有无老化、粘连、裂痕，弹性是否良好。用双手握住导管两端以相反方向拉，放松一端时，导管向中间回缩的拉力很大，则表示导管弹性良好。

（11）器皿的检查：器皿形状是否正常，有无缺口及漏洞。

### 4. 注意事项

（1）在对器械进行功能检查时，做好自身职业防护，尤其检查器械锋利度时，禁止徒手检查。

（2）带关节的器械、器具应完全打开关节检查，注意保护器械的功能端。

（3）精密、贵重器械功能不良时，应及时与临床和手术室沟通。

（4）在灯光明亮的环境下进行相关操作，进行普通器械检查时照度为500~1 000lx，进行精细检查时照度为1 000~2 000lx。

### （四）器械的维护及保养

#### 1. 手术器械维护与保养常见问题

（1）手术器械的表面变化：手术器械经过一段时间的使用后，由于化学、物理等因素的影响，其表面常有变色的现象。常见表面变化包括有机残留物、化学残留物、硅酸盐变色、水渍沉积、不锈钢氧化变色、镀铬层脱落等。

1）有机残留物：手术器械表面的有机物残留一般来自临床手术后所留下来的残留物，如体液、血液干涸后的残留物以及人体组织蛋白残留物等。有机残留物中非常容易隐藏细菌、病毒等微生物以及容易产生导致器械腐蚀的卤化物。

2）化学残留物：对手术器械进行清洗、消毒时，由于使用的化学试剂（清洗剂、消毒剂）没有经过彻底的漂洗从而造成器械表面出现斑点状或片状的变色层。

3）硅酸盐变色：一般是由于清洗、消毒水中的硅酸盐含量过高，或水处理设备发生了硅酸盐渗漏，且后期漂洗不彻底导致器械表面出现黄色或棕褐色斑点状或片状的变色层。

4）水渍沉积：若使用的清洗用水中钙、镁离子含量过高，会在器械表面产生乳白色到浅灰色的清晰、不规则的界线。建议在手术器械清洗过程中使用软水或经纯化的水,做到彻底的终末漂洗,以避免水渍的产生。

5）不锈钢氧化变色：手术器械材料中含有高碳的铬钢成分,若器械清洗、消毒过程中漂洗不彻底或化学试剂（清洗剂、消毒剂）剂量超范围使用,会在器械表面形成闪亮的灰黑色或黑色的氧化铬变色层。

6）镀铬层脱落：采用镀铬工艺生产的器械经过长时间的使用后,镀铬层会受到清洗、消毒、高温蒸汽的影响而脱落,在器械表面形成棕色至黑色的氧化层。

（2）腐蚀：指金属由于长期暴露在空气中发生氧化反应,或者与水中的氧元素作用产生红棕色氧化物的过程。

1）表面腐蚀：是指手术器械因为长时间与冷凝水、血液及体液接触,表层开始出现红色至红棕色斑点状或片状锈蚀的现象。

2）摩擦腐蚀：手术器械有摩擦的部位容易产生摩擦腐蚀,呈红褐色,多见于器械关节和滑动接触面。

3）点状腐蚀：手术器械表面出现针孔状的黑色小洞,周围出现红棕色的腐蚀物,这些点状的腐蚀孔被称为点状腐蚀,其是最常见的腐蚀类型。点状腐蚀通常是因为器械长期接触了氯化物或血液、体液等。

4）应力腐蚀：指已经被腐蚀的手术器械由于手术中或再处理时经受了很大的压力,出现裂纹或断裂的情况。

（3）磨损和变形：因手术器械长期频繁使用或非正常使用造成工作端的正常损耗的情况称为手术器械的磨损。手术器械由于长期非正常使用会造成功能端发生较严重的变形。

**2. 保养的原则**

（1）使用医用润滑剂对器械进行保养,禁止使用石蜡油等非水溶性产品对器械进行润滑。

（2）器械的润滑应该在保养前进行。

（3）对塑胶材质的器械不能使用医用润滑剂,否则会引起器械变形。

（4）若器械装有铰链或移动元件,宜在每次使用后进行保养。

**3. 手术器械的日常维护和保养操作**

（1）操作目的

1）保护器械避免受到机械性损伤。

2）对器械进行正确的维护与保养,会延长器械的使用寿命,降低成本。

3）减少操作过程中的安全隐患,保障患者安全。

（2）操作准备

1）人员准备：规范着装,戴圆帽,穿专用鞋,清洁双手。

2）环境准备：环境宽敞,光线明亮,操作台面干净、整洁。

3）用物准备：操作台、光源、放大镜、专用器械润滑剂、纱布等。

（3）操作流程：检查清洗质量和功能状态后，使用专用的气雾喷涂润滑剂对器械关节、锁扣、铰链等部位进行喷涂。

（4）注意事项

1）根据器械材质和灭菌方法选用医用润滑剂。塑胶类（呼吸管道、压脉带、电源电线等）、不锈钢容器（盆、盘、碗等）、玻璃类不需要进行润滑。

2）按照产品说明书配制医用润滑剂，稀释剂应使用纯化水或蒸馏水，在有效期内使用。

3）器械经手工润滑保养后若表面有较多的液体，须采用清洁的低纤维絮布手工擦拭干燥。

4）盛装润滑剂的容器必须是清洁容器，避免造成器械的二次污染。

5）工作人员须做好职业防护，避免将手直接伸入润滑剂中造成皮肤损伤。

**（五）新购器械的维护和保养**

1. 对新购器械必须彻底清洗和去除保护油，否则会导致器械表面产生黄斑。除油可以使用医疗器械专用除油剂或者使用碱性清洗剂浸泡。

2. 新购器械应保存在常温条件下的干燥存放柜里，不得存放在离活性氯等化学物质较近的地方。

3. 新购器械表面保护层相对旧器械而言比较薄弱，对器械处理过程的环境更加敏感，因此严禁使用酸性消毒液或含氯消毒剂浸泡新购器械，避免造成器械腐蚀。

**二、包装**

**（一）包装材料的分类与选择**

**1. 包装材料的分类**

（1）纺织材料：目前在我国用于灭菌包装的纺织材料一般为棉布。重复使用的普通棉布包装应该一用一清洗，无污渍，在灯光下检查无破损；棉布应为非漂白织物，包布除四边外不应该有缝线；初次使用前应该高温洗涤，脱脂去浆、去色。

（2）医用纸袋：材质为医用透析纸。适用于对轻质的器械及单一物品的包装，如纱布、棉球等物品。具有良好的通透性，可阻菌、防水、防尘、透气，符合无菌屏障的要求。顶部内侧涂有热封胶，便于使用封口机进行封口。可用于压力蒸汽灭菌、环氧乙烷灭菌、低温蒸汽甲醛灭菌。

（3）医用皱纹纸：材质由100%的木浆纤维制成，无漂白剂和其他化学添加剂，适用于轻质以及中等质量的器械、器具、托盘等物品的包装，具有阻菌、防水、防尘、透气的特性，有良好的折叠性，符合无菌屏障要求。可用于压力蒸汽灭菌、环氧乙烷灭菌、低温蒸汽甲醛灭菌。

（4）无纺布：材质由塑料聚合物、纤维素纤维制成，主要材质是聚丙烯。无纺布纤维间隙很小而且是随机排列，能够减少微生物或者尘粒被转移的可能性。无纺布的质量标准应符合《最终灭菌医疗器械包装材料》（YY/T 0698—2022）要求，并且不能重复使用。可用于压力蒸汽灭菌、环氧乙烷灭菌、低温蒸汽甲醛灭菌、过氧化氢等离子体灭菌。

（5）复合医用纸塑袋：须采用专用的封口机密封，是具备透气功能和可视功能的预成型无菌屏障系统。可用于压力蒸汽灭菌、环氧乙烷灭菌、低温蒸汽甲醛灭菌。

（6）特卫强（Tyvek）纸塑袋：适用于不耐热的器械、器具和物品的包装，适用于过氧化氢等离子体低温灭菌，具有阻菌、防水、防尘、抗乙醇、透气的功能。

（7）硬质容器：由盖子、手柄、底座、灭菌标识卡槽、垫圈和灭菌剂孔组成。盖子上应有可通过灭菌介质的阀门或者过滤部件，表面应具有抑菌性能，可在转运时保持长久抑菌状态。每次使用后应清洗、消毒。

**2. 包装材料的选择**　应与物品的灭菌方式相适应，与灭菌物品相兼容；拆开方便，不污染无菌物品，有良好的包装完整性、保护性以及无菌状态的维持性能。还要综合考虑被包装物品的形状、大小、使用周转频次、灭菌后存放有效期以及包装成本来选择包装材料。

**（二）医用封口机**

**1. 工作原理**　封口机是由机架、减速调速传动装置、加热散热装置、封口印字装置、输送装置及电子控制系统等部件组成的。各装置接通电源后即开始工作，电热元件通电后加热，通过控制系统使上下加热块开始急剧升温并调节至所需要的温度；压印轮转动，冷却系统根据需要开始冷却；由减速调速传动装置将输送带调整到所需的速度。当装有物品的纸塑包装袋放置到传送带上时，包装袋封口部位会被自动送入运行中的封口带并带入加热区，通过封口带加热块的热量使薄膜受热融化变软，再经过冷却区，使薄膜表面温度适当下降，之后通过印字轮进行滚压，使封口部位的上、下两层胶膜及纸面黏合，然后将密封好的包装袋由输送带送出机外，完成密封工作。

**2. 设备维护**　为了避免由于维护不足造成的损坏或装置故障，建议每年对装置进行至少一次或两次维护，维修次数取决于使用频率。维护期间将检查磨损零件。每次进行维护工作后，应对密封结果进行检查。建议每天清洁装置，至少每周清洁一次以避免损坏或故障。清洁时拔掉电源线，并使用软的湿布轻轻擦拭，以避免磨损。切勿使用化学试剂或清洗剂进行清洁。

**（三）包装方法**

**1. 闭合式包装**

（1）平行式包装：将包装材料按照长方形放于操作台上，将需要包装的物品放于包装材料中心处;将顶部包装材料往下折,盖住物品的上半部,接着折回形成一个折翼;将底部的包装往上折,盖住物品的下半部,接着折回形成一个折翼,与先前的相重叠;将左边的包装平整地折叠盖过包裹,接着折回形成折翼;将右边的包装折叠盖住包裹,与先前的折叠相重合,形成一个平整的包裹。

(2)信封式包装:将包装材料按照对角线放于操作台上,使其中一角对向操作台前方,将需要包装的物品放于材料中心处,与包装的底角和顶角成一条直线;将底角往上折盖住物品,接着折回形成一个折翼;将包装的左角往右折盖住物品,接着折回形成一个折翼;将包装的右角往左折盖住物品,与之前的折叠交错,接着折回形成一个折翼;将包装的顶角往下折盖住物品,将折翼卷进之前的左右折缝里,只留下一个可见的小垂片,便于无菌操作时打开无菌包。

### 2. 密封式包装

(1)脉冲型封口机密封法:将纸塑包装袋的开口端放于封口机封口处,当密封口预热完成后便压下去,然后放开,待封口冷却,使塑料粘在纸上。

(2)连续型封口机密封法:将纸塑包装袋的开口端放于封口机封口处,打印面朝下,放入纸塑袋后开启封口机,设备自动启动,等封口机加热装置将温度加热到预先设定的温度时,通过封口滚轮将两层密封材料压合,然后从另一端取出完成封口的纸塑包装袋。密封完成后应进行检查,检查无皱褶、无气泡、无断裂、无分离时,即为合格。

(3)纸塑自封袋:纸塑自封袋在封口处自带粘胶条,密封时需要折叠袋子的末端,将粘胶条遮盖住开口进行密封。密封完成后检查无皱褶、无气泡、无断裂、无分离时,即为合格。

### 3. 硬质容器

应根据厂家说明书进行操作,一般用于成套手术器械包装。将准备好的器械放入跟器械相匹配的网篮中,然后将网篮放于容器底部,盖上盒盖,确保对合紧密、妥帖,如果硬质容器没有自带热敏锁,则须扣上外置一次性锁扣,最后贴上灭菌指示带及灭菌标识。完成后检查容器盖,应闭合完好、无破裂及变形、闭锁装置功能良好、蒸汽压力阀门正常或滤纸卡盘无变形,密封圈无变硬、皲裂、老化等。

### (四)妇产科及儿科普通器械包装流程

**1. 操作目的**　选用适当的包装材料对待灭菌物品进行正确包装以形成无菌屏障,保证其在灭菌、存放、运输和使用过程中免受再次污染。

**2. 操作准备**

(1)人员准备:规范着装,戴圆帽,穿专用鞋,清洁双手。

(2)环境准备:环境宽敞,光线明亮,操作台面干净、整洁。

(3)用物准备:包装材料、封包胶带、包内化学指示卡、包外标识、器械网篮或托盘。

(4)操作前评估:评估待包装的器械、器具和物品是否经过清洗质量和功能状态的检查,是否完全干燥。电子追溯系统处于备用状态。

**3. 操作流程**

(1)在追溯系统中审核待包装物品的清洗质量,关联配包人和审核人并打印待包装物品标签并查对交接单。

(2)装配:按照装配技术规程或图示对已拆卸的器械进行组装,确保器械的完整性,在装配过程中注意检查器械清洗质量和功能状态。

(3)摆放

1)手术器械应放于篮筐或有孔的托盘中进行配套包装,一般按照使用的先后顺序进行器械摆放,摆放应平整、有序,有利于使用人员操作。

2)器皿应单独包装,有盖的器皿应该开盖,叠放器皿时小器皿放于大器皿里面,叠放器皿尺寸应相差 3cm,因为相同尺寸的器皿重叠时负压会使两个平面吸附,影响灭菌介质的穿透。

3)所有的器皿应朝同一个方向摆放,摆放时用吸水纸隔开,同类器皿摆放在一起。

4)钳类和剪刀类器械在摆放时不应完全锁扣。

5)多元件组合器械在摆放时应拆开摆放,带阀门的器械应把阀门打开。

6)软管类器械应盘绕放置,避免 90° 弯曲导致物品受压变形并保持管腔的通畅,有利于灭菌介质穿透。

7)较重的器械应放置在篮筐或托盘底部,或者放在一端,避免损坏其他器械。

8)对锐利器械的尖端应使用保护套进行保护,防止在运输过程中损伤器械或者损坏无菌包装屏障。保护套应能充分接触灭菌介质。

9)对精密器械应使用具有固定架的特殊托盘,防止灭菌及运输过程中发生损坏。

(4)复核:在器械装配完成后,包装者应核对器械标识进行自查,然后再由核查者核对器械的种类、型号、数量、清洗质量、功能状态以及包装材料的质量。

(5)将器械按照闭合式或者密封式包装方式进行包装。闭合式包装必须使用两层包装材料,使用专用胶带,长度应与包装体积、重量相适宜,松紧适度,封包严密,保持闭合完好性。密封式包装应使用医用封口机。塑封包装要求密封宽度应≥6mm,包内器械距包装袋封口处应≥2.5cm。

(6)在器械包醒目位置处贴上具有追溯条码的包外标识,包外标识内容应该包括物品名称、物品明细、包装材料、包装者、核查者、灭菌日期和失效日期。标识应具有可追溯性。包装标识的材质应不会影响物品的灭菌效果,不会形成墨迹污染灭菌包。具有良好的粘连性,其粘连可经得起灭菌过程以及符合制造者规定的贮存和运输条件。

（7）包装者再次核查包装的完好性和包外标识的正确性，核对手术器械交接单后将交接单和器械包交与灭菌者。

**4. 注意事项**

（1）灭菌包内器械的装配应该由使用部门决定，每套器械都应具有规范、统一的器械配置单，装配时应严格按照器械配置单来装配。

（2）根据手术器械数量、重量以及灭菌方式选择合适的包装材料。器械与敷料应分室包装，包装前应依据器械装配的技术规程或图示，核对器械的种类、规格和数量。

（3）压力蒸汽灭菌包的重量要求：器械包应≤7kg，敷料包应≤5kg。若使用预真空压力蒸汽灭菌器灭菌，灭菌包的体积应≤30cm×30cm×50cm。

（4）包外应有化学指示物，高度危险性物品包外、包内均应放置化学指示物，如果透过包装材料能观察到包内化学指示物的变化，则不必放置包外化学指示物。

（5）硬质容器应设置安全闭锁装置，无菌屏障完好性破损后应可识别。

（赵春霞　陈燕华　雍亭亭）

# 第五节　妇产科及儿科普通器械灭菌常规

**一、灭菌原则**

1. 灭菌设备操作人员须经过岗位培训并且取得国家市场监督管理总局所发放的《中华人民共和国特种设备安全管理和作业人员证书》。

2. 根据待灭菌物品选择适宜的灭菌方式及灭菌程序，耐湿、耐热的器械、器具和物品应首选压力蒸汽灭菌；不耐热、不耐湿的物品应选用低温灭菌方法，如过氧化氢等离子体低温灭菌或环氧乙烷灭菌等。

3. 灭菌方法的选择应符合《医疗机构消毒技术规范》的要求，灭菌操作应符合《医院消毒供应中心 第2部分：清洗消毒及灭菌技术操作规范》的相关要求。

4. 灭菌操作方法应遵循生产厂家的使用说明或指导手册。

**二、压力蒸汽灭菌**

**（一）压力蒸汽灭菌的原理和适用范围**

1. **灭菌原理**　对腔体反复多次进行抽真空，即抽完一次真空后再将一定量蒸汽导入腔体，让剩余空气与蒸汽混合达到设定压力后再抽真空，如此反复多次地抽真空，尽可能将腔内空气排完，再导入蒸汽，使蒸汽迅速扩散，渗透到腔内物品深处。利用蒸汽冷凝时放出大量潜热和湿度的物理特性，经设定恒温时间,使被灭菌物品处于高温和润湿的状态,以此破坏微生物及芽孢组织,从而达到消毒、灭菌的目的。

2. **适用范围**　适用于耐湿、耐热材质的物品,如金属类、橡胶类、玻璃类等。

### (二)压力蒸汽灭菌的灭菌参数

压力蒸汽灭菌的灭菌参数见表4-5-1。

表4-5-1　压力蒸汽灭菌的灭菌参数

| 设备类别 | 物品类别 | 温度/℃ | 压力/kPa | 时间/min |
|---|---|---|---|---|
| 预真空式 | 器械、敷料 | 132 | 184.4~210.7 | 4 |
| | | 134 | 201.7~229.3 | 4 |
| 下排气式 | 器械 | 121 | 102.8~122.9 | 20 |
| | 敷料 | 121 | 102.8~122.9 | 30 |

### (三)压力蒸汽灭菌B-D测试操作

1. **操作目的**　检查压力蒸汽灭菌器内蒸汽饱和度和冷空气的排出情况。

2. **操作准备**

(1)人员准备:规范着装,戴圆帽,穿专用鞋,清洁双手。

(2)环境准备:检查包装及灭菌区环境宽敞,光线明亮。

(3)用物准备:灭菌锅架、篮筐、B-D测试包等。

3. **操作流程**

(1)打开蒸汽开关、水开关、压力蒸汽灭菌器电源开关。

(2)打开排污阀,将蒸汽管道或蒸汽发生器内的冷凝水排尽。

(3)检查B-D测试包是否未经使用,是否在有效期内。

(4)确认压力蒸汽灭菌器蒸汽的压力、夹层温度均达到使用要求。

(5)追溯系统上打印标签,查对锅号和灭菌日期后粘贴在B-D测试包上,扫描进入追溯系统。

(6)打开压力蒸汽灭菌器舱门,将B-D测试包正面朝上平放于灭菌柜内灭菌锅架的底层,排气口上方靠近灭菌器舱门的位置,灭菌器空载运行。

(7)关闭灭菌器舱门,选择B-D测试循环程序。

(8)整个循环结束后打开灭菌器门,取出B-D测试包。

(9)查看B-D测试纸变色是否均匀。

(10)在B-D测试纸上记录时间、灭菌器编号,签字确认,查看物理参数并加以保存。

**（四）压力蒸汽灭菌的操作（以预真空压力蒸汽灭菌器为例）**

**1. 操作准备**

（1）人员准备：规范着装，戴圆帽，穿专用鞋，清洁双手。

（2）环境准备：检查包装及灭菌区环境宽敞、光线明亮。

（3）用物准备：待灭菌物品、器械灭菌篮筐、灭菌器装载车架、灭菌记录本、监测用品、操作台等。

（4）操作前评估

1）设备安全检查：检查蒸汽管线及阀门无漏气；检查仪表完好，灭菌器压力表指针在"0"位；检查灭菌器柜门密封圈平整、无损坏，柜门安全锁扣灵活；检查灭菌柜内冷凝水排出口通畅，柜内及灭菌器排水管滤网干净且放置到位。检查记录打印装置安装打印纸色带，灭菌器处于完好备用状态。各管路无漏气、漏水现象。电子追溯系统处于备用状态。

2）根据设备使用说明书检查蒸汽压力表、水压力表、压缩空气压力表等的运行条件是否符合设备运行要求。

**2. 操作流程**

（1）接通电源，待机指示灯开启，接通供应蒸汽的管线阀门或者开启自发蒸汽，遵循产品说明书对设备进行预热。

（2）对大型预真空压力蒸汽灭菌器应在每日开始灭菌运行前空载进行B-D测试，B-D测试合格后方可进行物品灭菌。

（3）灭菌物品装载

1）确认该批次待灭菌物品是否可使用压力蒸汽灭菌，根据手术器械交接单核对物品数量、名称以及包装质量。使用扫描枪将待灭菌物品逐一录入追溯系统中。

2）使用专用灭菌架或篮筐装载灭菌物品。按照要求将待灭菌包规范放置于专用器械篮筐内或灭菌架上，灭菌包间应留间隙，摆放利于灭菌介质穿透和冷空气排出。将同类材质的器械、器具和物品置于同一批次进行灭菌。

3）当布类包与器械包混装时，布类包放置于上层，金属器械包放置于下层；手术器械包、硬质容器应平放；盆、盘、碗类物品应斜放；玻璃瓶等底部无孔的器皿类物品应倒立或侧放，利于蒸汽进入和冷空气排出。易碎物品须轻拿轻放，避免损坏；如果有植入物，须放置综合挑战测试包，其中第5类化学指示物可作为植入物紧急使用时提前放行的标准；若是对带管腔的器械灭菌，则须放置管腔PCD。

4）装载完毕后，检查待灭菌物品是否符合装载要求，然后将灭菌锅推入舱体内，关闭灭菌器舱门。

（4）灭菌操作：根据灭菌物品选择相应的灭菌程序，确认已选择程序，待启动键变绿后点击启动，程序开始运行。同时在追溯系统中选择相应的灭菌程序点击灭菌。

（5）灭菌器运行观察、记录：在灭菌阶段，观察灭菌温度、压力、时间；灭菌结束后，检查物理监测记录，在追溯系统中审核物理监测和化学监测合格，签字确认。在灭菌器运行记录表格中填写蒸汽压力、水压、压缩空气压力、灭菌日期、灭菌设备号、灭菌锅次、灭菌监测结果、操作者等。

**3. 注意事项**

（1）每天在设备运行前应进行安全检查。

（2）灭菌前应进行灭菌器的预热，预真空压力蒸汽灭菌器应在每日开始灭菌运行前空载进行 B-D 测试以检测压力蒸汽灭菌器内蒸汽饱和度和冷空气的排出情况。

（3）装载前检查待灭菌包的包装松紧度是否合适，装载物品时禁止堆放，须使用专用灭菌架或篮筐。

（4）避免灭菌物品接触灭菌器内壁及舱门，防止吸入冷凝水。包与包之间距离≥2.5cm，距上顶≥7.5cm，距侧壁≥4.5cm。

（5）防止超热现象的发生，即温度不宜超过预设温度 3℃的范围，温度超过临界温度 2℃时，蒸汽不易凝结，会导致穿透力降低从而影响灭菌质量。

（6）如遇紧急情况须终止循环，按停止键（STOP），灭菌器将停止一切工作。

（7）每日操作前应注意清洁灭菌器舱体排气口的过滤网。

**三、过氧化氢等离子体低温灭菌**

**（一）过氧化氢等离子体低温灭菌的原理和适用范围**

**1. 灭菌原理** 过氧化氢等离子体灭菌是低温灭菌技术。等离子体为物质的第 4 种形态，是由气体分子发生电离反应，部分或全部被电离成正离子和电子，这些离子、电子和中性的分子、原子混合在一起构成了等离子体。过氧化氢等离子体低温灭菌器在一定的温度、真空条件下，灭菌剂（浓度 53% 以上的过氧化氢）在灭菌舱内气化、穿透、扩散到整个灭菌舱体和灭菌物品的深部，并在过氧化氢等离子体的协同下实现对舱内物品的灭菌和残留过氧化氢的解离。目前常用过氧化氢等离子体低温灭菌器的工作温度为 45~55℃，灭菌周期为 28~75min，灭菌后的物品可以直接使用。

**2. 适用范围** 适用于不耐湿、不耐高温的医疗器械、器具和物品。

**3. 禁忌范围** 不完全干燥的物品或材料；吸收性材料或带有吸收性材料的器械；由含纤维素的材料制成的物品或其他任何含有木质纸浆的物品（棉布、纸、碳、纤维、纱布、棉球）；液体、油剂、粉剂；植入物；不能承受真空的器械。

**（二）过氧化氢等离子体低温灭菌的灭菌过程**

**1. 准备期**

（1）灭菌舱内壁温度在准备期结束时应不小于 45℃。

（2）若发生等离子体，维持时间和输入功率应符合制造商的规定，维持时间实测值应不小于制造商规定的最低值,输入功率实测误差应在 ±10% 范围内。

（3）若有提纯,提纯后过氧化氢浓度和剂量应符合制造商的规定,误差应在 ±5% 范围内。

（4）灭菌物品过湿时灭菌器会报警暂停,因此须检查待灭菌物品的干燥度。

（5）检查过氧化氢卡匣是否安装得当,符合设备运行要求。

2. 灭菌期

（1）灭菌舱内壁温度应不大于 60℃;设备设定最低温度的灭菌效果应经过验证。

（2）灭菌期维持时间应符合制造商的规定维持时间,实测值应不小于制造商规定的最低值。

（3）灭菌压力范围应符合制造商的规定。

（4）灭菌期过氧化氢浓度范围应符合制造商的规定。

（5）宜对灭菌舱内过氧化氢浓度进行实时监测。

3. 解析期

（1）灭菌舱压力下限应不高于制造商规定的压力,且应不大于 80Pa。

（2）若发生等离子体,维持时间和输入功率应符合制造商的规定,维持时间实测值应不小于制造商规定的最低值,输入功率实测误差应在 ±10% 范围内。

（3）解析期结束后,灭菌负载的过氧化氢残留值应不超过 $30mg/kg \cdot H_2O$。

4. 过氧化氢灭菌剂的质量要求

（1）过氧化氢灭菌剂应符合 GB/T 1616—2014 工业过氧化氢中 60% 过氧化氢的质量要求;有效期内过氧化氢浓度为 53%~60%。

（2）灭菌器应使用制造商配套的过氧化氢,使用中的有效期不少于 10d,使用浓度应在 53%~60% 的范围内。

（三）过氧化氢等离子体低温灭菌参数

过氧化氢等离子体低温灭菌参数见表 4-5-2。

表 4-5-2　过氧化氢等离子体低温灭菌参数

| 作用浓度 /（$mg \cdot L^{-1}$） | 灭菌温度 /℃ | 灭菌时间 /min |
|---|---|---|
| >6 | 45~55 | 28~75 |

（四）过氧化氢等离子体低温灭菌的操作流程

1. 操作准备

（1）人员准备:规范着装,戴圆帽,穿专用鞋,清洁双手。

（2）环境准备:检查包装及灭菌区环境宽敞、光线明亮。

（3）用物准备：待灭菌物品、灭菌记录本、监测用品、操作台等。

（4）操作前评估

1）确保设备电源连接正常，符合厂家要求。检查打印纸是否充足，追溯系统是否处于备用状态。

2）对过氧化氢卡匣进行检查，按照灭菌显示装置上的提示信息更换用完或者过期的卡匣。

3）对灭菌舱的清洁度进行检查，对含真空排水泵的灭菌器应先进行排水检查。

2. **操作流程**

（1）灭菌物品装载

1）装载时器械盒应平放，不叠加；特卫强纸塑包装应同一方向有序排列，宜侧放，不重叠；上下层搁架放置不同材质物品时宜均匀放置。

2）不超载，按规定容量装载。

3）装载物品时不要超出器械搁架范围，用挡板将物品固定，以防在真空过程中物品弹出后遮挡过氧化氢监测灯。

4）在装载过程中使用追溯系统扫描枪将待灭菌物品一一扫入追溯系统中进行质量追踪。

5）装载物品时应预留距离等离子电极网 2.5cm 的空间，物品不应碰触底舱及前舱门。

6）装载完成后将搁架推入灭菌器舱内，关闭舱门。

（2）灭菌操作：有生物监测的灭菌批次，应打印出生物指示剂相应标签，便于将待灭菌包扫入追溯系统中进行质量追踪。根据灭菌物品选择相应的灭菌程序，确认已选择程序，程序开始运行。灭菌周期结束，打开舱门，取出物品后关闭舱门。

（3）灭菌器运行观测、记录：灭菌结束后检查打印纸上的物理监测参数和无菌包上的化学监测是否合格，合格后在追溯系统中进行灭菌质量审核。在灭菌器运行记录表格中填好灭菌日期、灭菌设备号、灭菌锅号、灭菌监测结果、操作者等。

3. **注意事项**

（1）在灭菌物品被装载进入灭菌设备前，应对其进行有效、正确的清洗和干燥处理。

（2）包装材料应采用专用包装袋或医用无纺布。

（3）灭菌物品的装载应严格按照灭菌器说明书要求进行，避免因装载不当影响灭菌效果。

（4）高浓度的过氧化氢会烧伤皮肤，因此在正确操作灭菌设备的同时应采取个人防护措施。过氧化氢灭菌剂的浓度和剂量应与灭菌器说明书规定的要求一致。应严格按照灭菌器说明书要求进行设备保养和维护。

### 四、环氧乙烷灭菌

#### （一）环氧乙烷灭菌的原理和适用范围

**1. 灭菌原理**    环氧乙烷为一种烷基消毒剂，在常温、常压条件下为无色、透明液体。环氧乙烷能与菌体蛋白结合，使 DNA 和 RNA 发生非特异性烷基化作用，使酶代谢受阻，能导致细菌、真菌、病毒、立克次体死亡。

**2. 适用范围**    适用于不耐湿、不耐高温的医疗器械、器具和物品，如各种内镜、起搏器、外科精密医疗器械、光学仪器、长管腔的软式内镜、木制品、陶瓷等诊疗器械及物品。

**3. 禁忌范围**    食品、液体、油脂类、滑石粉类。

#### （二）环氧乙烷灭菌参数

环氧乙烷灭菌参数见表 4-5-3。

表 4-5-3    环氧乙烷灭菌参数

| 作用浓度 /（mg·L⁻¹） | 灭菌温度 /℃ | 相对湿度 /% | 灭菌时间 /h |
|---|---|---|---|
| 450~1 200 | 37~63 | 40~80 | 1~6 |

#### （三）环氧乙烷灭菌的操作流程

**1. 操作准备**

（1）人员准备：规范着装，戴圆帽，穿专用鞋，清洁双手。

（2）环境准备：检查包装及灭菌区环境宽敞、光线明亮。

（3）用物准备：待灭菌物品、灭菌记录本、监测用品、操作台等。

（4）操作前评估

1）检查灭菌设备电源保持在接通状态，检查压缩空气压力值应达到厂商要求的技术标准。

2）检查设备各程序控制是否正常，系统有无异常。

**2. 操作流程**

（1）灭菌物品装载：对灭菌物品须彻底清洁和漂洗，清除黏膜、血渍和其他有机物。选用合适包装材料进行包装。用不锈钢专用篮筐，灭菌物品不得堆积，灭菌物品不得高出篮筐，物品装载量应≤80%。在装载过程中使用追溯系统扫描枪将待灭菌物品扫入追溯系统中进行质量追踪。装载时灭菌物品间应留有间隙，较重的物品不能叠放，纸塑包装袋应竖放。装载完成后将灭菌架推入灭菌器舱内，关闭舱门。

（2）灭菌操作：根据灭菌物品选择相应的灭菌程序，确认已选择程序，程序开始运行。同时点击追溯系统中的灭菌程序打印出相应的灭菌追溯条码。灭菌周期结束，打开灭菌出口处舱门，取出物品后关闭舱门。

（3）灭菌器运行参数观测、记录：灭菌结束后检查打印纸上的物理监测参数和灭菌物品上的化学监测是否合格,合格后在追溯系统中进行灭菌质量审核。在灭菌器运行记录表格中填好灭菌日期、灭菌设备号、灭菌锅号、灭菌监测结果、操作者等。

**3. 注意事项**

(1)待灭菌物品须充分干燥。

(2)灭菌器周围禁止有火源,因环氧乙烷是易燃、易爆的有毒气体,气罐不应存放在冰箱中。

(3)灭菌物品间应留有空隙,纸塑包装同向摆放。

(4)安装气罐时应检查卡槽内有无异物,安装是否通畅无堵塞。

(5)灭菌物品必须经过解析后方能使用。常用的解析温度以及对应时间分别为50℃(12h)、55℃(10h)、60℃(8h);解析物品残留浓度应≤10μg/cm$^2$;不应采用自然通风进行解析。

(6)使用完成后的环氧乙烷气罐,每次周期结束应将用后的空气罐取出。

(7)须装配环氧乙烷气体浓度监测仪,浓度超标时报警提示。

(赵春霞　陈燕华　雍亭亭)

## 第六节　妇产科及儿科无菌物品储存、发放操作常规

**一、卸载**

**(一)无菌物品卸载原则**

1. 在卸载无菌物品前,工作人员应做好手卫生,并保持双手的清洁和干燥。

2. 卸载前应检查物理参数,待化学指示物合格后方可卸载。

3. 对使用压力蒸汽灭菌的灭菌物品在卸载后应进行冷却,待降至室温后方可转运;对低温灭菌(化学灭菌)物品的卸载须注意化学药物残留排放通风的要求和时间,做好个人防护。

4. 卸载时灭菌包掉落至地上或误放到不洁处,则视为被污染,应重新灭菌。

**(二)无菌物品卸载的操作流程**

**1. 操作目的**

(1)检查灭菌程序的完整性,确保灭菌质量。

(2)通过合理、规范的卸载操作,避免湿包及无菌包的二次污染。

**2. 操作准备**

(1)人员准备:规范着装,戴圆帽,穿专用鞋,清洁双手。

(2)环境准备:环境宽敞、明亮、清洁、干燥,无杂物。

(3)用物准备:转运车,装载篮筐,防烫手套。

### 3. 操作流程

（1）压力蒸汽灭菌

1）压力蒸汽灭菌器的蜂鸣声响提示灭菌循环结束。

2）发放人员应检查打印记录纸上各项参数是否合格、灭菌循环是否完成。

3）发放人员在戴上防烫伤隔热手套并做好防护后，将灭菌器柜门打开；同时将灭菌卸载车与灭菌器内的轨道对接。

4）将车架拉出，放置于人流量少、避开空调出风口的位置冷却 30min 以上，以无菌包接近室温为宜。

5）检查该批次的灭菌包包外指示胶带变色是否合格及有无湿包、破包、污迹等。若为纸塑包装还应检查包内化学指示物的变色情况。若该批次的灭菌物品包含有管腔器械，应检查化学 PCD 是否合格。

（2）过氧化氢等离子体低温灭菌

1）机器面板显示循环通过，灭菌循环结束，发放人员检查打印记录纸上各项参数是否合格、灭菌循环是否完成。

2）戴好防护手套，打开过氧化氢等离子体低温灭菌器柜门将物品卸载。

3）检查过氧化氢等离子体低温灭菌生物监测包外化学指示物变色是否合格并及时完成生物监测。若为纸塑包装还应检查包内化学指示物的变色情况，有无脏包、破包。

4）将物品放置于专用通风处存放。

（3）环氧乙烷灭菌：具体操作流程可参考过氧化氢等离子体低温灭菌。

### 4. 注意事项

（1）压力蒸汽灭菌物品卸载时可适当让灭菌物品在灭菌器内停留一定时间，以防止湿包的发生。

（2）卸载时注意职业防护，防止烫伤、烧伤。

（3）卸载时工作人员应轻拿轻放，避免造成包装破损。

（4）卸载操作人员应具备紧急事故判断及处理的能力。

## 二、储存

### （一）无菌物品储存原则

严格减少和控制无关人员进入无菌物品存放区。接触无菌物品前应洗手或手消毒。按照"左进右出、下放上取"的原则摆放物品。确认进入无菌物品存放区的物品灭菌质量监测合格，并记录物品名称、数量等。根据临床科室需要建立并准备基数，保证临床科室使用。无菌物品应分类、分架存放在无菌物品存放区，不应堆放或混放。物品摆放整齐、定位放置、标识清楚、标签朝向一致，便于清点和检查。消毒物品须保证彻底干燥，包装后专架定位存放，标识清楚。工作人员应认真执行无菌物品卸载和存放的操作流程。储存过程避免无菌物品受到污染和损坏，无菌物品放在不洁的位置或掉落在地上应视为污染包,须重新灭菌。

## (二)环境与储存设施、设备

1. **一般环境要求**　无菌物品存放区温度应 <24℃,相对湿度应 <70%。无菌物品储存环境须保持清洁、整齐,内部通风、采光良好,无肉眼可见的灰尘。每日定时清洁、整理地面、台面至少 2 次,每日清洁专用无菌电梯至少 1 次,每月清洁天花板、墙面至少 1 次。

2. **储存设施**　消毒供应中心进行无菌物品的储存、运输时必须借助专用的设备,包括储物架 / 柜、车、运输封闭箱等。禁止将无菌物品放置在规定区域或专用设施以外的地方以防止污染,保障安全。

(1)无菌物品存放架宜选用表面光滑、耐腐蚀、耐磨的材质,如不锈钢等材料。无菌物品存放架或柜应距地面高度≥20cm,距天花板≥50cm,与地面和天花板保持一定的高度可降低灰尘的污染,便于清洁、整理。因墙面材料易受湿度和温度的影响,从而产生真菌等,宜距离墙≥5cm,可避免无菌物品被墙污染。

(2)无菌物品的存放可使用开放式架子或封闭式架子。开放式架子是较为常用的方法,可保持清洁,便于取物;带轮子的活动车架兼有储存和转运的功能,使用中可覆盖防尘罩以防止无菌物品被污染。使用封闭的储存柜 / 架储存周转较慢的无菌物品。无论采用以上哪种方式储存物品,都须密切关注储存期间影响无菌有效期的相关事件,避免无菌包被环境中的水、潮气、尘粒所污染,以及因不适当的搬运方法而造成的包装破损所致的污染。

3. **标识种类及用途**　在无菌物品储存管理中使用标识,利于达到物品分类、固定放置的管理要求,便于快捷、准确地拿取无菌物品。通常可设为柜架号、层次号、位置号或无菌物品名称标识。

(1)柜架号:设置固定的储存架 / 柜标识牌,限定物品使用的柜架。

(2)层次号:设置固定的储存架 / 柜标识牌,限定物品使用的柜架的层次。

(3)位置号(或无菌物品名称标识):设置固定的标识牌,限定物品放置的位置。

(4)无菌物品包的名称与位置应与柜架号、层次号、位置号相对应。

## (三)储存工作常用表格

1. **各类无菌物品基数清点记录表**　每日清点,每班交接。表格项目包括日期、物品名称、数量、操作人员等。

2. **植入物及外来器械记录表**　须生物监测合格后填写记录,紧急情况下按照紧急放行规范填写记录。表格项目包括日期、植入物来源、物品名称、接收物品科室、灭菌方式、生物监测结果、发放人员等。

3. **压力蒸汽灭菌湿包记录表**　发放时确认无菌物品有无湿包情况,对湿包进行记录。表格项目包括日期、天气、物品名称、数量、包装材料、装载方式及位置、灭菌人员、灭菌锅号及锅次、湿包部位、发放人员等。

## （四）无菌物品储存有效期

当环境温度、湿度达到 WS 310.1—2016 的规定时，使用棉布纺织类包装材料的无菌物品的有效期为 14d；温湿度未达到标准，有效期为 7d。医用一次性纸袋包装的无菌物品的有效期为 30d。使用一次性纸塑包装袋的无菌物品，有效期宜为 180d。使用一次性医用皱纹纸、医用无纺布包装的无菌物品，有效期宜为 180d。使用硬质容器包装的无菌物品，有效期宜为 180d。

## （五）无菌物品质量检查及要求

1. **确认灭菌质量监测合格**　物理监测质量不合格的灭菌物品，同批次灭菌的物品不得储存和发放。灭菌包外化学监测不合格的灭菌物品，不得储存和发放；植入物应每批次进行生物监测，生物监测合格后方可储存和发放，如遇紧急情况，可使用含第 5 类化学指示物的生物 PCD 进行监测，第 5 类化学指示物合格，即可作为提前放行的标志，生物监测的结果须及时通报给使用部门。

2. **确认无菌物品包装质量合格**　包装完好、无破损，清洁、无污渍，闭合完好，松紧适宜。密封包装的物品其密封宽度应≥6mm，包内器械距离包装袋封口应≥2.5cm；硬质容器应设置安全闭锁装置，且无菌屏障完整性破坏后应可识别。

3. **确认无菌物品标签合格**　无菌物品包外有无标签，粘贴是否牢固，标签内容是否完整，有效期是否准确，字迹是否清晰。

4. **确认无菌物品没有湿包问题**　湿包是指经冷却后，肉眼可见物品包装外或包装内有明显的潮湿、水珠等现象的灭菌包。湿包应视作污染包，因水分子能够破坏无菌包装的无菌屏障系统，成为微生物的载体，造成包内无菌器械的污染，故湿包不能作为无菌包储存。

## （六）无菌物品储存的操作流程

1. **操作目的**

（1）确保无菌物品的质量及有效性。

（2）保证临床科室及手术室无菌物品的使用。

2. **操作准备**

（1）人员准备：规范着装，戴圆帽，穿专用鞋，清洁双手。

（2）环境准备：储存架或储存柜保持清洁、干燥、无杂物，操作开始前 30min 停止打扫卫生。

（3）用物准备：根据无菌物品卸载量来准备卸载车、篮筐、存放架或储存柜、速干手消毒液。

（4）操作前评估：灭菌器运行停止，参数已打印。

3. **操作流程**

（1）灭菌物品冷却：从灭菌器中拉出灭菌架，放于无菌物品储存区进行冷却并设置"冷却"字样的标识，冷却时间在 30min 以上。

（2）确认灭菌质量：检查物理参数合格；包内外化学指示物变色合格；从

灭菌架上取下已冷却的物品时,检查无湿包现象;检查包装完好性和闭合完好性;检查无菌标签合格。

（3）物品储存放置:按照无菌物品的名称、编号、灭菌日期的先后顺序将物品放置在固定位置。记录并清点储存物品的名称、数量。

**4. 注意事项**

（1）接触无菌物品前应洗手或手消毒,手部不佩戴戒指等饰物,防止划破外包装纸。

（2）保证足够的冷却时间,防止产生湿包。

（3）无菌包潮湿、包装破损或有污渍、标签字迹不清、掉落地面等,应视为污染,须重新处理。

（4）发现灭菌质量问题及时反馈给灭菌人员和相关负责人。

**三、发放**

**（一）无菌物品发放原则**

无菌物品发放时,应遵循"先进先出"的原则,先储存的物品先投入发放使用。建立严格的查对制度,发放时应首先确认无菌物品的有效性及包装完好性。植入物应在生物监测合格后发放。建立无菌物品下送服务制度,及时供应无菌物品。建立各类物品发放记录并具有可追溯性。建立无菌物品质量问题的反馈制度,持续改进工作质量。运送无菌物品的器具应经过清洁处理,保证干燥、洁净。

**（二）无菌物品发放要求**

无菌物品发放时应严格执行查对制度,具体要求如下:

1. **查看包外标识**  字迹是否清楚,物品名称是否正确,灭菌日期和失效日期是否正确,标识明细是否正确。

2. **查对包装质量**  检查棉布、无纺布及一次性医用皱纹纸的包装封口胶带长度、闭合完好性;检查纸塑包装的封口处是否平整,压痕是否紧密和连续;硬质容器的锁扣是否连接紧密,热敏锁是否闭合完好等。

3. **查对灭菌质量**  包内外化学指示物变色情况是否合格,是否为湿包。若有植入物则须查看生物监测结果是否合格。

4. **查对交接单**  根据交接单查对发放科室,物品的数量、灭菌方式是否正确。

**（三）无菌物品发放的操作流程**

1. **操作目的**  保证物品的及时供应,杜绝失效物品和未灭菌物品发放到临床。

2. **操作准备**

（1）人员准备:规范着装,换专用鞋,戴圆帽,清洁洗手或手消毒。

（2）环境准备:发放台、传递窗保持清洁、干燥,无杂物。

（3）用物准备:下送车、封闭箱、各类物品申领单、速干手消毒液等,追溯系统处于备用状态。

（4）操作前评估：环境整洁、安全。

**3. 无菌物品发放操作流程**

（1）按照交接单准备使用科室所需物品。

（2）确认消毒和无菌物品的有效性和包装完好性。

（3）将物品逐一扫描至追溯系统并分装发放物品。按无菌有效日期在前的先发的原则进行物品装车/箱,注意放置无挤压。

（4）进行无菌物品分装后的核查,核对与交接单是否一致。

**4. 无菌物品发放注意事项**

（1）每日实行专人专车负责制,发放时应确认无菌物品的灭菌质量和有效期。

（2）严格按消毒隔离技术操作原则执行,凡发出的无菌物品,即使未使用,也一律不得返回无菌物品存放区。

（3）分装、搬运手术器械时应平稳,防止器械损坏;分装、搬运时应双手托住器械两端的底部,或借助转运车移动。

（4）禁止用推、拉、托的方式移动无菌包,以免造成包装破损,尤其防止一次性无菌包装材料的破损。

（5）注意手卫生,取放无菌物品前后应洗手,禁止佩戴首饰。

（姚舜禹　陈燕华）

# 第七节　妇产科及儿科无菌物品下送常规

**一、无菌物品下送原则**

1. 按时、保质、保量完成下送各种物品的任务。

2. 服务热情、态度端正,以临床科室满意为工作准则。

3. 搬运、发放无菌物品时,应严格遵守无菌技术操作原则。

4. 下送无菌物品时,认真查对、严格交接,如有疑问必须当面查问清楚,实行双签名,防止差错发生。

5. 下送车和转运工具要有"污""洁"标记,专物专用,分区存放。

6. 下送车在每天使用完毕后用清水清洁,干燥备用。若运送的过程中,下送车被污染,则先用500mg/L的含氯消毒剂(或酸性氧化电位水)擦拭消毒,再用清水抹布擦干,定位放置,摆放整齐。

7. 下送车应配备用于手消毒的速干手消毒液,并保证其使用期限在有效期内,下送人员在接触无菌物品前应严格按照七步洗手法洗手,保持双手的洁净。

## 二、无菌物品下送方法

1. **下送车转运**　无菌物品可直接装入专用下送车，也可先将无菌物品装放在封闭箱中，再放入下送车下送至相应科室。

2. **机器人物流转运**　无菌物品可先装放于封闭箱中，再放于机器人内运送发放，待机器人到达后，接收人员取走无菌物品即可。

3. **专用电梯转运**　消毒供应中心和手术部门可使用专用电梯发放、运输无菌物品。

4. **传递窗转运**　可在无菌物品储存区的传递窗口直接发放无菌物品至相应的科室。

## 三、无菌物品下送的操作流程

### （一）操作目的

1. 规范下送操作，避免污染无菌包。

2. 及时将无菌物品送至各个科室，保障临床无菌物品的使用。

### （二）操作准备

1. **人员准备**　穿外出工作服，戴口罩、圆帽（头发不外露），着装干净、整洁，清洁洗手或手消毒。

2. **环境准备**　整洁，光线充足，下送路途中无障碍物、陡坡。

3. **用物准备**　专用下送车、专用密闭箱、各科室无菌物品交接单、一次性手套、快速手消毒液等。

4. **操作前评估**　操作人员是否按规范进行清洁洗手或手消毒；下送用具性能是否完好；是否将无菌包和消毒物品分开放置；下送物品有无对应交接单；有无急件及易碎品。

### （三）操作流程

打开无菌车的车门，根据物品交接单领取无菌物品，核对科室、物品名称、数量，摆放装车，关闭车门。按规定路线密闭运送物品到相应科室，与临床科室人员对接，核对无误后带回科室人员签字后的物品交接单，并将物品交接单交给记账员，若核对有误，下送人员则向发放人员进行反馈并查找原因。完成下送后及时清洁、消毒下送车。

### （四）注意事项

严格执行规范操作，防止污染无菌包。严格执行查对制度，防止下送科室错误；若查对时发现物品数量不对，要进行登记并反馈。异常情况应及时汇报并处理。

（姚舜禹　陈燕华）

# 第五章　妇产科及儿科内镜处理常规

## 第一节　硬式内镜处理常规

### 一、硬式内镜的基础知识

#### （一）硬式内镜设备及成像系统

硬式内镜设备及成像系统包含主机监视器、摄像机、摄像头、气腹机、超声刀主机、冷光源、台车等。

#### （二）光学目镜的基本参数

光学目镜主要参数包括直径（单位为 mm）、长度（单位为 cm）、视角（单位为°）等，根据各专科操作的实际使用需要，其直径、长度、视角不同。

#### （三）器械及附件

硬式内镜器械种类较多，包括各种操作器械和连接线，操作器械如止血钳、分离剪、多齿钳、冲洗器、穿刺器等，连接线如导光束、宫腔镜连线、单双极电凝线、超声刀连线等（文末彩图 5-1-1）。

### 二、硬式内镜的分类

随着微创手术在国内的普及，目前硬式内镜已被广泛应用于各临床科室。根据各临床专科应用特点，硬式内镜可分为腹腔镜、胸腔镜、关节镜、脑室镜、膀胱镜、输尿管镜、宫腔镜等。其中，在妇产科领域运用较多的有腹腔镜和宫腔镜。

### 三、光学目镜及器械、附件的基本组成

#### （一）光学目镜

光学目镜是指用一组柱状光学晶体透镜在光源的引导下将影像传送到目镜，并通过摄像头进行电子成像的设备，包括目镜、物镜、传输系统三大部分。

#### （二）器械、附件的基本组成

硬式内镜操作器械按基本结构分为操作手柄、外鞘、内芯三部分。

### 四、腔镜器械的拆卸及组合

#### （一）腔镜器械的拆卸

根据各类器械的特点进行分类拆卸，须拆卸到手工可拆卸的最小单位，螺丝和螺纹部逆时针旋开，对小件物品应选择密纹清洗筐，并检查螺钉、垫圈、密封圈，如有缺失、损坏，及时反馈于临床使用科室。

1. **穿刺器**　拔出穿刺器内芯→拆卸穿刺器密封帽→旋转多功能阀并拆卸→拆卸通气开关螺帽→拆卸通气开关。将拆卸后的密封帽、多功能阀、螺

帽、通气开关等小零件全部放入密纹清洗筐,将穿刺器内芯和外鞘放入清洗筐中。

2. **气腹针**　旋开气腹针套管→拔出气腹针内芯→拆开通气开关螺帽→拆卸通气开关,将拆卸后的螺帽、通气开关等小零件放入密纹清洗筐,将气腹针内芯和外鞘放入清洗筐中。

3. **操作钳**　拆卸手柄→旋转内芯→抽出内芯→打开冲洗口→放入清洗筐中。

4. **双极钳**　按下手柄端按钮→抽出内芯→旋转外鞘→分离外鞘和手柄→放入清洗筐中。

5. **冲洗器**　旋转冲洗开关螺帽→拆下螺帽→拆下完整冲洗开关,将拆下的螺帽和冲洗开关放入密纹清洗筐,将吸引器和手柄放入清洗筐中。

（二）腔镜器械的组合

按照器械说明书装配指示图进行组合装配,组合后进行功能检查。

**五、硬式内镜处理流程**

以腹腔镜器械为例。

（一）回收

1. **操作目的**　将使用后的硬式内镜集中转运至消毒供应中心,防止污染扩散,保护内镜。

2. **操作准备**

（1）人员准备:回收人员规范着装,戴圆帽（头发不外露）、手套。

（2）环境准备:回收路线通畅、无障碍,回收点宽敞、明亮。

（3）用物准备:回收工具准备齐全,如密闭回收箱、运送车、密纹保护盒、聚乙烯手套、免洗手消毒液等。

3. **操作流程**

（1）收取手术室填写的交接单并核对、签字确认。

（2）打开下收车门,戴手套。

（3）将装载器械的密闭箱放置于下收车中,将精密器械分类放于密纹保护盒内并置于车内上层。

（4）脱手套,关闭车门,进行手消毒。

（5）密闭运送至去污区接收处。

（6）打开车门,戴手套。

（7）将回收箱拿到清点台上,脱手套,进行手消毒。

4. **注意事项**

（1）硬式内镜、器械及附件使用后应进行擦拭或用流动水冲洗,置于封闭的容器中,采用与手术室连接的专用污染电梯转运。

（2）被朊病毒、气性坏疽病原体及突发原因不明的传染病病原体污染的器械、器具和物品,使用后应双层封闭包装并注明感染性疾病名称,由消毒供应中心单独回收、处理。

（3）回收工具每次使用后应清洗、消毒、干燥备用。

（4）轻拿轻放,避免回收中挤压、晃动。

（5）光学目镜应使用带卡槽的专用盒。

（6）器械应使用带卡槽的专用盒或保护盒垫,以防运输途中相互碰撞损坏器械。

**（二）分类**

**1. 操作目的**　将硬式内镜根据不同的清洗方式及精密程度进行分类放置,防止因器械混装造成丢失和损坏;正确的分类既可以保证正确的清洗方式,提高清洗质量,又有利于后续包装。

**2. 操作准备**

（1）人员准备:规范着装,注意个人防护,应戴圆帽、口罩、手套,穿专用鞋、隔离衣。

（2）环境准备:去污区环境宽敞、明亮、整洁。

（3）用物准备:交接单、清点台,分类工具如清洗筐、U 型架等,电子追溯系统处于备用状态。

**3. 操作流程**

（1）核对交接单与实收器械的数量,发现器械损坏、缺失或数量差异时应立即与使用科室相关人员沟通。

（2）检查器械功能状态

1）目测光学目镜:清晰、无裂痕、无破损。

2）导光束及连接线:无打折,表面无压痕、无破损。

3）器械及附件齐全,组合器械的配件、垫圈、密封圈齐全,且无损坏、无缺失;操作钳闭合完好等。

（3）根据各类器械特点进行分类拆卸,须拆卸到手工可拆卸的最小单位,器械被拆分后放置在同一清洗篮筐内,对小物件应选择密纹清洗筐,并检查螺帽、垫圈、密封圈是否缺失或损坏。

（4）应根据内镜、器械及附件的污染程度、精密度、材质、是否耐湿 / 耐热等进行清洗方法的分类。

（5）按照交接单将器械录入追溯系统,关联清洗人员、清洗设备。对光学目镜、一体镜等贵重器械可制作单独的身份条码,每次回收可扫描条码录入追溯系统。

**4. 注意事项**

（1）应根据内镜、器械及附件的污染程度进行预处理。

（2）应根据器械及附件结构、拆卸情况等特点进行适当分类,可使用清洗标识牌。

### （三）清洗、消毒

**1. 操作目的**　去除硬式内镜器械的表面污物，并选择适宜的方法进行消毒，清除或杀灭传播媒介上的病原微生物，使其达到无害化的处理，为灭菌合格做好保障。

**2. 操作准备**

（1）人员准备：做好职业防护，穿戴必要的防护用品，包括隔离衣、防水围裙、口罩、护目镜、圆帽、手套等。

（2）环境准备：去污区环境宽敞、明亮、干净、整洁。

（3）用物准备：腔镜清洗专用工作站、转运车（洁、污）、清洗篮筐、清洗架、清洗用具（毛刷、各型号管道刷、低纤维絮布等）、标识牌，按要求配制好的清洗剂、消毒液等。

**3. 操作流程**

（1）光学目镜的清洗、消毒

1）冲洗：置于流动水下冲洗，初步去除污染物。

2）洗涤：使用含医用清洗剂的低纤维絮布进行洗涤。

3）漂洗：用流动水漂洗。

4）消毒：可采用 75% 乙醇或酸性氧化电位水进行擦拭消毒。

5）终末漂洗：用经纯化的水进行终末漂洗。

（2）连接线的清洗、消毒

1）冲洗：清水擦拭导光束及连接线的两端，中间导线部分按标准手工清洗流程进行冲洗。

2）洗涤：使用含医用清洗剂的低纤维絮布擦拭连接线的两端，中间导线部分按标准手工清洗流程进行洗涤。

3）漂洗：用流动水漂洗。

4）消毒：可采用 75% 乙醇或酸性氧化电位水进行擦拭消毒。

5）终末漂洗：用经纯化的水进行终末漂洗。

（3）器械及附件清洗、消毒

1）冲洗：器械拆卸后进行流动水冲洗，除去血液、黏液等污染物。对管腔器械应使用高压水枪进行管腔冲洗。应将小的精密器械及附件放在专用的密纹清洗筐中进行冲洗，防止丢失。

2）洗涤：应用医用清洗剂进行器械及附件的洗涤，于水面下进行刷洗。器械的轴节部、弯曲部、管腔内用软毛刷彻底刷洗。

3）超声清洗：可超声清洗的器械及附件使用超声波清洗器进行超声清洗，时间宜 3~5min，可根据器械污染情况适当延长清洗时间，但不宜超过 10min。

4）漂洗：用流动水冲洗器械及附件。对管腔器械应用高压水枪进行管腔冲洗，冲洗过程中水流通畅，喷射的水柱成直线、无分叉。

5）消毒：可采用湿热消毒法，应用 75% 乙醇、酸性氧化电位水进行消毒。

6）终末漂洗：应用经纯化的水对器械及附件进行最终的漂洗处理。

7）润滑：采用浸泡法进行器械的润滑，以保证器械的关节功能及灵活度。润滑剂的配制和使用方法按生产厂家说明书执行。

**4. 注意事项**

（1）手工清洗光学目镜时，宜单独清洗，轻拿轻放，可放置在胶垫上防止滑落，注意防止划伤光学目镜镜面。不应使用超声清洗。

（2）对硬式内镜应遵循器械厂家说明书选择清洗方法。医用清洗剂的配制和浸泡时间也应参照生产厂家使用说明。

（3）手工清洗时，每清洗一套内镜应更换医用清洗剂溶液。

（4）对硬式内镜、器械及附件可采用手工清洗方法，也可使用专用内镜器械清洗架进行机械清洗。

（5）清洗后的器械表面光亮、无污垢、无锈斑、无血迹；器械关节灵活；管腔内外清洁、干净，管腔通畅。

（6）器械清洗后，应放置在清洁车上，避免二次污染。

**（四）干燥**

**1. 操作目的**　去除硬式内镜、器械及附件表面残留的水分以防止细菌繁殖，保证清洗质量满足包装要求。

**2. 操作准备**

（1）人员准备：操作人员穿戴必要的防护用品，包括隔离衣、防水围裙、口罩、护目镜、圆帽、手套等。

（2）环境准备：环境宽敞、明亮、干净、整洁。

（3）用物准备：干燥柜、高压气枪、干燥台、白纱布、低纤维絮布等。

**3. 操作流程**

（1）进行器械干燥时，在干燥台铺放白纱布，以检查清洗质量。

（2）对光学目镜宜使用专用镜头纸擦拭。

（3）对导光束、连接线等器械应使用清洁的低纤维絮布对表面进行彻底干燥。

（4）对管腔器械使用高压气枪进行彻底干燥处理，注意保证气枪的干燥时间。

（5）采用干燥柜干燥时，温度要求同普通器械。

**4. 注意事项**

（1）根据器械的材质选择适宜的干燥温度，橡胶垫圈、密封圈等塑胶类配件的干燥温度不能过高。

（2）对光学目镜、导光束、连接线应采用擦拭法进行干燥。

（3）对管腔器械可采用高压气枪进行彻底干燥。

（4）不应使用自然干燥方法进行干燥。

**（五）包装**

1. **操作目的**　根据灭菌方式和使用需求对器械进行包装，形成无菌屏障，保证灭菌后在存放、运输过程中免受再次污染。

2. **操作准备**

（1）人员准备：规范着装，穿工作服、专用鞋，戴圆帽，操作前洗手。

（2）环境准备：环境宽敞、明亮、干净、整洁。

（3）用物准备：带光源的放大镜、器械功能检查设备、图文卡、包装材料、封包胶带、包内化学指示卡、包外标识、标识牌、器械盒等。

3. **操作流程**

（1）在追溯系统中进行清洗审核，关联包装人员及核查人员，打印追溯标签。

（2）内镜、器械及附件的清洗质量检查

1）光学目镜检查：①清洁度检查，包括表面、镜面、目镜端、物镜端、导光束接口处，均应符合清洗质量标准。②观察镜体是否完整、无损坏，观察镜面是否有裂痕，导光束接口处是否有损坏的情况。③检查镜头成像质量，将镜头对准参照物缓慢旋转360°进行目测，图像应清晰、无变形。④检查轴杆有无凹陷或刮伤，轴杆是否平直。

2）导光束检查：①清洁度检查，对导光束进行表面的清洁度检查，应符合清洗质量标准。②检查导光束表面是否有破损。③功能检查，将导光束的一端对准室内光源，在导光束一端上下移动拇指，检查另一端有无漏光区。

3）器械及附件检查：①清洁度检查，对器械及附件进行全面的清洁度检查，确保器械表面、关节面、咬合面及管腔处光洁，无血渍、水垢、锈斑等残留物质，符合清洗质量标准。②器械保养，采用喷雾的方式对器械可活动的节点、轴节、螺帽螺纹、阀门等处喷洒润滑油。

（3）器械功能检查

1）器械零件应齐全、无缺失，每件器械应结构完整，轴节关节灵活、无松动；器械关节及固定处的铆钉、螺丝等应齐全、正常、紧固；器械操作钳关闭钳端时应闭合完全。

2）套管、密封圈完整、无变形，闭孔盖帽无老化；弹簧张力适度，卡锁灵活；剪刀、穿刺器应锋利、无卷刃，穿刺器管腔通畅。

3）应对带电源的器械进行绝缘性能检查，目测检查绝缘层有无裂缝或缺口；手握器械检查绝缘层是否和金属内芯包裹紧实、无松动；有条件的建议使用专用检测器进行绝缘性能等安全性检查。

（4）操作人员根据器械图示将拆卸的器械进行重新组合、装配。

（5）操作人员依据器械装配的技术规程或图示,核对器械的种类、规格和数量。

1）光学目镜宜放置于专用带盖、带卡槽的器械盒内进行单独包装。

2）按照器械的使用顺序摆放器械。

3）导光束及各类连接线大弧度盘绕,直径应大于10cm,无锐角。

4）锋利的器械如锥、鞘、针类、剪类、穿刺器等,应采用固定架、保护垫或使用保护封帽。

5）所有的空腔、阀门应打开,保证灭菌介质的穿透,避免由于压力改变对器械造成不必要的损伤。

6）器械装配完毕后放入包内化学指示卡,指示卡放置位置符合 WS 310.3—2016 的要求。

（6）包装前再次根据器械明细单进行核对,核查人员再次进行核查。

（7）选择包装材料:根据灭菌方法选择与其相适应的包装材料。

1）灭菌包装材料应符合 GB/T 19633.1-2015《最终灭菌医疗器械的包装第 1 部分:材料、无菌屏障系统和包装系统的要求》的要求,包括硬质容器、医用无纺布、纺织品包装、医用纸袋、医用纸塑袋、特卫强包装材料等。

2）包装材料应符合以下原则:灭菌介质能够穿透,提供微生物屏障作用,保证包装内容物无菌等。

（8）包装方法:根据包装材料选择包装方法,分为闭合式包装和密封式包装,包装操作及质量要求符合 WS 310.2—2016 的规定。

1）硬质容器的使用与操作应遵循生产厂家的使用说明或指导手册;硬质容器多用于内镜单独包装和成套内镜器械的包装。

2）闭合式包装应用两层分两次包装。

3）密封式包装如特卫强包装或医用纸塑袋适于体积小、重量轻或单独包装的器械。

（9）封包:要求同普通器械。

（10）粘贴追溯标签:要求同普通器械。

**4. 注意事项**

（1）应对干燥后的每一件器械进行清洁度检查和功能检查及保养。

1）在确保器械干燥的情况下进行器械的检查和保养。

2）清洁度检查方法以目测为主,带光源的放大镜为辅。

3）功能检查及保养操作应遵循器械生产厂家的说明书。

（2）按照建立的图文卡和器械明细单,规范进行器械装配、制作。

（3）为避免内镜、器械及附件在操作、运输过程中发生损坏,宜使用专用的硬质容器或将器械摆放在器械盒或篮筐中,并使用器械固定架或保护垫。

（4）根据灭菌方法和使用需求选用适宜的包装材料进行包装。

（5）操作中轻拿轻放,每件器械不碰撞、不叠放。

（6）对功能不全的器械进行修理或更换,如弹簧、垫圈等;对受到腐蚀的器械应立即丢弃。

（7）光学仪器系统、垫圈和带电源的部件不得使用润滑油。

（8）不同灭菌方法的器械分开包装。

（9）过氧化氢等离子体低温灭菌应选择特卫强包装材料或医用无纺布包装材料,不应选用纺织品、医用皱纹纸类包装。

（10）应用密封式包装时,应在每日使用前检查医用封口机参数的准确性和闭合完好性。

### （六）灭菌

对耐湿热的器械及附件首选预真空压力蒸汽灭菌,对不耐湿热的器械及附件采用低温灭菌方式,如过氧化氢等离子体低温灭菌、环氧乙烷灭菌等。灭菌时,应使用追溯系统,关联灭菌人员及灭菌器,将待灭菌物品扫描、装载至灭菌器内。硬式内镜及器械经灭菌后应确保达到灭菌保证水平（sterility assurance level, SAL）。

### （七）储存与发放

按照 WS 310.2—2016 的要求和无菌物品存放标准进行储存和发放,确保灭菌后物品的无菌状态。

（黄永登　陈燕华）

## 第二节　软式内镜处理常规

### 一、软式内镜的基础知识

#### （一）定义

软式内镜是用于疾病诊断、治疗的可弯曲的内镜。软式内镜属于内镜的一种,精密且贵重,由多种材料制成,包括光学材料、电子材料、橡胶材料、金属材料等。软式内镜的处理部位主要包括内镜的镜体以及附件。

#### （二）基本应用

内镜系统由监视器、摄像系统（包括摄像头和摄像主机）、电刀、光源、气腹机、各种泵、镜子、手术器械和台车组成。内镜系统成像原理是镜体连接导光束和摄像头,传输的图像经过摄像主机的处理,最终显示在监视器上。

软式内镜在现代医疗诊断和手术治疗中应用广泛,如呼吸科有纤维支气管镜;麻醉科有喉镜、气管插管镜;消化科有胃镜、结肠镜、小肠镜、胆道镜、十二指肠镜等。在上述内镜系统的组成中,光源、气腹机、摄像系统等设备不接触人体表面,所以无须清洗、消毒。直接进入人体体腔的只有内镜器械(镜子)和相关辅助手术器械,这类器械应根据中华人民共和国国家卫生健康委员会颁布的《软式内镜清洗消毒技术规范》进行清洗、消毒或灭菌。

（三）基本结构

软式内镜由光学系统、机械系统及内镜管道等组成。光学系统包括传输光源和信号。机械系统可以使软式内镜弯曲和折动。内镜管道包括钳子管道、气道、水道和吸引管道等。

不同种类的软式内镜结构各不相同,有单通道的软式内镜、双通道的软式内镜等。软式内镜分为插入部、目镜部、操作部、导光光缆及成像接口部等。

1. 插入部　分为先端部、弯曲部和插入管。

（1）先端部:是软式内镜的硬性部分,其前端有多个腔道,按镜子的种类分别设有送水送气出口孔、活检钳出口孔、物镜及导光窗等(文末彩图 5-2-1)。

1）送水送气出口孔:是送水、送气的共同出口。注气时,气体由此孔进入人体体腔内使腔体扩张;注水时,水从此孔流出冲洗物镜镜面以及手术术野,使视野保持清晰。

2）活检钳出口孔:是负压吸引及活检钳出口的同一管口,当腔内有过多的液体影响观察时,按压吸引按钮,液体可由此孔被吸出,流入吸引瓶内;活检钳和其他治疗器械也可由此孔进入体腔内。

3）导光窗:是利用光在玻璃纤维中的全反射进行光线传输,将外部光源引入体内为光学成像部件提供照明的结构,表面用镜片覆盖。

（2）弯曲部:位于先端部和插入管之间,由弯曲橡皮、金属编织网及弯曲管骨架等环状零件组成,每对相邻的环状零件之间可以通过操作部的控制旋钮做各方向的活动(文末彩图 5-2-2)。

（3）插入管:又称镜身或软管部,其上端为操作部、下端为弯曲部。插入管内部结构复杂,由各类管道和钢丝组成,主要有光线导光束和导像束、送气送水阀通道、吸引钳子管道以及多条钢丝通过,外有网管及弹簧管构成的软管,起到传递操作力的作用并且保护管内各部件不受挤压。外套管表面光滑并标有刻度(文末彩图 5-2-3)。

2. 操作部　是软式内镜供手术者把持、操控各项功能的部分,术者通过操控操作部的控制按钮完成内镜检查和治疗,包括上下角度的角度控制旋钮、角度卡锁、吸引按钮、钳子管道开口阀等(文末彩图 5-2-4)。

（1）角度控制旋钮:可控制和调节上下角度。

（2）角度卡锁:可锁定和解除角度控制旋钮。推向指定方向时,解除弯曲;推向相反方向时,可将弯曲部锁定在所需位置。

（3）吸引按钮：是控制软式内镜吸引管连通负压吸引装置的开关，按下此按钮即可进行吸引，还可用于除去附着在物镜上的液体或组织碎屑。进行软式内镜清洗、消毒时需要拆下并单独清洗。

（4）钳子管道开口阀：此管道用于插入内镜诊疗附件以及送液。

（5）灭菌材料兼容性标识：此标识表示该内镜具备过氧化氢等离子体低温灭菌（STERRAD灭菌系统）材料的兼容性（具体灭菌兼容性和兼容型号须参考厂家说明书）。

（6）屈光调节环：使用者可以根据视力、观察距离进行视野焦距调节的旋转，是纤维软式内镜的专有结构。

3. **目镜部** 位于操作部上方，术者通过目镜可观察导像束传导的经聚集、放大后投射出来的图像。纤维软式内镜有目镜部（文末彩图5-2-5），电子软式内镜没有目镜部。

4. **导光光缆** 又称导光软管，是软式内镜和冷光源相连接的部分，其末端为导光连接部。

5. **导光束接口** 将软式内镜连接至光源的输出插口（文末彩图5-2-6），并将光线由光源传送至内镜。

6. **通气接口** 此处用于安装灭菌通风帽或进行测漏试验（文末彩图5-2-6）。

7. **视频接头** 将电子软式内镜接至图像处理装置的输出插口，以观看内镜图像。内镜含有记忆芯片，可存储内镜信息并将该信息传输至图像处理装置。

8. **成像接口部** 位于目镜顶端，是与照相机连接的部位，使照相机或摄像机与目镜紧密结合，拍摄照片、录像时图像可呈现在显示器上。

9. **配件**

（1）灭菌通风帽：实现软式内镜内部的空气流通，从而平衡内外压力（文末彩图5-2-7）。

（2）防水帽：为电子软式内镜主机接口处的保护盖。安装后，防水帽可避免该处被水打湿、浸泡，清洗内镜时须盖紧，测漏时须连接测漏装置（文末彩图5-2-7）。

## 二、软式内镜的分类

根据内镜镜体的构造和材质不同，一般分为纤维内镜、电子内镜和结合型软式内镜。也可以按照应用系统进行分类，分为呼吸系统软式内镜、消化系统软式内镜、泌尿系统软式内镜以及其他系统软式内镜。以下以镜体的构造和材质分类为例进行说明。

### （一）纤维内镜

纤维内镜的主要工作原理是光源通过光导纤维传导，照亮需要观察的部位,经物镜成像后,采用导光玻璃纤维束进行图像的传导。

### (二)电子内镜

电子内镜的工作原理是镜子前端采用微型摄像电荷耦合器件(CCD)代替导像束,CCD对观察物摄像后,信号经过光电信号的转换,传入计算机图像处理系统,在监视器上显像,因其采用电信号传输图像,所以图像分辨率和清晰度比纤维内镜更高、更真实。

### (三)结合型软式内镜

结合型软式内镜包含纤维内镜和电子内镜两种。在前端采用光学物镜采集图像,经过光导纤维导入放置在镜柄中的CCD中,然后再将信号传入图像处理系统,通过监视器成像,其图像清晰度介于纤维内镜和电子内镜之间。

### 三、软式内镜处理的基本原则

1. 所有软式内镜在每次使用后均应进行彻底清洗和高水平消毒或灭菌。

2. 进入人体无菌组织、器官,或接触破损皮肤黏膜的软式内镜及附件应进行灭菌。

3. 与完整黏膜接触而不进入人体组织、器官,也不接触破损皮肤黏膜的软式内镜、附件及物品应进行高水平消毒。

4. 与完整皮肤接触而不接触黏膜的软式内镜、附件及物品应进行低水平消毒或清洁。

### 四、中度危险性软式内镜处理流程

### (一)使用后床旁预处理

1. **操作目的**　清除软式内镜表面及管腔内的污物、残留的分泌物及组织碎屑等,对各管道进行预处理,防止分泌物干涸、微生物堆积以及生物膜形成。

2. **操作准备**

(1)人员准备:规范着装,戴口罩、圆帽、手套,穿工作服,宜佩戴护目镜或面罩。

(2)环境准备:在诊疗室进行,环境宽敞、明亮。

(3)用物准备:床旁使用后预处理用清洗剂、专用容器(桶/碗/杯)、送气/送水管道清洗接头、附送水管、前端保护套、防水帽、纱布(或湿巾)、60ml一次性注射器、利器盒、尺寸适宜的转运盒和转运车等。

3. **操作流程**

(1)诊疗结束后,立即进行床旁预处理。在内镜与光源和视频处理器拆离之前,用含有清洗剂的湿巾或湿纱布由上至下擦拭软式内镜的插入部及先端部,从操作部的保护套处向先端部擦拭,去除表面污物如黏液、血液等。

(2)检查软式内镜镜身、先端部等处的完整性,查看是否存在裂痕和其他损伤。

(3)将软式内镜插入部浸入清洗剂中,按下吸引按钮,吸引清洗剂

150~200ml，直至吸引管内液体清澈为止。

（4）更换专用吸引按钮，将软式内镜先端部从清洗剂中取出，反复送气/送水至少10s，按压吸引按钮并吸净管道内液体后，拔下软式内镜上的送气/送水按钮。

（5）按照使用说明书关闭主机电源，分离注气/注水瓶接头，拔除吸引管，将软式内镜拆离光源和视频处理器后，盖上内镜防水帽，防止清洗、消毒时进水引起短路。

（6）将可重复使用的软式内镜及附件与一次性使用的诊疗物品分开，将软式内镜连同送气/送水按钮、吸引按钮等附件一起放入污染运送装载容器中，密闭放置并及时转运。

4. **注意事项**

（1）床旁预处理应在软式内镜使用完毕后在诊疗现场立即完成。

（2）应遵循软式内镜厂家说明书进行床旁预处理。

（3）应对软式内镜的所有管道进行预处理。

（4）清洗剂的配制和使用应遵循清洗剂使用说明书。

（5）擦拭软式内镜表面的纱布或湿巾应一次性使用，一用一更换。

（二）回收分类

1. **操作目的**　及时、安全地回收软式内镜，以防止污染扩散，提高清洗质量。

2. **操作准备**

（1）人员准备：规范着装，戴圆帽（头发不外露）、手套。

（2）环境准备：宽敞、整洁，光线充足、明亮。

（3）用物准备：专用器械盒、封闭容器、内镜转运车。

（4）操作前评估：着装是否规范、用物准备是否齐全；回收用具的性能是否完好；电子追溯系统是否处于备用状态。

3. **操作流程**

（1）清点软式内镜和附件的数量，核对软式内镜的镜身唯一标识编码。

（2）检查镜身表面是否有划痕、凹陷、膨胀、孔洞等；检查锥形套与插入部连接处是否存在扭曲、折痕。

（3）调节、旋转角度控制旋钮，确认先端部弯曲顺畅、角度弯曲到位。

（4）检查镜面清晰度，镜身是否有划痕、破裂、凹陷等。

（5）对导光光缆进行导光性能检查。

（6）记录检查结果，有问题及时反馈、汇报和处理。扫描镜身二维码，回收进入追溯系统，查询患者信息的关联情况，以便后期追溯。

（7）按照不同种类的软式内镜进行分类，选择相应的清洗工作站进行手工清洗。

4. 注意事项

（1）应按照医疗机构的工作模式与临床科室制订回收与清点的制度及流程。

（2）应使用专用的装载容器及转运工具，密闭式回收。轻拿轻放，全程保护。

（3）被朊病毒、气性坏疽病原体及突发原因不明的传染病病原体污染的软式内镜及复用附件，应遵循相关规定单独回收、处理。

（4）每次使用回收工具后应及时清洗、消毒，干燥备用。

（5）对软式内镜应严格按照系统分类方法进行分开处理，避免交叉感染。

（6）拆卸的配件应与软式内镜一起放置、一同处理，避免混淆和丢失。

（三）测漏

1. **操作目的**　及时发现软式内镜可能存在的损坏，避免发生进一步的损害。

2. **操作准备**

（1）人员准备：做好职业防护，穿戴必要的防护用品，包括口罩、护目镜、圆帽、隔离衣、防水围裙、手套等。

（2）环境准备：去污区环境宽敞、整洁，光线充足。

（3）用物准备：软式内镜专用测漏装置、5ml 注射器，测漏用水等。

3. **操作流程**

（1）取下各类按钮和阀门。连接好测漏装置（确保连接口处干燥），并注入压力，肉眼观察有无明显的漏气，如有漏气则内镜不能入水，并反馈于临床使用科室。

（2）将内镜完全浸没于水中，使用注射器向各个管道注水，以排除管道内气体。

（3）首先向各个方向弯曲内镜前端，保持一定的时间，观察有无气泡冒出，再观察插入部、操作部、连接部等部分是否有气泡冒出。

（4）如发现有漏气泡的现象，应及时报修送检。

（5）对测漏情况进行记录。也可采用其他有效的测漏方法。

4. **注意事项**

（1）床旁预处理后、手工清洗前要进行测漏检查以识别内镜是否存在潜在的损伤。

（2）条件不允许时，对每条内镜每天至少测漏 1 次。

（四）手工清洗流程

1. **操作目的**　将软式内镜及其附件清洗干净，为其消毒合格做好准备。

2. **操作准备**

（1）人员准备：做好职业防护，穿戴好必要的防护用品，包括隔离衣、防水围裙、口罩、护目镜、圆帽、手套等。

（2）环境准备：去污区环境整洁，光线充足。

（3）用物准备：操作台、转运车（洁、污）、清洗用具（各型号管道刷、低纤维絮布等）、标识牌等，追溯系统处于备用状态，按要求配制好的清洗剂。

**3. 操作流程**

（1）冲洗：将软式内镜以最大角度盘旋在清洗槽中，在流动水下用低纤维絮布擦拭其外表面，注意每个部位都应擦拭到位，用低压力水枪冲洗各管腔内部，对配件、按钮也进行同样的操作。

（2）洗涤

1）在清洗槽内配制清洗剂，将软式内镜、按钮和阀门等配件完全浸没于清洗剂中。

2）用低纤维絮布擦洗软式内镜表面，重点擦洗镜头插口处。选择直径及长度适合的专用管道清洗刷分别刷洗吸引管道和活检钳管道。握住清洗刷距离刷头约 3cm 的位置，将管道清洗刷插入吸引管道和活检钳管道中，直到刷头从先端部伸出，两端见刷头，彻底清洁刷头后再重复刷洗，至少重复刷洗 3 次，直到完全去除肉眼可见的污染物为止。刷洗时应将管道清洗刷从活检钳管道或吸引管道中轻轻地抽出，不可用力摩擦管道外部开口，否则会导致开口处磨损，影响吸引效果并造成漏水，同时对镜头进行轻轻擦拭（文末彩图 5-2-8）。

3）使用专用管道开口清洗刷刷洗活检钳管道开口。将清洗刷插入钳子管道口内，旋转清洗刷 1 次。抽出清洗刷，在清洗剂中清洗刷毛后再次进行刷洗，至少重复 3 次，直到完全去除肉眼可见的污染物（文末彩图 5-2-9）。

4）在清洗剂中反复刷洗按钮和阀门。适合超声清洗的按钮和阀门应遵循生产厂家的使用说明书或指导手册进行超声清洗。

5）连接压力适宜的全管道灌流器或注射器对各管道进行清洗剂的灌注或灌流，使各管道内充满清洗剂。浸泡时间应遵循产品说明书。

6）浸泡结束后，排空清洗槽内的清洗剂，使用全管道灌流器或注射器去除软式内镜各管道内的清洗剂。

（3）漂洗

1）在流动水下冲洗及擦洗软式内镜的目镜部、操作部、插入部，以及按钮、阀门和通风帽的表面。

2）使用全管道灌流器、压力水枪或注射器充分冲洗软式内镜的吸引管道、活检钳管道并去除残留清洗剂。

3）使用全管道灌流器或压力气枪向各管道充气至少 30s，充分去除管道内的水分。

4）用洁净的低纤维絮布擦干内镜外表面、按钮、阀门以及通风帽，擦拭布应一用一更换。

5）使用压力气枪吹干软式内镜角度控制旋钮、导光束接头、按钮及阀门内等部位的残留水分。

（4）消毒

1）根据使用说明书配制消毒剂，对重复使用的消毒剂应按厂家说明书及《软式内镜清洗消毒技术规范》（WS 507—2016）的要求进行次数及浓度的监测并记录。

2）将软式内镜、按钮、阀门、通风帽等配件及清洗刷全部浸泡在消毒剂液面下。如软式内镜外表面附有小气泡，使用低纤维絮布擦拭，使软式内镜外表面与消毒剂充分接触以达到消毒效果。

3）使用全管道灌流器或注射器，将消毒剂灌流或灌注至软式内镜的吸引管道及钳子管道中，直至管道无气泡冒出。

4）盖上消毒槽盖，选择进入消毒程序。

5）消毒完毕，更换手套，将软式内镜、按钮、阀门、通风帽及清洗刷从消毒剂容器中取出；使用压力气枪向吸引管道及活检钳管道充气至少 30s，充分去除管道内的消毒剂。

（5）终末漂洗

1）将软式内镜连同全管道灌流器及按钮、阀门、清洗刷等一起放入终末漂洗槽中；软式内镜应以最大角度进行盘绕。

2）使用无菌水或流动的经纯化的水反复冲洗内镜外表面，并使用洁净的低纤维絮布彻底擦洗镜身、插入部、操作部、按钮及阀门等。

3）连接全管道灌流器或使用水枪或注射器，用无菌水或经纯化的水依次灌注或冲洗软式内镜的吸引管道、活检钳管道至少 2min。

4）使用全管道灌流器或压力气枪向各管道分别注气至少 1min。

（6）清洗完毕后，脱去手套并洗手，使用追溯系统进行质量追溯。

**4. 注意事项**

（1）软式内镜应与活检钳等锋利的金属器械分开清洗。

（2）应选择直径、长度合适的清洗刷，并在使用前检查清洗刷刷头是否松脱，刷毛是否有缺失或其他异常，确认其符合清洗的要求。

（3）应在水面下进行刷洗，防止因清洗剂飞溅产生气溶胶。

（4）对可重复使用的清洗刷应在每次使用后彻底清洗和高水平消毒后备用。

（5）清洗软式内镜时压力气枪的压力不宜超过 0.2MPa，以免压力过高损坏软式内镜。

（6）漂洗时，应注意保护物镜表面，防止造成损伤。

（7）漂洗后，尽量擦干或吹干软式内镜表面及各管道内的水分，防止稀释消毒液。

（8）应记录消毒时间和操作者，做到信息可追溯。

（9）消毒剂的使用、浓度监测及浓度测试条的使用方法应严格按产品说明书执行。

（10）每日定时对清洗工作槽进行擦拭消毒。

**（五）软式内镜自动清洗消毒机的机械清洗流程**

1. **操作目的**　遵循软式内镜自动清洗消毒机的设备使用说明书，选择正确的清洗、消毒程序进行清洗、消毒、干燥，确保清洗、消毒质量。

2. **操作准备**

（1）人员准备：工作人员应做好职业防护，穿戴必要的防护用品，包括防护服、防水围裙、口罩、护目镜、圆帽、手套等。

（2）环境准备：去污区环境宽敞、整洁，光线充足。

（3）用物准备：操作台、转运车（洁、污）、清洗用具（各型号管道刷、低纤维絮布等）、标识牌等，追溯系统处于备用状态，按要求配制好的清洗剂、消毒剂、清洗消毒机、医用清洗剂、消毒剂、干燥用乙醇。

3. **操作流程**

（1）按照规范对内镜进行测漏、冲洗、洗涤、漂洗。

（2）将软式内镜置入清洗消毒机的洗消槽中，盘绕软式内镜，避免先端部及弯曲部受压，插入部盘旋置于上层（文末彩图 5-2-10）。

（3）将漂洗后的配件放入洗消槽内。

（4）确保软式内镜所有部分在清洗过程中可被清洗剂完全浸没，充分清洗、消毒。

（5）连接管路，按照软式内镜的型号选择适当的连接管和清洗适配器，将软式内镜的管路与清洗管路接口紧密连接。

（6）检查连接管有无打折、压迫变形和松脱。注意在消毒过程中禁止放入任何待消毒的物品。

（7）扫描镜身二维码，关联镜子和洗消槽，进入追溯系统。

（8）关上洗消槽盖，检查确认没有内镜部件或连接管被卡在洗消槽与盖子之间。根据需求选择合适的操作程序，并在清洗机中输入操作程序、清洗人员编号、上一次使用本镜的患者编号、操作医生编号，启动循环。清洗机的清洗过程包括洗涤、漂洗、消毒（或灭菌）、终末漂洗及干燥。

（9）洗消循环完成后，戴无菌手套，取出软式内镜。

4. **注意事项**

（1）确保软式内镜及附件放置正确和连接正确，避免因放置和连接不当导致消毒失败。

（2）如循环结束后发现软式内镜的连接管道已脱落，应对该内镜重新进行消毒。

（3）应定期检查设备的所有连接管的完整性。

（4）应按厂家说明书定期进行设备整机消毒和设备维护、保养。

（5）根据设备、消毒剂及浓度试纸的使用说明书对重复使用的消毒剂进行有效浓度的测试。若试纸判读结果或者设备自动浓度监测结果不合格，应更换消毒剂并且对该条内镜重新消毒。

**（六）干燥**

1. **操作目的**　使用95%乙醇进行灌注，压力气枪冲刷及无菌低纤维絮布擦拭的方法进行干燥，去除内镜多余的水分，防止细菌滋生。

2. **操作准备**

（1）人员准备：规范着装，戴圆帽（头发不外露）、口罩、手套，穿专用鞋，穿一次性手术衣等。

（2）环境准备：检查包装及灭菌区环境宽敞、整洁，光线充足。

（3）用物准备：操作台、转运车、干燥设备（压力气枪、低纤维絮布等）、标识牌、无菌巾等，追溯系统处于备用状态。

3. **操作流程**

（1）在专用干燥台上铺设无菌桌布。

（2）将软式内镜以及配件置于干燥台上。

（3）使用压力气枪，用洁净的压缩空气分别向吸引管道、钳子管道充气至少30s。

（4）用无菌低纤维絮布、压力气枪干燥内镜外表面、按钮和阀门。

（5）安装按钮和阀门。

4. **注意事项**

（1）因软式内镜的水分会打湿台面，干燥台面铺设的无菌桌布应每批次更换，干燥台面应每日定时、定点进行擦拭消毒。

（2）无菌低纤维絮布应一用一更换。

（3）使用压力气枪应遵循软式内镜使用说明书推荐的压力值，应使用洁净的压缩空气。

（4）使用注射器或气枪直接向吸引管道灌注或者充气时应注意封堵钳子管道开口，以确保灌注或干燥的效果。

（5）不应使用自然晾干的方法进行干燥。

**（七）检查与包装**

1. **操作目的**　检查软式内镜的清洁度以及功能完好性符合清洗质量要求和使用要求；正确的包装可以避免软式内镜在转运及存放过程中被污染和损坏。

2. **操作准备**

（1）人员准备：规范着装，戴圆帽，穿专用鞋，清洁双手。

（2）环境准备：环境整洁,光线充足。

（3）用物准备：无菌铺单、无菌手套、低纤维絮布或75%乙醇镜头纸、带光源的放大镜等,包装材料、大小合适的器械盒及配套的保护垫,化学指示物、消毒标识等。

### 3. 操作流程

（1）铺无菌单、戴无菌手套进行软式内镜的清洁度检查,包括检查软式内镜的表面（插入部、操作部、导光光缆等）以及先端部各镜面、活检口入口等处是否有污渍、污物残留;检查并且确认软式内镜的外表面和管腔内部如吸引管道、钳子管道等是否干燥。

（2）进行软式内镜的完整性及功能检查。

1）目测检查镜体是否完好无损,插入部表面有无咬痕,插入部、先端部、弯曲部、导光光缆等外表面是否有隆起、凹陷、划痕,皱褶、变形或缺损,检查弯曲部表面橡皮是否有松弛、膨胀、孔洞或者其他异常现象。

2）目测检查镜面清晰度及镜面是否有破裂、划痕、受损,必要时用75%乙醇镜头纸擦拭。

3）调节操作部旋转角度控制旋钮,观察弯曲部的弯曲是否通畅,角度是否到位。

4）检查导光束性能。

5）检查软式内镜的配件是否完整。

（3）进行软式内镜的保护性包装及装载。

1）打印内镜追溯条码,选择清洁或无菌的医用包装袋或者专用带盖的软式内镜托盘对清洗、消毒后的软式内镜进行保护性包装,以避免转运过程中的二次污染。

2）对于选择医用包装袋进行保护性包装的软式内镜,应使用具有固定或支撑功能的专用器械盒单独装载,以妥善保护软式内镜。

### （八）发放与储存

**1. 操作目的**　将清洗、消毒后的软式内镜安全、及时地发放至临床科室,以保障临床工作的顺利开展。

### 2. 操作准备

（1）人员准备：规范着装,穿工作服,戴圆帽,操作前应洗手。

（2）环境准备：环境整洁,光线明亮、充足,操作开始30min前停止打扫卫生。

（3）用物准备：软式内镜发放清单、运送工具（运送车和运送箱）、待运送的物品。

### 3. 操作步骤

（1）发放前再次检查确认是否已完成保护性包装,并做好消毒标识。

（2）核对发放信息,包括软式内镜使用科室、内镜名称、消毒日期、包装者、核查者等。进行密闭式转运与发放。

（3）使用追溯系统,扫描标签信息,以便后期追溯信息。

（4）填写发放记录单,软式内镜发放人和运输人员应确认签名。

**4. 注意事项**

（1）宜选择专用的转运车进行密闭转运,其尺寸大小适宜。全程应做有效防护,避免颠簸、磕碰,轻拿轻放。

（2）对需要在消毒供应中心储存的软式内镜宜配备专用的储镜柜。

（3）根据临床使用需求及时、正确发放,认真执行查对制度。

（4）对高水平消毒后的软式内镜应尽快发放及转运。

## 五、高度危险性软式内镜处理流程

### （一）使用后床旁预处理与分类回收

同中度危险性软式内镜处理。

### （二）测漏、手工清洗、消毒操作流程

同中度危险性软式内镜处理。

### （三）干燥操作流程

同中度危险性软式内镜处理。

### （四）检查与包装流程

**1. 操作目的** 选取适当的包装材料对软式内镜进行正确包装以形成无菌屏障,防止其在灭菌、存放、运输和使用过程中再次污染。

**2. 操作准备**

（1）人员准备:规范着装,戴圆帽,穿专用鞋,清洁双手。

（2）环境准备:环境整洁,光线充足。

（3）用物准备:包装材料、封包胶带、包内化学指示卡、包外标识、器械盒。

**3. 操作流程**

（1）打印内镜追溯条码标签,核对、检查其型号、品牌、编码及配件。

（2）遵循厂家说明书的指引进行配件装配,如安装压力通气帽或者卸下防水帽等。

（3）选取大小合适的器械盒及保护盒垫,将软式内镜盘绕放置到器械盒中,注意防止角度弯折过小,盘绕直径 >20cm;并且防止先端部与器械盒的直接碰撞。

（4）装配摆放完毕后应放入包内化学指示物卡。

（5）包装前再次核对,双人查对并检查配件,如压力通风帽是否已正确装配。

（6）根据灭菌方法选择与其相适应的包装材料,如进行过氧化氢等离子体低温灭菌时应该选择特卫强包装袋或医用无纺布进行包装。

（7）根据包装材料选择包装方法对内镜进行包装。

（8）注明标识：灭菌物品包装的标识信息应齐全，包括注明使用科室、软式内镜的名称、包装者、核查者、灭菌日期和失效日期等，标识应清晰、无涂改，具有可追溯性，选择正确的灭菌方式。

#### 4. 注意事项

（1）遵循软式内镜使用说明书进行清洁质量、结构完整性以及功能检查。

（2）要求灭菌的软式内镜应遵循厂家说明书的要求，进行软式内镜相关配件如压力通气帽的装配操作。

（3）宜设置软式内镜专用工作台进行软式内镜包装。

（4）包装时应对软式内镜采取保护措施。

（5）软式内镜应单独包装，一个包装盒中应只包装一套内镜及其配件。

（6）应根据灭菌方法选取与其相适应的包装材料。

（7）应注意对软式内镜的保护，操作中轻拿轻放，选择并且采用有效的保护措施。

（8）应严格遵循厂家说明书进行配件的装配，如灭菌前安装压力通气帽或者取下防水帽，卸下按钮、阀门等，以免灭菌时造成软式内镜的损伤。

（9）如果使用可低温灭菌的硬质容器，应设置安全闭锁装置，在无菌屏障完整性被破坏时可辨识。

#### （五）灭菌操作流程

**1. 操作目的**　遵循软式内镜和灭菌器厂家说明书进行灭菌以及灭菌效果监测，以确保软式内镜灭菌后达到灭菌保证水平。

**2. 操作准备**

（1）人员准备：规范着装，戴圆帽，穿专用鞋，清洁双手。

（2）环境准备：检查包装及灭菌区环境宽敞，光线明亮、充足。

（3）用物准备：低温灭菌器、转运车、装载篮筐、化学指示物、生物监测包、灭菌过程监测记录本，追溯系统处于备用状态等。

（4）操作前评估：查阅厂家说明书获取该软式内镜适用的灭菌方式，可选择等离子体灭菌、环氧乙烷灭菌、戊二醛灭菌。

**3. 操作流程**

（1）按软式内镜厂家说明书推荐的方法选择正确的灭菌方式及灭菌程序。

（2）按灭菌器使用说明的装载要求进行正确装载，装载应利于灭菌介质的穿透和扩散；软式内镜待灭菌包宜平放、不堆叠；遵循低温灭菌器使用说明书要求确定装载的数量并严格执行。

（3）启动确认的软式内镜灭菌程序

1）环氧乙烷灭菌：可选用温度为55℃、灭菌浓度为735~740mg/L、暴露时间为 60min 的灭菌程序。观察并记录灭菌器参数及运行情况。

2）过氧化氢等离子体低温灭菌：确认软式内镜是否有过氧化氢等离子体低温灭菌标识（文末彩图 5-2-11）；结合过氧化氢等离子体低温灭菌器说明书选择相应的灭菌程序。

3）低温蒸汽甲醛灭菌：遵循厂家说明书，获取材料与功能兼容性的灭菌信息；根据参数信息，确认灭菌程序。确认可选择 60℃ 的灭菌程序，灭菌时间 ≥30min，不能选择 78℃ 的灭菌程序，以免造成内镜损伤。

（4）灭菌结束后，判读打印纸信息，确认灭菌过程成功完成，灭菌参数在正常范围，无报警。

（5）开启舱门卸载灭菌物品，检查包外、包内（如可见）化学指示物的变色情况并完成生物监测，同时记录。

4. **注意事项**

（1）高度危险性软式内镜的灭菌应当遵循 WS/T 367—2012《医疗机构消毒技术规范》的要求，首选低温灭菌方法。

（2）软式内镜的灭菌及监测应当遵循 WS 310.2—2016《医院消毒供应中心 第 2 部分：清洗消毒及灭菌技术操作规范》和 WS 310.3—2016《医院消毒供应中心 第 3 部分：清洗消毒及灭菌效果监测标准》的要求执行。

（3）应当遵循软式内镜厂家说明书，选择可兼容的有效灭菌方式。软式内镜的灭菌兼容性包括以下两方面：一方面是采用相应的低温灭菌方式时其材料与功能的兼容性；另一方面是低温灭菌器灭菌软式内镜的灭菌有效性。

（4）应当按灭菌器的操作规程进行操作。

（5）灭菌设备操作技术和方法应当严格遵守灭菌设备的使用和操作规程并且符合 WS 310.2—2016《医院消毒供应中心 第 2 部分：清洗消毒及灭菌技术操作规范》的规定。

（6）若选用化学消毒剂浸泡，在每次浸泡灭菌前应监测消毒剂的最低有效浓度，低于最低有效浓度的则不可再使用。手工浸泡灭菌时应加盖。

**（六）储存与发放操作流程**

1. **操作目的**　确保消毒或灭菌后的软式内镜能安全发放、转运或储存，避免污染，保障诊疗、检查和手术正常进行。

2. **操作准备**

（1）人员准备：规范着装，戴圆帽，穿专用鞋，清洁双手。

（2）环境准备：环境整洁、明亮，光线充足，操作开始 30min 前停止打扫卫生。

（3）用物准备：软式内镜发放清单、运送工具（运送车和运送箱）。

（4）操作前评估：灭菌器运行停止，灭菌参数已打印，追溯系统处于备用状态。

### 3. 操作流程

（1）发放前再次检查包装质量，检查包外化学指示物变色情况，确认软式内镜的灭菌有效性。

（2）核对发放信息，包括软式内镜名称、使用科室、灭菌锅号/锅次、包装者、灭菌日期及失效日期等。扫描镜身二维码，扫入追溯系统。

（3）填写发放记录单，软式内镜发放和运输人员应确认并签名。

### 4. 注意事项

（1）宜选择专用的转运车进行密闭转运，全程应做到有效防护，避免颠簸、磕碰，做到轻拿轻放。

（2）需在消毒供应中心储存的软式内镜宜配备专用的储镜柜。

（3）发放与转运过程应做到轻拿轻放，平取平放，防止碰撞。

（4）发放时应当再次确认软式内镜的灭菌有效性。

（5）发放、运送器具使用后应做清洁处理，干燥存放。

（雍亭亭　陈燕华）

# 第六章 妇产科及儿科专用特殊器械处理常规

## 第一节 妇产科特殊手术器械处理常规

妇产科手术器械包括平面类、锐器类和管腔类等,种类繁多、结构复杂。特殊手术器械主要包括阴道扩张器、宫刮、子宫探针、取环钩、宫颈扩张器、宫腔吸引头、子宫颈活检钳等。本节主要介绍阴道扩张器、宫腔吸引头、子宫探针及子宫颈活检钳的处理常规。

### 一、结构特点

1. **阴道扩张器** 用于妇科阴道检查以及阴道、宫腔手术的阴道扩张,使用者用阴道扩张器将受检者大、小阴唇和阴道撑开,检查阴道内和子宫颈的情况。阴道扩张器的结构较为复杂,由上下镜叶及连接螺丝、螺帽组成,其中镜叶和螺丝部位是清洗的难点和重点。

2. **宫腔吸引头** 用于宫腔手术过程中吸出血液及冲洗液,保持术野清晰。其管腔狭小,管腔内凹位较深,内壁纹理不光滑,有不同的长度及口径大小。

3. **子宫探针** 用于宫腔内操作前探测子宫腔的深度、方向、屈度,探查子宫腔病变及异物,也可用于分离子宫颈管及子宫腔内轻度粘连,还可用于探查生殖道及腹壁瘘管或窦道的方向和深度,其刻度位置较多,刻度槽内容易残留污渍,容易生锈。

4. **子宫颈活检钳** 用于针对子宫颈病变的组织取样,器械钳端咬合处有凹槽和镂空,存在关节和缝隙,手柄处有弹簧扣、螺丝和夹缝,这些部位容易残留血污渍。

### 二、处理流程

#### (一)使用后预处理

手术完成后,由手术室护士用纱布去除器械上明显的血渍、残留的组织物。然后由消毒供应中心岗位前移的普工在做好个人防护后,在流动水下对阴道扩张器、活检钳等器械表面进行冲洗,去除大部分肉眼可见的血液、黏液等污染物。对于有管腔的器械,如宫腔吸引头,在冲洗器械表面的同时还应冲洗管腔内的污染物。对于不能及时送至消毒供应中心的器械,应根据产品说明书对器械(包括管腔内部)进行保湿处理。

#### (二)回收

在手术间门口放置器械回收密闭箱,使用者将使用后进行过预处理的器械置于密闭箱内,消毒供应中心回收人员严格执行标准防护,避免职业暴露,并与手术科室人员进行数量确认,填写交接单后及时回收至去污区。转运过程中,须注意保护手术器械,避免损伤器械。按照医院规定的回收路线进行回收。回收箱及回收车应该在每次使用后按规定进行清洁、消毒,干燥备用。

### （三）分类

器械回收至消毒供应中心之后,工作人员采取标准防护措施后使用清洗篮筐,根据器械污染程度、类别、归属科室等进行分类放置,分类过程中应注意查看器械数量是否正确,有无损坏,如子宫探针是否弯曲,子宫颈活检钳前段刃口有无缺失,阴道扩张器螺丝是否完好存在等。分类时注意轻拿轻放,分类清点完毕后核对交接单,将器械录入追溯系统的回收环节。

### （四）手工清洗

**1. 操作目的**　去除器械、器具、物品上的污染物,为器械、器具和物品的灭菌合格提供保障。

**2. 操作准备**

（1）人员准备:规范着装,戴圆帽(头发不外露)、口罩、双层橡胶手套、护目镜和面罩,穿专用鞋,穿隔离衣和防水围裙(必要时可佩戴防水袖套)。

（2）环境准备:去污区环境宽敞、明亮,适宜操作,清洗槽清洁。

（3）用物准备:医用清洗剂、清洗用水、消毒液、除锈剂、不同型号的软毛刷、适宜大小的白通条、清洗篮筐、带有防滑垫的精密器械盒、高压水枪、润滑剂、高压气枪、医用干燥柜。

**3. 操作流程**

（1）阴道扩张器

1）评估阴道扩张器的污染性质和污染程度,评估其功能是否完好,螺丝有无缺失、松动,上下镜叶是否有锈迹。

2）冲洗:在流动水下冲洗阴道扩张器上肉眼可见的血迹、黏液,冲洗时间>30s。

3）洗涤:在配制好的碱性清洗剂的液面下用软毛刷对阴道扩张器的各个部位进行刷洗,顺着齿槽和螺纹的齿缝、纹路方向进行反复刷洗。阴道扩张器结构复杂,缝隙较多,可采用超声清洗器对其进行洗涤,超声时间宜为3~5min,可根据污染程度适当延长清洗时间,但不宜超过10min。

4）漂洗:在流动水下对器械进行漂洗。若阴道扩张器表面有锈迹,清洗完成后应单独使用除锈剂进行除锈。

5）消毒:在酸性氧化电位水中浸泡消毒2min。

6）终末漂洗:使用经纯化的水对器械进行终末漂洗。

7）润滑:将阴道扩张器浸泡于配制好的医用润滑剂中进行润滑保养。须按照产品说明书提供的数据进行配制。

（2）宫腔吸引头

1）评估宫腔吸引头的污染性质和污染程度,吸引头的表面有无凹槽、锈迹。

2）冲洗:在流动水下冲洗宫腔吸引头表面的血迹、黏液。将吸引头在流动水下纵向进行管腔内的冲洗,若器械上血迹干涸,则浸泡于清水或者含有清洗剂的水中 3~5min 后再进行冲洗。

3）洗涤:在含有医用清洗剂的液面下用软毛刷对宫腔吸引头外表面进行刷洗,再根据宫腔吸引头的型号选择不同规格的管道刷对管腔进行刷洗。刷洗 3~5 次后,在水面下使用高压水枪反复冲洗管腔。宫腔吸引头结构不易清洗,也可采用超声清洗器对其进行洗涤,超声时间宜 3~5min,可根据污染程度适当延长清洗时间,但不宜超过 10min。

4）漂洗:在流动水下进行漂洗,去除器械表面残留的清洗剂及污染物,管腔内须冲洗到位。可使用高压水枪对管腔内部进行冲洗。

5）消毒:在酸性氧化电位水中浸泡消毒 2min。

6）终末漂洗:使用经纯化的水进行终末漂洗。

7）润滑:将宫腔吸引头浸泡于配制好的医用润滑剂中进行润滑保养。须注意器械应浸泡于润滑剂液面以下。

（3）子宫探针

1）评估子宫探针的污染性质和污染程度,以及探针的功能是否完好,有无弯曲。

2）冲洗:在流动水下冲洗子宫探针表面肉眼可见的血迹、黏液等。

3）洗涤:在配制好的清洗剂液面下用低纤维絮布对探针表面进行反复擦洗,由于子宫探针较细,擦洗时不应用力过大,避免使探针弯曲。探针上有多个刻度,要注意将刻度凹槽处清洗干净,避免残留污渍和锈渍。

4）漂洗:在流动水下进行漂洗,去除器械表面残留的污染物和清洗剂。

5）消毒:使用酸性氧化电位水浸泡消毒 2min。

6）终末漂洗:使用经纯化的水进行终末漂洗。

7）润滑:将子宫探针浸泡于配制好的润滑剂中进行润滑保养。

（4）子宫颈活检钳

1）评估子宫颈活检钳的污染性质和污染程度,钳端的咬合是否正常。

2）冲洗:在流动水下冲洗子宫颈活检钳表面肉眼可见的血迹、黏液等。

3）洗涤:在配制好的清洗剂液面下用低纤维絮布对活检钳表面进行反复的刷洗,由于钳端咬合处有凹槽和镂空,子宫颈组织及血液等容易残留于此处,因此可以用与钳端镂空直径相匹配的管腔刷,对镂空进行上下刷洗。特别注意对手柄弹簧扣以及缝隙的刷洗,可以使用高压水枪在水面下对缝隙进行冲洗。

4）漂洗：在流动水下进行漂洗，去除器械表面残留的污染物和清洗剂。

5）消毒：使用酸性氧化电位水浸泡消毒 2min。

6）终末漂洗：使用经纯化的水进行终末漂洗。

7）润滑：将子宫颈活检钳浸泡于配制好的润滑剂中进行润滑保养。

**4. 注意事项**

（1）在清洗过程中应注意检查阴道扩张器的螺帽和上镜叶的清洗质量。不可使用钢丝球等研磨型用物擦拭器械。

（2）进行器械消毒前，需要去除器械、器具、物品上大部分的水，避免较多的水稀释消毒液，影响消毒效果。

（3）宫腔吸引头管腔内部血迹不易清洗，应注意选择适宜的管腔清洗刷进行刷洗，使用高压水枪时注意观察冲洗出的液体颜色。

（4）管腔器械在清洗剂和消毒液中浸泡时，一定要将管腔内注满清洗剂和消毒液。

**（五）全自动清洗消毒机清洗**

具体处理操作见妇产科及儿科普通器械清洗常规中的相关内容。注意在摆放时须将阴道扩张器充分撑开，有关节和轴节的地方要充分打开，宜将宫腔吸引头管口向下，开口向同一方向放置，利于水流充分冲洗及排出。子宫颈活检钳不宜堆叠放置，以免影响清洗质量。

**（六）干燥**

1. 手工清洗方法首选干燥设备进行干燥处理，根据器械的材质选择适宜的干燥温度。器械表面及管腔内外应彻底干燥，无水珠残留。

2. 对宫腔吸引头等管腔类的器械应使用 95% 乙醇进行干燥。

**（七）检查、保养及包装、灭菌、发放**

1. **检查、保养**　使用白通条法检查器械清洗质量，用小棉签擦洗宫腔吸引头开口处，用适宜大小的白通条检查管腔内部，用湿润的纱布擦拭宫腔吸引头表面，宫腔吸引头内外干净，无污渍、血迹和锈迹；或用高压气枪向管腔注气并在白色吸水纸上检查，观察是否清洗干净；对阴道扩张器进行功能检查，必要时在螺帽处使用润滑剂。

2. **包装**　根据器械的材质、灭菌方式，选择合适的包装材料、包装方式对器械进行包装。

3. **灭菌**　按照产品说明书要求，选择合适的灭菌方式对器械进行灭菌。一般选用压力蒸汽灭菌。

4. **发放**　严格遵守发放规范进行灭菌包的发放。

（胡亭　潘薇）

## 第二节　膨宫管处理常规

　　膨宫管是妇科手术中常用的器械,其管腔狭长,且内壁易附着污染物,不易清洗。

### 一、结构特点

　　膨宫管用于内镜诊断和手术过程中的冲洗或灌流(文末彩图 6-2-1),由插管、管夹、Y 形件、泵插头、膜片、压力室和鲁尔接头组成。管道较长且配有泵膜,在清洗和干燥过程中,水枪和气枪压力过大会导致膜片破裂。

### 二、处理流程

#### (一)回收

　　注意区分是否为可重复使用的膨宫管,若为一次性使用的无菌产品,不可进行重复使用,使用后不进行回收处理。对于可回收的膨宫管,使用完成后使用者将其盘绕并单独置于密闭箱内,须与其他器械、器具分开放置,避免泵插头损伤其他器械。由消毒供应中心统一集中回收。

#### (二)分类

　　根据膨宫管的材质以及所属科室进行分类。

#### (三)手工清洗

　　1. **操作目的**　去除管腔内壁的污染物。

　　2. **操作准备**

　　(1)人员准备:规范着装,戴圆帽(头发不外露)、口罩、手套、护目镜和面罩,穿专用鞋,穿隔离衣和防水围裙。

　　(2)环境准备:去污区光线明亮,环境整洁、宽敞,适合操作。

　　(3)用物准备:医用清洗剂、酸性氧化电位水、大纱布、清洗篮筐、清洗槽、高压气枪、压力水枪、专用烘干机。

　　3. **操作步骤**

　　(1)冲洗:在流动水下冲洗膨宫管表面的大部分血迹、黏液,取下泵膜单独进行清洗。评估膨宫管的污染程度,若污染严重,在冲洗后应该将其放入配制好的清洗剂中浸泡,使清洗剂对器械污染物起到湿化、分散、乳化和促进溶解的作用,从而更易清洗。检查泵膜和管道有无破损,若有破损应进行更换。

　　(2)洗涤:在清洗剂的液面下用压力水枪对管腔内进行多次冲洗,由于目前没有与管腔长度匹配的清洗刷,清洗管腔内壁比较困难,采用自制的细小的纱条清洗工具塞进管腔内,纱条大小以塞入后能用水枪冲洗推动为宜,反复进行,让纱条与管腔壁摩擦,借助水枪的压力,纱条可将整个管腔壁清洗,去除管腔内壁的血渍和污渍。管腔外表面则使用低纤维絮布在清洗剂液面下进行擦拭洗涤。

（3）漂洗：在流动水下进行第一次漂洗,使用压力水枪冲洗管腔内部。去除膨宫管上残留的污染物以及清洗剂。

（4）消毒：用高压气枪将管腔内水分吹干,放入酸性氧化电位水中浸泡消毒 2min,酸性氧化电位水应注满整个管道以达到消毒的目的。

（5）终末漂洗：使用经纯化的水进行终末漂洗,注意将管腔内的消毒液冲洗干净。

（6）干燥：使用高压气枪干燥管腔后放入干燥柜中继续进行彻底干燥。

**4. 注意事项**

（1）膨宫管泵膜易破裂,清洗时,应注意高压气枪和压力水枪的压力,压力不可过大,避免泵膜破裂。

（2）清洗前,应将所有卡夹打开,防止清洗不彻底。

（3）使用酸性氧化电位水消毒前,应去除膨宫管大部分的水分,避免稀释酸性氧化电位水,从而影响消毒效果。

（4）清洗过程中注意管腔有无破损,若有损坏应及时反馈于临床使用科室。

**（四）检查与包装**

检查膨宫管的清洗质量、干燥程度、有无老化、有无破损。检查泵膜是否完整,卡夹功能是否完好。须对前端尖锐的插入头进行保护,以免穿透包装材料,选择合适的包装材料进行包装,一般使用纸塑袋、无纺布进行包装。

**（五）灭菌**

可根据其产品说明书选择合适的灭菌方式。一般选用压力蒸汽灭菌或环氧乙烷灭菌。

**（六）存储与发放**

严格遵守发放规范进行灭菌包的发放。

（胡　亭　潘　薇）

## 第三节　妇科施源器处理常规

### 一、结构特点

妇科施源器可用于子宫癌和子宫内膜癌的腔内近距离放射治疗。近距离放射治疗是将封装好的放射源,通过施源器或输源导管直接置入患者的肿瘤部位进行照射,治疗过程中放射源贴近肿瘤组织,剂量分布遵循平方反比定律,使得肿瘤组织得到有效杀伤剂量的同时,邻近的正常组织由于辐射剂量随距离增加而迅速减低,受量较低,从而被更好地保护。

妇科施源器根据材质分为核磁施源器（文末彩图 6-3-1）和金属施源器

（文末彩图 6-3-2）两类。核磁施源器采用的是复合纤维材质，金属施源器采用的是不锈钢材质。妇科施源器拥有一根宫腔管和两根卵圆体，卵圆体其中一端为盲端的较细管腔，液体和异物进入后很难清除，尤其是管腔内残留异物，可能导致放射源嵌顿。临床治疗使用时需要与相应的专业配件一起使用，包括可调节固定装置、可调节子宫颈限位器、固定夹、螺丝刀、灭菌帽等。妇科施源器因材质不同、使用的附件较多、价格昂贵、器械结构复杂等原因对清洗、灭菌有一定的要求。

## 二、处理流程

### （一）回收

须单独将施源器放置在回收容器中，防止器械被损坏，回收人员与临床人员确认数量。

### （二）分类

将金属施源器与核磁施源器分类放置，并清点施源器的数量及其附件有无遗失。清点过程中查看卵圆体和宫腔管是否安装有灭菌帽，如果临床使用后灭菌帽脱落，在分类时使用清洁的纱布将前端擦拭后将备用的灭菌帽安装上。用施源器改刀将施源器上的卵圆体、可调节固定装置、可调节子宫颈限位器等进行拆卸，直到拆卸到最小单位。此时注意清点施源器可调节固定装置上的螺丝数量（文末彩图 6-3-3）。将所有的小附件置于带有防滑垫和锁扣的专用清洗篮筐中。

### （三）清洗

1. **操作目的**　去除施源器上肉眼可见的污染物，保证清洗质量，为灭菌合格提供保障。

2. **操作准备**

（1）人员准备：规范着装，戴圆帽（头发不外露）、口罩、双层橡胶手套、护目镜和面罩，穿专用鞋，穿隔离衣和防水围裙。

（2）环境准备：去污区光线明亮，环境整洁、宽敞，适合操作。

（3）用物准备：医用清洗剂、酸性氧化电位水、软毛刷、大纱布、清洗篮筐、清洗槽、高压气枪、压力水枪、专用烘干机。

3. **操作流程**

（1）冲洗：冲洗前，再次检查每一根宫腔管是否安装了灭菌帽。灭菌帽能防止液体及其他异物进入管腔。在流动水下用纱布擦洗卵圆体，使用软毛刷对卵圆体螺丝、缝隙处进行刷洗。注意清洗槽排水口应有挡板或密网，防止小配件掉落进入水道。

（2）洗涤：将施源器置于配制好的含酶清洗剂中浸泡 3~5min，选择合适的软毛刷在水面下进行刷洗，螺丝处如有血迹，应将螺丝拆卸下来进行刷洗，使用压力水枪在水面下冲洗固定装置和卵圆体的孔腔。水枪压力不可过大，以免损坏固定装置。

（3）漂洗：在流动水下对洗涤后的施源器进行漂洗，去除清洗剂和残留的污染物。

（4）消毒：使用高压气枪去除器械表面的大部分水，再将施源器放入酸性氧化电位水中浸泡2min进行消毒。

（5）终末漂洗：使用经纯化的水对器械进行终末漂洗。

（6）干燥：对核磁施源器使用高压气枪干燥表面大部分水分，放入干燥柜中进行干燥，温度为65~75℃，避免损伤器械。金属施源器干燥温度为70~90℃。

**4. 注意事项**

（1）金属施源器与核磁施源器分类放置，便于处理。

（2）清洗前应盖上防水帽，避免液体进入管腔，影响器械功能。

（3）施源器的螺丝、螺缝处不易清洗，应用软毛刷反复刷洗，禁止使用研磨型用具，防止损伤器械。

（4）螺丝细小易遗失，因此清洗后立即将其进行组装，防止遗失。

**（四）检查及包装**

1. 进行清洗质量检查，器械无血渍、污渍，主要检查螺丝隙缝等难以清洗的部位（文末彩图6-3-4）。

2. 进行数量检查，核对交接单，对卵圆体、限位器等附件按要求进行包装。

3. 进行功能检查，检查施源器有无破损、裂口。

4. 对一些容易松散的螺丝，宜使用施源器改刀将其拧紧，防止掉落。

5. 包装前检查其干燥度，保证其完全干燥，保障灭菌质量。

**（五）灭菌**

遵循使用说明书对其进行灭菌方式的选择，对核磁施源器选择低温灭菌，对金属施源器选择压力蒸汽灭菌。

**（六）发放**

按照发放规范，核对交接单，将施源器发放至临床科室。发放时注意灭菌包的纸面是否有污迹，若有应返回去污区，重新处理。

（胡亭　潘薇）

# 第四节　超声探头穿刺架、取精器械处理常规

## 一、结构特点

超声探头穿刺架（文末彩图6-4-1）又名穿刺引导架或穿刺导向器。通过在超声探头上安装穿刺架，可以在超声引导下将穿刺针引导到人体的目标位置，实现细胞学活检、组织学活检、囊肿抽吸以及其他治疗等。超声探头穿刺

架按材质可分为塑料穿刺架和金属穿刺架。可复用的是金属穿刺架,它是通过焊接等方式制造的。

显微取精器械(文末彩图6-4-2)精密,较为贵重、易损坏。

## 二、处理流程

### (一)回收

1. **用物准备**　物流机器人(图6-4-3)、物品清点单、器械回收箱。

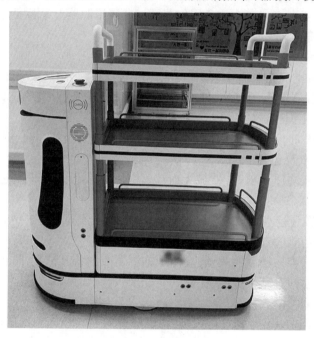

图6-4-3　物流机器人

2. **环境准备**　路线通畅、无障碍物。

3. **操作流程**

(1)与临床使用科室沟通,定时回收器械,设置机器人回收路线。

(2)临床科室初步清点并核对器械的名称、数量。

(3)将穿刺架置于物流机器人最上层,避免损伤器械(取精器械等精密器械与普通器械分开回收,当面清点,单独运送)。

(4)临床科室书写器械交接单,并在物流机器人上点击订单,发送运输指令后运送器械至去污区。

(5)机器人到达去污区后,清洗人员取走回收的器械、物品,轻拿轻放。点击“确认”按键,机器人恢复备用状态。

4. **注意事项**

(1)使用物流机器人之前,保证其电量充足。

（2）保证回收路线途中无障碍物，以免机器人中途停止工作。

（3）准备的回收箱应大小适宜且带盖，可以进行密闭回收，对精密器械使用专用装载容器，加保护垫。

（4）取精器械回收时注意轻拿轻放、设置标识，避免混淆。

**（二）分类**

精密器械应专人清点、分类，便于选择不同的清洗、消毒方法。清点超声探头穿刺架的数量，将超声探头穿刺架的关节打开，同时检查其功能是否完好、螺丝完整无缺损。对于取精器械，应清点其数量并将其关节打开，逐个检查其功能及闭合状态是否完好，精细的功能端有无弯曲、变形的情况。

**（三）清洗**

**1. 操作目的**　去除器械上肉眼可见的污染物，保证清洗质量，保证灭菌质量。

**2. 操作准备**

（1）人员准备：规范着装，戴圆帽（头发不外露）、口罩、手套、护目镜和面罩，穿专用鞋，穿隔离衣和防水围裙。

（2）环境准备：去污区光线明亮、整洁、宽敞，适合操作。

（3）用物准备：专用清洗剂、消毒液、软毛刷、润滑剂、清洗篮筐、清洗槽、专用烘干机。

**3. 操作流程**

（1）冲洗：妥善摆放器械，将器械放置于带有防护垫的清洗网篮中，逐个冲洗。器械盒与盒内防护垫、保护套单独冲洗。

（2）洗涤：若采用手工清洗，应将超声探头穿刺架置于清洗剂中浸泡3~5min，选择合适的软毛刷在水面下对间隙、齿端、关节及有深孔的部位进行轻柔刷洗，尤其是器械齿端及关节部位。若采用超声清洗，则超声清洗的频率范围宜在 30~40kHz；严格掌握超声清洗的时间；遵循器械说明书要求，对取精器械等精密器械选择合适的超声频率，时间不宜过长。

（3）漂洗：对洗涤后的超声探头穿刺架和取精器械进行漂洗，去除表面的污染物和清洗剂。

（4）消毒：在去除器械上大部分水分后使用酸性氧化电位水浸泡 2min 进行消毒。

（5）终末漂洗：使用经纯化的水对器械进行终末漂洗。

（6）干燥：使用干燥柜进行干燥，如为急件，可事先使用压力气枪进行干燥，再放入干燥柜。

**4. 注意事项**

（1）对于精密、贵重器械，应在使用完成后及时回收至消毒供应中心。避免血渍干涸，增加清洗难度。

（2）应仔细阅读厂家提供的精密器械说明书，根据需要选择适宜的清洗方式。严格遵循清洗技术操作相关规程。

（3）精密器械在清洗、转运过程中,应始终固定并置于清洗架或容器中,避免遗失、损坏。

（4）超声探头穿刺架弹簧易变形,螺丝焊点处可能因松动导致螺杆掉出,应仔细检查。

**（四）检查及包装**

1. **数量检查**　核对器械交接单及标签明细。

2. **清洗质量检查**　目测或在带光源的放大镜下检查螺丝隙缝等难以清洗的部位是否有污迹、锈斑。

3. **功能检查**　器械前端咬合部位闭合情况是否完好,边缘是否有磨损、腐蚀、裂缝、螺钉松动等现象。

4. **包装**　包装时应该采用保护措施保护器械,用硅胶垫或固定架保护,单独包装。可在包装外注明"勿压""小心轻放"等提示语。

**（五）灭菌**

根据产品说明书选择压力蒸汽灭菌或其他灭菌方式,不得随意变换灭菌方式,以免损坏器械;灭菌装载时需要间隔平放,勿重叠、勿挤压。

**（六）储存、发放**

灭菌后按照灭菌的先后顺序放入无菌物品储存柜进行存放。按照发放规范,查对交接单,将器械发放至临床。发放时注意不能挤压、妥善搬运、减少震动,与普通器械分开发放,防止器械损坏和变形。

（胡　亭　黄娟丽　潘　薇）

# 第五节　妇产科杯状举宫器、肌瘤旋切器处理常规

## 一、结构特点

杯状举宫器（文末彩图 6-5-1）由举宫操作杆,位于举宫操作杆内可伸缩的引导棒以及位于举宫操作杆前端的举宫杯构成。手术时,举宫器通过阴道进入患者体内,举宫器上的引导棒深入子宫内,而举宫杯的上端面顶住子宫颈,举宫杯的圆周面则撑开阴道。肌瘤旋切器（文末彩图 6-5-2）由穿刺套管、引导棒、切割器、转换器、扩张管和封帽组成。杯状举宫器和肌瘤旋切器的结构较为简单,但有较多螺丝,举宫杯由金属和陶瓷组成,连接处的缝隙、杯口螺丝处容易藏污纳垢,难以清洗。肌瘤旋切器中的切割器功能端锋利,呈锯齿状,容易残留组织以及清洗刷毛,须注意垫圈型号与各部件的型号是否匹配。

### 二、处理流程

#### （一）回收、分类

手术结束后按照既定回收路线及时将器械回收至去污区,确保污染器械放置在密闭的回收箱内或回收车内。清洗人员将器械按照类别进行分框放置,将器械拆分至最小单位,小的螺丝、螺杆等装入单独的精密器械篮筐,避免遗失。检查、评估器械的功能,清点杯状举宫器的数量是否正确,螺丝大小是否配套。须检查肌瘤旋切器垫圈型号以及穿刺套管连接点小螺丝等,核对器械清单上的件数并分类放置于不同篮筐中。

#### （二）清洗

**1. 操作目的**　去除器械上肉眼可见的污染物,保证清洗质量,为灭菌提供保障。

**2. 操作准备**

（1）人员准备:规范着装,戴圆帽(头发不外露)、口罩、手套、护目镜和面罩,穿专用鞋,穿隔离衣和防水围裙。

（2）环境准备:去污区光线明亮、整洁、宽敞,适合操作。

（3）用物准备:专用清洗剂、清洗用水、消毒液、软毛刷、润滑剂、清洗篮筐、清洗槽、专用烘干机、高压水枪等。

**3. 操作流程**

（1）冲洗:将器械置于流动水下冲洗,初步去除表面的血液、黏液等污染物。

（2）洗涤:选择合适的毛刷在多酶清洗剂的水面下对杯状举宫器的螺丝、缝隙处进行刷洗,使用高压水枪对杯状举宫器的杯状缝隙处进行冲洗。对于肌瘤旋切器,须根据其型号大小,选择适宜的管道刷进行刷洗。如选择超声清洗,超声清洗槽中需要放置一定比例的多酶清洗剂,温度在 35~45℃;将清洗篮筐置于液面下,超声洗涤 3~5min,不宜超过 10min。

（3）漂洗:使用软水对洗涤后的器械表面及管腔进行漂洗。

（4）消毒:将漂洗后的器械浸泡于酸性氧化电位水中 2min 进行消毒。

（5）终末漂洗:使用经纯化的水对器械进行终末漂洗。

（6）干燥:用气枪干燥管腔后放入干燥柜进行干燥。

**4. 注意事项**

（1）严格按照预处理流程进行器械的预处理。

（2）干涸的血渍或污渍,可在多酶清洗剂中充分浸泡后清洗。

（3）杯状举宫器的螺丝等细小附件,可使用专用网篮进行装载,避免遗失。

（4）高压水枪冲洗时选择相匹配的喷头,在液面下冲洗,避免污水喷溅。

（5）多酶清洗剂应该每批次更换。

## （三）检查包装

使用目测法,检查器械清洁度及功能。将杯状举宫器的杯子置于白色吸水纸上,使用高压气枪对准杯子周围缝隙处进行吹扫,观察吹出的水渍的颜色,若为红色血迹,应返回去污区重新进行清洗。包装时,妥善固定杯子,可使用白色吸水纸先包装一层,避免陶瓷杯破损。在装配肌瘤旋切器时,应注意其型号是否匹配,穿刺套管连接处小螺丝以及肌瘤旋切器工作端是否功能完好,根据临床使用需求及规范要求,选择合适的包装材料和包装方式。

## （四）灭菌

首选压力蒸汽灭菌。

## （五）储存、发放

灭菌后按照灭菌的先后顺序放入无菌物品储存柜进行存放,严格按照发放规范进行发放。

（胡亭　潘薇）

# 第六节　小儿口腔器械处理常规

## 一、结构特点

口腔器械属于专科器械,主要包括牙科手机、马达、洁牙手柄、车针盒等。小儿口腔器械结构精细,对处理有一定要求。

### （一）牙科手机

安装在各类牙钻机末端,可用于夹持车针。根据转速和结构不同,分为高速手机和低速手机。

1. **高速手机（文末彩图6-6-1）**　由机头、手柄、手机接头组成,按照和连通管连接类别可分为两孔（驱动气、水）、三孔（驱动气、水、雾化气）、四孔（驱动气、水、雾化气、回气）和光纤六孔（驱动气、水、雾化气、回气及两根电极柱）手机。

2. **低速手机（文末彩图6-6-2）**　用于牙体的低速切削、修复体的调整。由马达和与之相配的直机头或弯机头组成。直机头的组成部分包括芯轴、轴承、三瓣夹簧、锁紧螺母、外壳。弯机头由齿轮、夹簧的夹轴、齿轮杆、轴承、钻扣、机头外壳组成。

### （二）洁牙手柄

洁牙手柄分为金属帽和手柄两部分（文末彩图6-6-3）。

## 二、牙科手机及洁牙手柄处理流程

### （一）回收

将使用后的牙科手机及洁牙手柄置于密闭回收箱中回收至消毒供应中心

去污区。

**（二）分类**

清洗人员按照器械交接单清点器械数量,将器械分篮筐放置,检查器械各部件是否完好,手机垫圈有无缺失。

**（三）手工清洗**

1. **操作目的**　去除牙科手机和洁牙手柄上的污物,保证清洗质量合格。

2. **操作准备**

（1）人员准备:规范着装,戴圆帽(头发不外露)、口罩、手套、护目镜和面罩,穿专用鞋,穿隔离衣和防水围裙。

（2）环境准备:去污区光线明亮、整洁、宽敞,适合操作。

（3）用物准备:专用清洗剂、清洗用水、消毒液、软毛刷、牙科手机专用润滑油、清洗篮筐、清洗槽、压力水枪、高压气枪、专用烘干机。

3. **操作流程**

（1）冲洗:将牙科手机置于流动水下冲洗,初步去除表面的污染物。

（2）洗涤:超声牙科手机中带电极的牙科手机禁止浸泡电极端,防止电极进水;光纤牙科手机须用气枪吹净光纤表面的颗粒和灰尘,擦净光纤表面的污渍;高速手机进行内腔清洗时,选择合适的毛刷并在清洗剂的水面下刷洗手机表面,同时对手机的缝隙、出水口、螺纹处进行刷洗;使用压力灌装清洁润滑油清洁牙科手机的进气孔管路,或使用压力水枪冲洗进气孔内部管路。

（3）漂洗:可用压力水枪通过驱动孔在水面下进行内腔清洗,压力不宜超过牙科手机工作时的压力,宜在 200~250kPa。

（4）消毒:首选湿热消毒,化学消毒方法应符合 WS 506—2016《口腔器械消毒灭菌技术操作规范》的要求。

（5）终末漂洗:使用经纯化的水进行终末漂洗,漂洗牙科手机表面以及内腔。

（6）干燥:用高压气枪干燥管道内水分,干燥时压力不宜超过牙科手机工作时压力,宜在 200~250kPa,再放入干燥柜中进行干燥。

4. **注意事项**

（1）清洗前,须检查有无车针,如有须卸下车针单独清洗,以免影响清洗质量。

（2）气枪的压力不宜过高,以免损伤器械。

（3）在清洗过程中,应随时检查垫圈等细小附件,放置于密纹篮筐,避免遗失。

**（四）机械清洗**

1. 检查机器的清洗架大小是否合适,喷淋臂、喷淋口有无堵塞,牙科手机插座、过滤网的清洁度是否达标;检查清洗剂、润滑油是否充足。

2. 将牙科手机逐个插入牙科手机清洗专用插座,保证每个牙科手机放置妥善。

3. 选择正确的清洗程序进行清洗。

4. 对牙科手机表面已经干涸的血液或不能及时回收的牙科手机在热力清洗、消毒前都需要使用超声清洗机进行预处理,超声清洗时间为 3~5min。

**（五）注油保养**

**1. 手工注油**

（1）选择合适的罐装清洁润滑油,连接注油接头,用纱布或低纤维絮布包住牙科手机头部,防止润滑油喷出,按压油罐顶部,按压时间 ≥1s。

（2）注油后将手机倒置,保证其润滑效果。去除管腔内多余的油,避免灭菌后出现油脂污染纸塑包装袋,影响发放。

**2. 机械注油**

（1）使用全自动注油养护机,将牙科手机插入对应的插口,合上机盖,按下"开始"键,30s 后完成注油养护。

（2）观察从机头喷出的油的颜色,若油混浊,重复再注油,直到无污油流出。

（3）取下手机,将其倒置一段时间,使其充分润滑管腔。

**（六）检查包装**

1. 采用目测方法或使用带光源的放大镜对干燥后的口腔器械进行检查,检查螺旋结构处、连接点、气塞槽、关节处等有无残留物。对清洗质量不合格的器械应重新处理。

2. 用清洁纱布擦去牙科手机多余的油,将垫圈周围缝隙处擦拭干净。

3. 包装前可用压力气枪吹注油口,吹出多余润滑油。

4. 选用符合规范的包装材料进行包装。

**（七）灭菌**

选择压力蒸汽灭菌方式进行灭菌处理。

**（八）储存、发放**

严格按照要求进行规范储存及发放。

**三、口腔小器械处理流程**

口腔小器械是指规格较小的器械,如各种型号的车针、根管锉、扩锉针等。

**（一）回收**

将使用后的口腔小器械置于小的器械篮筐中,再置于密闭回收箱中,回收至消毒供应中心去污区。

**（二）分类**

按照不同类别将器械分类放置于精密器械篮筐中,注意清点数量、检查功能。

（三）手工清洗

**1. 操作目的**　去除口腔小器械上的污物,保证清洗质量。

**2. 操作准备**

（1）人员准备:规范着装,戴圆帽(头发不外露)、口罩、手套、护目镜和面罩,穿专用鞋,穿隔离衣和防水围裙。

（2）环境准备:去污区光线明亮,环境整洁、宽敞,适合操作。

（3）用物准备:专用清洗剂、清洗用水、消毒液、95%乙醇、软毛刷、清洗篮筐、超声清洗器、清洗槽、干燥柜。

**3. 操作流程**

（1）手工清洗

1）用镊子去除小器械工作端的黏性牙科材料等污染物,扩锉针表面的糊剂类污染物可用 95% 乙醇溶解去除,污染物较多且干涸的器械,可放入清洗剂中浸泡 5~10min。再进行手工刷洗。

2）冲洗:将器械置于专用的精密器械篮筐中在流动水下冲洗,初步去除表面的污染物及牙科材料。

3）洗涤:若使用超声清洗,应将车针、扩锉针等细小的器械置于专用的多孔清洗架上,将清洗架和装有小器械的网篮置于液面下,进行超声清洗 3~5min,注意与其他器械分类放置,避免遗失、损坏。结束后检查清洁度,必要时使用小毛刷对未清洗到位的器械进行刷洗。

4）漂洗:在流动水下对洗涤后的器械进行冲洗,去除器械表面残留的污物及清洗剂。

5）消毒:首选湿热消毒,化学消毒方法应符合 WS 506—2016《口腔器械消毒灭菌技术操作规范》的要求。

6）终末漂洗:使用经纯化的水进行终末漂洗。

（2）机械清洗

1）检查机器的清洗架大小是否合适,喷淋臂、喷淋口有无堵塞,准备专用的清洗网篮,检查清洗剂、润滑剂是否充足。

2）对口腔小器械进行预处理、分类、浸泡。用镊子去除小器械工作端的黏性牙科材料等污染物,用 95% 乙醇溶解去除扩锉针表面的污染物,污染物较多且干涸的器械可放入多酶清洗剂中浸泡 5~10min,然后进行分类装载。

3）装载时,须根据器械的种类和大小选用合适的清洗架和清洗网篮,清洗时应该加盖、适当固定,车针架向水流方向开口。

4）选择合适的清洗程序,按启动键。

**4. 注意事项**

（1）为有效去除器械上的污染物,应针对不同类型的牙科材料选用合适的清洗剂,从而提高清洗质量。

（2）口腔小器械回收分类时,应注意清点,防止遗失附件。

（3）机械清洗时,妥善固定器械及网篮,避免器械损坏和遗失。

（4）清洗过程中,使用带盖的专用清洗篮筐进行转运。

（5）应在放大镜下检查小器械的清洗质量,对螺纹、缝隙等难以清洗的部位应着重检查。

（6）使用超声清洗机时,应该按照规范操作,遵循厂家提供的产品说明书,严格控制频率和时间,避免器械损坏。

**（四）干燥**

手工清洗的器械消毒后放置于干燥柜,并与包装人员交接,避免遗失;机械清洗的器械自动完成消毒、干燥等步骤。

**（五）检查包装**

检查器械的清洁度及功能,观察扩锉针等是否有细螺纹松脱,工作端弯曲、折断,工作端表面磨损过度等影响使用效果的情况。根据临床使用需求及规范要求,选择合适的包装材料。

**（六）灭菌**

首选压力蒸汽灭菌方式进行灭菌。

**（七）储存、发放**

灭菌后进入无菌物品存放区进行储存以及发放。

（胡 亭　潘 薇）

# 第七节　小儿耳鼻喉器械处理常规

**一、结构分类**

小儿耳鼻喉科门诊诊疗使用的器械主要包括:

1. **耳科**　显微耳钳、耳异物钳、耳刮匙、外耳道异物刮匙、耳用探针、耳用吸引管、耵聍钩、乳突牵开器等。

2. **鼻科**　鼻刮匙、鼻腔吸引管、鼻镜、鼻腔拉钩等。

3. **咽喉科**　喉钳、舌钳、压舌板、喉用冲洗吸引管、扁桃体拉钩、咽喉镜等。

上述器械大部分结构细长、管腔细小,不同种类器械的清洗、检查、包装和灭菌方式各有不同。

**二、处理流程**

**（一）回收**

注意小儿耳鼻喉器械较成人器械而言更为精细,对器械功能端须进行保护,在转运过程中,应使用专用的耳鼻喉器械盒对器械进行固定保护。具体操作措施见第四章第一节"妇产科及儿科普通器械回收及分类常规"中的相关内容。

（二）分类

对器械进行分类、评估,评估内容包括感染风险,器械材质、结构、污染状况等,评估确认后根据器械类别分类放置于清洗篮筐中。由于器械比较细长,应选用密纹篮筐,避免细长的器械穿过篮筐格纹而导致器械折弯或折断。清洗人员与回收人员需要双人清点器械数量,检查器械有无损坏或者功能异常,如有异常及时与使用科室沟通反馈。

（三）清洗

1. **操作目的**　去除耳鼻喉器械上的污染物,保证器械清洗质量合格。

2. **操作准备**

（1）人员准备:规范着装,戴圆帽（头发不外露）、口罩、手套、护目镜和面罩,穿专用鞋,穿隔离衣和防水围裙。

（2）环境准备:去污区光线明亮,环境整洁、宽敞,适合操作。

（3）用物准备:专用清洗剂、清洗用水、压力水枪、专用软毛刷、低纤维絮布、清洗槽、转运平车、干燥柜。

3. **操作流程**

（1）冲洗:将器械置于流动水下冲洗,初步去除器械表面的污染物。

（2）洗涤:在多酶清洗剂液面下对器械进行刷洗,刷洗的重点部位在器械的功能端,将钳类器械完全撑开,轻柔刷洗功能端及关节、手柄缝隙处,细长、实心器械可使用低纤维絮布进行擦洗,细长管腔除擦洗表面外,使用压力水枪对管腔进行冲洗。对咽喉镜的镜面使用低纤维絮布擦洗,不可使用刷子或者较硬材质的清洗工具清洗,避免损伤镜面,影响使用。

（3）漂洗:使用软水对洗涤后的器械进行漂洗,应注意对管腔充分漂洗。

（4）消毒:首选湿热消毒,可使用清洗设备的消毒功能。化学消毒方法应符合 WS 310.2—2016《医院消毒供应中心 第 2 部分:清洗消毒及灭菌技术操作规范》的要求。

（5）终末漂洗:使用经纯化的水进行终末漂洗。

（6）干燥:可使用干燥柜进行干燥。

（四）检查及包装

1. **手工注油**　对器械关节部位进行手工注油,用量应适宜,不可过多,避免影响使用。

2. 用清洁纱布擦去多余的润滑油,周围缝隙处擦拭干净。

3. 采用目测或使用带光源的放大镜对干燥后的器械进行检查,检查螺旋结构处、连接点、关节处等有无污渍。对清洗质量不合格的器械应重新处理,损坏或变形的器械应及时更换。

4. 仔细查对耳鼻喉器械的型号、功能后再进行包装,具体包装方法见第四章第四节"妇产科及儿科普通器械包装常规"的相关内容。

**（五）灭菌**

首选压力蒸汽灭菌。具体根据器械材质及厂家说明书进行选择。

**（六）储存、发放**

严格按照发放规范储存及发放。

（胡 亭 黄娟丽 潘 薇）

## 第八节　达芬奇机器人器械处理常规

达芬奇机器人是目前广泛应用的手术机器人,其手术系统由 3 个部分组成:医师操作控制系统、床旁机械臂系统和立体成像系统(文末彩图 6-8-1)。在实施手术时,外科医生不直接与患者进行接触,而是通过三维视觉系统和动作定标系统操作控制,医生手臂、手腕和手指的动作通过传感器在计算机中记录下来,然后同步翻译给机械手臂,机械手臂的前端安装各种特殊的手术器械,用来模拟外科医生的技术动作,从而通过微创的方法,开展复杂的外科手术。

消毒供应中心须对床旁机械臂系统上的器械进行处理,其手术器械分为内镜、机械手臂器械以及附件,根据结构特点的不同,采取的清洗方式也有差异。

### 一、结构特点

1. **内镜**　由端头、基座、轴、壳体、线缆和内镜接头(部分配有带挂绳的接头盖)组成(文末彩图 6-8-2)。在手术中,高分辨率的三维镜头对手术视野有 10 倍以上的放大作用,为医生提供体腔内的三维立体高清影像,医生能更精准地操作。其结构复杂、线路及镜身较长,镜头端易磨损。

2. **机械手臂器械**　机械手臂器械由端头、腕部、轴、壳体组成(文末彩图 6-8-3),其中壳体分为盘面、释放按钮、指示灯 3 部分。壳体上有两个冲洗孔,分别注明 1 号和 2 号。不同器械做特定的操作,如夹紧、解剖、切割、凝固、缝合等。器械手腕部弯曲和旋转拥有 7 个自由度,每个关节的活动度大于 90°,使得手术更精确和精细。圆盘凹槽较多,且腕部关节复杂,不易清洗。根据厂家设置要求,器械有固定的使用次数,壳体上的指示灯变红时,器械不能再使用。

3. **附件**　分为一次性使用附件和可重复使用附件。可重复使用附件主要有钝型闭孔器、套管量针、套管、器械引导器以及单、双极电刀线缆等(文末彩图6-8-4)。线缆易破损、扭结,运输时须防受压。

**二、预处理**

手术室使用完毕后,应及时卸下附件,使用软布擦拭内镜和器械表面的血渍、黏液,可使用中性清洗剂或清水对器械表面进行喷洗,也可使用浸湿中性清洗剂或清水的湿布巾覆盖于器械和内镜上,保持湿润。向冲洗口内灌注中性清洗剂或清水,该步骤如果在手术室无法完成,可在60min内回收至消毒供应中心完成。手术室应检查机械手臂器械壳体上的指示灯是否变成使用次数最多时的红色,器械过期后将自动被停用,根据医院器械管理制度进行处置,消毒供应中心不再对过期无法使用的器械进行处理。

**三、处理流程**

**(一)内镜**

1. **回收** 与使用科室交接,当面检查内镜及线缆是否存在损坏,将内镜及连接线缆盘绕于专用的托盘内,置于密闭回收车内转运至消毒供应中心去污区,转运时严禁在内镜器械盒上放置重物,防止内镜受压。

2. **手工清洗**

(1)操作目的 去除达芬奇机器人内镜上的污物,保证清洗质量合格。

(2)操作准备

1)人员准备:规范着装,戴圆帽(头发不外露)、口罩、手套、护目镜和面罩,穿专用鞋,穿隔离衣和防水围裙。

2)环境准备:去污区光线明亮,环境整洁、宽敞,适合操作。

3)用物准备:专用清洗剂、清洗用水、专用软毛刷、软布、清洗槽、转运平车、低温干燥柜。

(3)操作流程

1)检查准备:检查内镜完整性,查看线缆、指示灯及镜头有无损坏,按器械使用说明书要求,准备一定比例的多酶清洗剂。

2)冲洗:在流动水下冲洗内镜表面,去除肉眼可见的血迹、污渍。

3)灌注、浸泡(文末彩图6-8-5):拉起内镜,释放凸舌,打开冲洗口盖,露出3个冲洗口,使用Luer接头分别进行多酶清洗剂灌注。再灌注2个圆盘孔和1个基座孔(每次灌注量应不少于15ml),将内镜和线缆浸泡于多酶清洗剂中,浸泡时长15min。

4)漂洗:在流动水下漂洗整个内镜和线缆至少60s。

5)冲洗:冲洗部位同灌注部位,使用Luer接头冲洗每个孔至少20s。

6)喷洗:将整个内镜浸没于水中,使用Luer接头对壳体间隙、基座进行喷洗,每个部位不少于20s。

7)刷洗:使用清洗刷刷洗基座和壳体;用软布或海绵擦拭端头(镜头)、

线缆和镜轴。

　　8）终末漂洗：使用纯化水漂洗整个内镜和线缆不少于60s。

　　**3. 消毒**　接触化学消毒剂应限制在厂家要求的最短时间内，过长时间的接触可能导致设备损坏。严格使用说明书获准的化学消毒产品进行擦拭或浸泡消毒。

　　**4. 干燥**　使用低纤维絮布彻底擦干内镜端头、内镜表面和线缆，对基座选用洁净压缩空气进行干燥处理，禁止对端头使用压缩空气。如有需要，可以将内镜规范置于专用盘中，放入低温干燥柜中进行彻底干燥。

　　**5. 检查包装**　光学内镜昂贵且易受损，包装前须仔细检查整个内镜是否有污垢，端头是否存在损坏，有无沉淀物和残留物，线缆是否存在切口或其他缺陷。检查完毕后确认内镜置于托盘内，在不受压的情况下加盖后使用双层无纺布进行包装。

　　**6. 灭菌**　根据灭菌参数要求，对内镜宜采用过氧化氢等离子体低温灭菌，灭菌装载的数量及位置、灭菌参数要求与灭菌托盘材质等应严格遵照厂家说明书。

　　**7. 储存、发放**　严格按照规范储存、发放。

　　**8. 注意事项**

　　（1）运输途中单独放置，避免线缆扭结、受压，注意轻拿轻放，避免损坏。

　　（2）清洗前，须检查内镜完好度及镜头端有无裂口、磨损等。

　　（3）使用气枪和水枪时，压力须参照厂家说明书，使用合适的压力。

　　（4）处理流程按照器械再处理说明书以及厂家要求进行。

　　**（二）机械手臂器械**

　　**1. 回收**　回收人员与使用科室交接，当面清点、检查器械各个部位是否存在损坏，如器械已达到最大使用次数，指示灯变红（文末彩图6-8-6）则不进行回收处理。由于达芬奇机器人机械手臂较长，应使用足够长度的密闭回收箱进行回收，禁止重叠放置，以免受压导致断裂。

　　**2. 清洗**

　　（1）手工清洗

　　1）操作目的：去除达芬奇机器人机械手臂器械上的污物，保证清洗质量合格。

　　2）操作准备：①人员准备，规范着装，戴圆帽（头发不外露）、口罩、手套、护目镜和面罩，穿专用鞋，穿隔离衣和防水围裙。②环境准备，去污区光线明亮，环境整洁、宽敞，适合操作。③用物准备，专用清洗剂、清洗用水、压力水枪、气枪、空针、专用软毛刷、软布、清洗槽、转运平车、干燥柜。

　　3）操作流程：①检查准备，检查手臂器械完整性，有无破损，功能端有无缺陷等情况。按照器械说明书制取适当比例的多酶清洗剂。②冲洗，在流动水下冲洗器械表面,去除肉眼可见的血迹、污渍。③酶清洗剂灌注、浸泡,分别对两个冲洗孔进行酶清洗剂灌注,先 1 号后 2 号,灌注溶液量不少于 15ml,将器械完全浸泡于酶清洗剂中 30min(文末彩图 6-8-7)。④冲洗,使用压力水枪或 Luer 接头对冲洗孔 1 号进行冲洗,并旋转端头至少 20s,移动端头并冲洗至水流清澈为止。水枪对准冲洗孔 2 号进行冲洗至少 20s(大多器械的主冲洗水流流入壳体,手术剪和吸引冲洗器的冲洗水流从端头流出)。⑤喷洗,将整个器械浸没于水中,使用压力水枪对器械端头边旋转边喷洗,喷洗时间不少于20s。⑥刷洗,在流动水下对整个器械进行彻底刷洗,直至目测清洁为止,刷洗时移动端头,注意端头移动范围。⑦漂洗,使用软水漂洗整个器械。⑧超声波清洗,将器械完全浸没于超声波清洗槽内,分别向冲洗孔 1 号、2 号灌注酶清洗剂 15ml,根据说明书选择适宜的超声清洗时间。⑨漂洗、终末漂洗,对端头和壳体进行漂洗和终末漂洗。

(2)全自动清洗消毒机清洗:仅替代超声波清洗步骤(文末彩图 6-8-8),需要完整经过从冲洗到漂洗的全过程后进入全自动清洗步骤。上机装载机械手臂器械时,连接好冲洗管路,确保管道通畅,器械妥善放置,固定于卡槽内,以免在清洗过程中损坏器械;选择达芬奇手术器械专用清洗程序,清洗机进入预冲洗、洗涤、漂洗、终末漂洗、消毒、干燥步骤。

3. **干燥**　将器械倾斜,排空里面的水分,使用洁净压缩空气干燥壳体、腕部以及缝隙,随后将器械放置于转运盒中,置于干燥柜中彻底干燥。全自动清洗消毒机自动进行器械干燥,清洗层架在使用完后手动排除管道内残留的水。

4. **检查、保养及包装**　使用带光源的放大镜检查机械手臂器械的表面、齿槽、关节槽及器械端轴线内的清洁度,确保无残留物、血渍、污渍、水垢、锈渍等;旋转器械上的旋转盘,检查各种器械关节的活动度及功能状况,润滑器械前端关节处,处理完毕后使用专用胶套保护手术器械端头处,然后用纸塑袋将其密封包装(文末彩图 6-8-9)。

5. **灭菌**　根据器械处理要求,采用压力蒸汽灭菌;置于灭菌篮筐上层,避免受压。

6. **储存、发放**　严格按照规范储存、发放。

7. **注意事项**

(1)运输途中单独放置,轻拿轻放,避免损坏。

(2)回收和清洗前,须检查器械指示灯颜色(器械上面安装了记忆芯片,每使用一次,芯片次数增加一次,10 次以后器械不能使用,指示灯变红。)

(3)使用气枪和水枪时,压力须参照厂家说明书,压力不宜过高。

(4)处理流程严格按照器械处理说明书的要求进行。

(5)采用全自动清洗消毒机进行清洗时,多余的管道应固定在卡槽中。

### （三）附件

按常规手工清洗器械进行操作处理。处理线缆时注意对绝缘性能的检测,其他处理方式均须参照厂家提供的说明书。

（黄娟丽　潘　薇）

## 第九节　奶瓶、奶嘴处理常规

### 一、预处理、回收

奶瓶使用完后临床科室对其进行预处理,冲洗残留奶液;及时通知消毒供应中心进行回收,奶瓶和奶嘴应与手术器械完全分开放置,使用奶瓶、奶嘴专用下收车单独回收。

### 二、清洗

1. **操作目的**　去除奶瓶、奶嘴表面附着的大量油脂、蛋白质及其他污物,使用适宜的清洗剂对其进行规范的清洗,为灭菌合格提供保障。为新生儿提供安全、质量合格的奶瓶、奶嘴,保障新生儿喂养安全。

2. **操作准备**

（1）人员准备:规范着装,戴圆帽(头发不外露)、口罩、手套、护目镜和面罩,穿专用鞋,穿隔离衣和防水围裙。

（2）环境准备:去污区专用奶瓶清洗间光线明亮,环境整洁、宽敞,适合操作。

（3）用物准备:专用清洗剂、清洗用水、气枪、专用软毛刷、软布、百洁布、清洗槽、奶瓶及奶嘴清洗架、专用清洗机、转运平车、干燥柜。

3. **清洗**

（1）奶瓶、奶嘴

1）手工预清洗:因临床科室在使用过程中会在奶瓶上粘贴不同的奶液名称,预处理的效果不能达到直接进行机械清洗的效果,因此需要进行预清洗后再进行全自动机械清洗。预清洗主要包括两种清洗方式。①冲洗:对奶瓶、奶嘴须拆分处理,在流动水下冲洗奶瓶和奶嘴上残留的奶渍和污物。如发现奶瓶口玻璃缺失较多,奶瓶瓶身有裂纹,与临床科室沟通后应予以丢弃。②洗涤:在提前配好的清洗溶液中浸泡奶瓶、奶嘴 3~5min,将奶瓶完全浸泡于水中,清洗剂接触整个内壁。使用摩擦力大的清洗工具,如百洁布清理掉奶瓶上的标签,用大小适宜的清洗刷对奶瓶内外壁及瓶口螺旋处进行刷洗,须翻开奶嘴内面进行预清洗,用专用软毛刷刷洗靠近奶嘴孔的位置以防止其裂开。

2）机械清洗:将预清洗后的奶瓶置于奶瓶清洗篮筐中,将清洗篮筐倒置装载于清洗架上（文末彩图 6-9-1），使奶瓶瓶口朝下，对准清洗架上的出水喷淋口，保证奶瓶内部得到充分清洗。奶嘴摆放于专用的奶嘴清洗篮筐中，将清洗篮筐装载于清洗架上，选用奶瓶、奶嘴清洗程序，点击开始，进入清洗、洗涤、漂洗、消毒、干燥全流程。

（2）奶箱：体积较大，不适合机械清洗。通常采用人工清洗方法，去除奶箱内残留的奶液以及奶箱外部的灭菌标签和其他污渍，清洗方法同奶瓶预清洗方法，采用酸性氧化电位水对奶箱进行消毒，使用干燥柜对奶箱进行干燥，或者使用消毒后的低纤维絮布对奶箱进行擦拭以达到干燥的目的。

### 三、包装

1. **奶瓶的包装**　清洗完成后进行卸载，检查奶瓶表面是否光亮、透明、无水珠、无奶渍、无污垢，将奶瓶规律、整齐摆放至清洗合格的奶箱中，将奶箱盖扣好，在盖子上粘贴追溯标签以及灭菌指示胶带。

2. **奶嘴的包装**　清洗完成后进行卸载，检查奶嘴有无水珠、奶渍、污垢，若清洗质量不合格，则返回去污区重新清洗；将奶嘴摆放于专用启闭式灭菌盒内，灭菌盒加盖后使用无纺布对其进行包装并贴上追溯标签和灭菌胶带，注意奶嘴不可放置太多，数量以盒盖轻松盖上为宜。

### （四）灭菌

采用压力蒸汽灭菌，奶箱按照普通器械装载原则放在灭菌架上，打开奶箱灭菌蒸汽孔，保证灭菌介质的穿透。对奶嘴按照常规物品的方法进行灭菌。

### （五）储存、发放

灭菌卸载后及时关闭奶箱灭菌蒸汽孔，以免奶瓶在运送中受到污染，严格按照规范储存、发放。

（黄娟丽　潘　薇）

# 第七章　妇产科及儿科器械质量监测技术

## 第一节　概　　述

### 一、过程监测和终末监测

质量监测包括过程监测和终末监测。过程监测主要是对清洗、消毒、灭菌过程中涉及的各项参数指标进行监测。例如,清洗剂的浓度、清洗用水的质量和温度、清洗程序选择、清洗时间、消毒剂浓度、配制方法等;又如灭菌时间、温度、压力、蒸汽质量、灭菌设备功能等。终末监测采用关键绩效指标(KPI)对各环节质量进行确认和评价。例如,清洗质量合格率、灭菌装载合格率等。

### 二、质量可追溯的定义

根据《医院消毒供应中心　第3部分:清洗消毒及灭菌效果监测标准》(WS 310.3—2016)的定义,质量可追溯即对影响灭菌过程及结果的关键要素进行相应记录,以保存备查,从而实现可追踪。建立质量可追溯的重要意义为实现质量的持续改进。由此,质量可追溯是建立全面质量控制的重要条件之一,需要和质量标准、召回制度及操作规程等其他质量控制管理工作相呼应。

## 第二节　质量监测原则及要求

消毒供应中心应建立符合 WS 310.3—2016 规定的清洗、消毒、灭菌效果监测的质量监测制度,主要内容为以下几点:

1. 消毒供应中心应安排具备较高专业知识和技能水平的人员负责清洗、消毒、检查包装、灭菌等所有流程的质量监测工作,主要包括日常质量监测、定期监测,并对监测结果进行综合分析,总结并向主管领导汇报;监测人员还应参与质量控制和管理工作,发现问题、分析问题并解决问题。

2. **器械清洗监测**　包括 WS 310.3—2016《医院消毒供应中心　第3部分:清洗消毒及灭菌效果监测标准》4.2 中所规定的器械清洗质量、清洗消毒设备效能及清洗用水的日常及定期监测,对清洗后的器械进行清洗质量的目测监测;设备每次运行完成后对其物理参数打印记录进行参数确认并记录存档;每月定期采用 ATP 生物荧光监测法对器械的清洗质量进行抽样检测和综合评价;定期使用清洗效果测试指示物对清洗消毒设备进行监测等。

3. **器械消毒监测**　包括器械消毒效果、消毒剂浓度和消毒设备效能的监

178

测，且应符合 WS 310.3—2016《医院消毒供应中心 第 3 部分：清洗消毒及灭菌效果监测标准》4.3 的相关规定。化学消毒应监测消毒剂浓度、消毒时间，湿热消毒应监测和记录消毒的温度、时间、$A_0$ 值。

4. **器械灭菌监测**　包括器械灭菌效果、灭菌设备效能的监测，应符合 WS 310.3—2016《医院消毒供应中心 第 3 部分：清洗消毒及灭菌效果监测标准》4.4 的相关规定。主要利用物理监测方法、化学监测方法、生物监测方法对压力蒸汽灭菌、环氧乙烷灭菌、干热灭菌、低温蒸汽甲醛灭菌、过氧化氢等离子体灭菌进行灭菌监测。

5. **质量检测及校验**　清洗、消毒和灭菌设备在新安装、移位以及大修后应进行质量检测及校验，符合 WS 310.1—2016 中的相关规定。监测内容包括设备所有程序的时间、温度或压力等参数，以及物品装载量和效果监测。检测校验合格后即可使用。

6. **年检和校验**　符合 WS 310.3—2016 中的相关规定，对清洗、消毒和灭菌设备应该进行年检和校验。

7. **记录并存档**　建立清洗、消毒和灭菌操作过程有关的记录存档，符合质量控制过程可追溯的要求。符合 WS 310.1—2016 中的相关规定。

8. **材料质量监测**　自制的测试标准包应符合 WS 310.1—2016 和《医疗机构消毒技术规范》等的相关要求，定期检查和监测材料质量。

（蒋思鑫　易良英）

# 第八章　清洗质量的监测

## 第一节　清洗质量监测对象及方法

### 一、清洗质量监测对象

根据 WS 310.3—2016 的规定,清洗质量监测对象包括已清洗完成的手术器械、器具和物品,清洗、消毒用水的质量,清洗、消毒的设备等。监测目标为评定器械清洗、消毒的质量;评定清洗消毒设备的运行状况和效能,其中包括清洗的程序、消毒时间和温度;评定清洗用水质量及装载物品的洁净度。

### 二、清洗质量监测方法

#### (一)目测法

目测法为器械、器具和物品清洗质量监测的日常监测方法,即直接使用肉眼或者借助放大镜对每件经清洗、消毒后的器械、器具和物品进行清洗质量检查并记录不合格问题。定期监测也应该结合目测监测结果进行综合分析。

#### (二)物理监测方法

应用物理监测方法对机械清洗质量、清洗设备效能进行评价和控制。通过观察设备显示屏上的参数、打印记录的参数,包括程序、温度、时间等对清洗消毒设备的效能进行监测。清洗设备每一次运行都要对其进行物理监测。日常及定期的物理监测可以采用电子记录装置监测的方法,清洗设备在运行时,可将其与待清洗的器械一同放置在清洗舱内,记录清洗过程中的温度、时间及水压的情况,且应根据不同清洗设备的功能进行物理监测。比如,超声效能的测试等。

#### (三)清洗测试物

1. **蛋白残留量测定**　蛋白质测试棒主要用于评价测试物品的清洗效果。测试蛋白质的方法包括茚三酮法、双缩脲法和邻苯二甲醛衍生法等。因为血液、蛋白质等是器械有机污染物中的主要成分且黏附性强,所以对残留蛋白质进行测定是对清洗效果评价的主要方法。在实际操作中,将清洗完成后的物品进行采样后测定残留蛋白质的量来评价物品的清洗效果。

2. **ATP 生物荧光监测法**　ATP 是一种普遍存在于所有动物、植物、细菌、酵母菌和霉菌细胞中的能量分子。残留污染物,特别是血液和生物负荷中含有大量的 ATP。微生物污染物中也含有较少量的 ATP。沾染在医疗器械上的血液、组织液等体液中含有大量的体细胞和细菌等有机污染物,这些污染物可以通过 ATP 生物荧光监测法测出。ATP 含量与细菌计数或细胞数量成对应关系。经 ATP 生物荧光检测仪中的光度计测量后得到荧光强度,用相对光单位值(RLU)表示,从而获知器械表面和管腔内 ATP 的含量,来判断器械的污染程度及清洗效果,清洗之后,所有 ATP 源都应显著减少,残留污染物中含有的 ATP 与检测拭棉棒中的液态、稳定的萤光素酶试剂接触后会发光,且发光量与存在的 ATP 量成正比。ATP 生物荧光监测法测试时需要添置专门的设备;需要有细胞存在(真核细胞或原核细胞);如只有蛋白质或碳水化合物存在,无法检出 ATP。ATP 生物荧光监测法可用来测试金黄色葡萄球菌以及大肠埃希菌,目前主要用于评价环境清洁程度、内镜清洗和器械清洗的效果。

3. **潜血测试**　是利用血红蛋白中亚铁血红素过氧化物酶的活性特点进行测试,其在酸和过氧化氢的作用下,与血红蛋白发生作用,产生变色反应,以此检查器械是否有残留的血迹污染物,进而判断器械的清洗质量。潜血测试只对血液敏感,因此相较于潜血测试,蛋白残留量测定更为科学。

4. **标准污染物测试**　采用标准污染物进行验证。按照 ISO 15883-1：2006 清洗效果试验的方法,取羊血制成人工血污染物,把测试物彻底清洁干燥,在室温下将试验污染物涂于普通外科器械表面的结合处。试验污染物总用量应等于清洗机清洗阶段总用水量的 0.05%,每个托盘中水平且随意放置 20 个样本,清洗完成后,至少 95% 的测试物不存在肉眼可见的残留试验污染物。对微创外科器械而言,污染物应该充满内腔,用刷子将血液刷于模拟物品的外表面,清洗完成后用肉眼观察。测试物品的外表面应无肉眼可见的残留试验污染物。污染物自行制作不方便时,可以使用市场上的人工模拟血污染物及蛋白质测试棒。如果选择商品化的清洗测试物,具体操作应严格参照厂家说明书执行,按照消毒供应中心行业标准要求,清洗物品或清洗程序改变时,也可采用此技术进行检测。

**(四)其他测试方法**

主要包括用来测试清洗用水的电导率仪,测试水硬度的方法和测试水 pH 的方法等。

# 第二节　清洗质量监测

## 一、目测法

用于所有清洗完成后的器械、器具和物品清洗质量的检查,是目前全世界比较公认的一种清洗效果的日常监测方法。目测法操作简单、便于开展。器械、器具和物品经过清洗、消毒后,在包装前应对其进行清洗质量的日常监测,确保清洗质量并保证灭菌成功。

### 二、ATP 生物荧光监测法

#### （一）监测原理

利用萤光素酶在镁离子、ATP 和氧气的作用下，催化萤光素氧化脱羧，并产生激活态的氧化萤光素，放出光子，产生荧光，在裂解液的作用下，细菌裂解后释放的 ATP 参与上述酶促反应，用荧光监测仪可定量监测相对光单位值（RLU），从而获取 ATP 的含量，进而得知细菌含量。用于器械、器具和物品清洗质量的检测，是一种客观的量化检测方法。目前主要用于内镜清洁、环境清洁程度及器械清洗效果的评价。

#### （二）监测方法

打开检测仪使其处于开机状态，并完成设备内部校准自检。取出拭子，抓住蓝色手柄端，从装置中取出涂抹棒芯，涂抹待检查器械表面、齿槽、关节等处（面积≤100cm² 时，在全部器械表面进行涂抹）。利用手柄把涂抹棒插回装置中并将其按压到底，再将涂抹棒试剂颈口掰断，来回振荡至少 5s，将试剂与涂抹棒海绵充分接触。打开荧光检测仪的检测槽，把涂抹棒插入其中，并关上槽盖，按下"检测"按钮，开始检测。15s 后待检测仪屏幕显示监测数值，读取结果。整理用物，做好记录。

#### （三）监测结果

清洗合格的标准范围应参考厂家说明书，如 RLU≤200 表示清洗合格，否则为不合格。

#### （四）注意事项

1. 对待检查器械表面、齿槽、关节等难清洗部位，涂抹棒应在采样区域转动且来回涂抹，且在涂抹过程中同时转动。涂抹时向下轻压涂抹棒使涂抹棒弯曲，以确保良好的表面接触以便准确采样。

2. 被检测器械表面本身性质如老化、有严重划痕等均会影响结果。

3. 检测仪的具体使用以及监测值的要求应咨询厂家及查看使用说明书。

### 三、蛋白残留量测定

以茚三酮法为例进行介绍。

#### （一）监测原理

除脯氨酸、羟脯氨酸和茚三酮反应产生黄色物质外，所有 α- 氨基酸及一切蛋白质都能和茚三酮反应生成蓝紫色物质。

#### （二）监测方法

准备好清洗、干燥完成后的器械。用棉拭涂抹、浸染水合茚三酮并反复擦拭待检测医疗器械。观察水合茚三酮的变色情况并进行结果判断。整理用物，洗手，记录观察结果。

#### （三）监测结果

水合茚三酮无颜色改变为阴性，有颜色改变则为阳性。

**（四）注意事项**

1. 水合茚三酮的灵敏度受温度、pH 及反应时间的影响,因此要妥善保存。

2. 注意判断结果的真实性。

**四、潜血测试**

**（一）监测原理**

血红蛋白中的亚铁血红素有类似过氧化物酶的活性,其在酸和过氧化氢的作用下,与四甲基联苯胺产生变色反应,将无色的四甲基联苯胺氧化成有色的联苯胺蓝。

**（二）监测方法**

经清洗的物品,达到清洁、干燥。在待检查器械的表面滴四甲基联苯胺2~3 滴。滴 3% 过氧化氢 2~3 滴。观察显色情况。做好监测结果登记。

**（三）监测结果**

观察显色情况并判断结果。

强阳性:加入试剂后立刻显示深蓝色。

阳性:加入试剂后即刻显蓝绿色。

弱阳性:试剂加入后 30~60s 内变蓝色。

阴性:加入试剂 3min 后,不变蓝绿色。

**（四）注意事项**

1. 做好职业防护,加强防护意识,并将皮肤黏膜保护好。

2. 四甲基联苯胺试剂应进行避光冷藏,盛装过氧化氢瓶子的瓶盖须盖紧,避免其挥发影响实验结果的准确性。

3. 做好记录以备查及追溯。

**五、定期监测**

定期监测为日常监测的有效补充。由质检人员采用清洗效果测试指示物和目测法等进行监测。每月应随机抽取 3~5 个待灭菌包,对包内的所有物品进行清洗质量监测。

**（一）操作前评估方法及要求**

清洗质量的定期监测和日常监测在方法上保持一致,也就是使用目测法及配合带光源的放大镜;有条件的情况下,可采用清洗效果测试指示物。在开始前确保设施、设备已备齐,待检查的物品应该清洗、干燥完毕,严格按照要求或使用说明书对物品进行准备、采样及结果的判读。

**（二）操作步骤**

随机抽取 3~5 个包装好的不同类型的待灭菌包,对其进行定期清洗质量监测。分析监测结果并进行结果判断。整理用物,洗手,记录观察结果。

### （三）操作注意事项

1. 待灭菌包的选择应具有随机性及代表性。

2. 日常清洗质量监测的质检人员与定期清洗质量监测的人员可以不同。检测时光线应充足且达到要求。

3. 应详细记录包内所有物品的清洗质量结果。检查结果保留至少半年。

4. 定期监测与日常监测记录项目一致，便于综合分析清洗质量问题。其他注意事项与目测法一致。

## 第三节　清洗消毒设备的效能监测

清洗消毒设备的效能监测应进行综合分析、评定，其主要根据设备运行过程中显示的参数，结合器械清洗质量目测检查、清洗测试物的监测结果、清洗用水的监测等进行。此外，清洗、消毒器械的实验室细菌检测结果评定是重要的依据。

### 一、清洗水质监测

### （一）监测要求

每日或每周应对经纯化的水进行监测。监测内容为电导率，对监测数据应进行准确记录，电导率应≤15μS/cm（25℃），监测记录包括日期、设备名称、项目、监测结果以及监测人员签字等，质量标准符合 WS 310.3—2016《医院消毒供应中心　第 3 部分：清洗消毒及灭菌效果监测标准》的规定。

### （二）监测方法

1. **设备自动测试系统观测**　即通过设备自带的测试系统，观测其电导率，并同时观察、监测相关水压、温度等数据；监测操作须遵循设备使用说明，测试系统上显示的所有参数应符合设备的设计能力；每天应在设备开启后进行观察和记录。

2. **其他测试仪器和方法的测试**　应采用电导率测试仪进行测试，且可采用 pH 测试卡测试经纯化的水中氢离子含量，经纯化的水 pH 为 5.0~7.0。

### （三）监测结果

测试结果应在每日监测后记录，若测试不合格须及时查找不合格原因，对再生制水系统进行调整，比如采取加盐再生处理、清洗过滤器或更换滤膜等措施。监测记录内容包括监测日期、监测设备名称、监测项目、监测结果、监测人签字等。

### （四）注意事项

1. 监测质量标准应符合 WS 310.3—2016 中的相关规定。

2. 软水监测应在生成时进行。监测时应先放出管内一部分残留软水。

3. 及时观察设备运行情况,若发现参数不合格,应及时汇报并处理。做好设备维护及保养。

**二、清洗设备日常监测**

清洗设备日常监测是为了确保清洗消毒机在每日工作中能够维持良好的工作状态,并及时发现问题、解决问题,主要采用物理监测方法进行设备运行的质量控制。通过观察、记录设备上的参数,打印纸上显示的程序、温度以及时间等进行监测。每次的运行清洗消毒设备都需要采取物理监测。

**（一）监测方法**

1. 去污区的操作人员应遵循清洗设备的使用说明和技术要求,检查设备的运行条件,确保设备的运行条件正常。

2. 按照厂商要求和验证结果正确装载,满足清洗、分类和装载的操作要求。

3. 依据操作规程,选择适宜的清洗循环参数。

4. 完成物品的清洗后,自动打印出该批次物品清洗机运行的情况和物理参数。

5. 可以采用电子记录装置的监测方法。清洗设备在运行时,将其与器械一起放置在清洗舱内,同时记录清洗过程中的温度、水压情况和时间。根据不同清洗设备的功能进行相应的物理监测,如超声效能的测试等。

6. 使用人工模拟血污染物,如用清洗监测卡对清洗设备的清洗效果进行评价,具体操作严格遵循使用说明书。

7. 检查及包装区工作人员须复核清洗、消毒的相关参数,达到操作规程的质量标准,才可进行下一流程的操作。

**（二）监测结果**

1. 每批次物品清洗后,其清洗设备的物理参数应该符合该设备厂商的技术标准,且在误差范围内。

2. 与标准清洗循环不符的,视为清洗失败;须重新进行清洗工作,检修清洗设备并纠正错误情况。

3. 对清洗不合格的物品,分析其原因,并采取相应的措施。

4. 及时打印和记录清洗机每一次的运行情况、运行参数和清洗效果,记录在案,至少保留半年。

**（三）注意事项**

1. 注意确保合理装载,操作时应选择合适的清洗程序。

2. 特殊的清洗物品,为了保证清洗成功应采用专门的清洗装置或架子。物品清洗完毕后,应立即检验物理参数和设备运行情况。

3. 在清洗设备运行前确保水源、电源等符合厂商技术要求和运行条件。设备开机工作后根据设备说明书和技术要求,应无报错等异常情况出现。

### 三、清洗设备定期监测

清洗设备的定期监测是日常监测的一种补充,根据 WS 310.3—2016《医院消毒供应中心 第 3 部分:清洗消毒及灭菌效果监测标准》4.2 中的规定,对清洗消毒机的清洗效果可采用清洗效果测试指示物或电子记录装置进行监测,每年监测一次。

通过使用清洗效果测试指示物来监测和校验清洗设备的性能。操作方法和结果判定应符合生产厂家的使用说明或指导手册。

**(一)监测方法**

1. 清洗效果测试指示物的选择应符合标准且符合操作规程要求。

2. 应选择每层清洗架中最难清洗的位置作为清洗效果测试指示物放置点或采样点,比如清洗设备的四角处,一般而言,放在清洗架对角位置,每层须交叉,即左上角对右下角,或右上角对左下角,两层交叉摆放的中间一层,选清洗架两侧边的中间位置。也可根据需要多点放置测试物进行采样。

3. 运行结束后,将清洗效果测试指示物取出,或选取相应位置的器械进行测试,评价其清洗效果。

**(二)监测结果**

监测结果不符合要求时,结合设备打印的记录进行综合分析;清洗消毒设备的循环不符合标准时,视作清洗失败,此时清洗设备应该停止使用;设备循环参数符合标准,测试物监测结果不符合标准时,应查找原因并予以纠正。应将定期监测结果详细记录在案。

**(三)注意事项**

1. 按照厂商技术要求,清洗设备运行前水源、电源等应符合其运行条件。

2. 根据设备说明书和技术要求,开机工作后运行应正常,没有报错等异常情况出现。

3. 根据所使用的清洗效果测试指示物的产品说明书、指导手册、操作规程等来进行用物准备。

4. 清洗效果测试指示物的选择应符合清洗消毒设备的功能。

5. 应结合清洗消毒设备厂商的要求对设备进行效能的校验。

6. 具体按照生产厂商提供的使用说明书或产品指导手册进行操作且须符合监测规程。

### 四、改变物品装载或清洗程序监测

**(一)监测方法**

器械摆放须符合常规要求,关节等处应充分打开,进而保证水流可以充分接触器械、物品的所有表面。按照清洗效果测试指示物的使用说明进行采样。

**(二)监测结果**

全部清洗效果测试指示物的检查结果合格且目测质量检查符合要求,则校验结果合格；若目测质量检查的结果与清洗效果测试指示物的测试结果不相符合时，须进行综合判读并排除问题。监测和校验合格时，应修订技术操作规程并及时补充新的清洗、装载方法和程序，规范相关人员的操作。得出的结果应记录并存档。

（三）**注意事项**

清洗过程中参数和程序的设定应符合操作规程及法规，同时应符合清洗设备的设计功能。

### 五、设备新安装、移动清洗机及大修后的效能监测

遵从生产厂家对设备的检测和校验的要求，按设备安装（使用）手册中的项目对其进行监测，且符合有关法律法规的要求。原则如下：

1. 检测及校验设备的运行条件与产品设计要求是否一致，包括供电、供水、水压、排水等。

2. 检测与校验设备安装后，在给定的条件下运行时的相应状况，包括设备启动前、设备程序运行中和设备运行结束的过程，应符合厂家产品的设计效能，主要测试的参数及效能包括设备程序、清洗温度及清洗时间、消毒时间及温度、清洗泵和泵管功能、打印记录的功能、警报复位的按钮功能等是否正常。

3. **清洗消毒的性能校验** 设备在正确安装且在给定条件下运行时，设备清洗消毒的效果应符合要求。

4. 大修后的监测，校验的内容和方法应根据与大修的部件有关联的性能来进行监测和校验。

5. 任何监测与校验都应在给定的条件下通过有资质的厂家或单位指定的专业人员来进行，且须使用符合有关法律法规或厂家规定的检验设备和检验方法，所有原始资料都应全部记录存档以备查。

（蒋思鑫 易良英）

# 第九章　消毒质量的监测

## 第一节　物理消毒监测

消毒物品的物理监测是指通过清洗消毒设备自动控制系统对清洗的温度、时间和 $A_0$ 值进行监测和记录,进而判断物品清洗、消毒的质量和效果和消毒设备的效能。通过查看物理参数打印记录纸,或者通过线上清洗消毒机的监测系统来观察消毒所用时间、温度以及 $A_0$ 值,判定依据应符合 WS 310.3—2016 中的相关标准。消毒记录内容具有可追溯性,相关消毒监测记录保存时间应≥6 个月。

### 一、日常监测

消毒设备每批次运行过程中,设备自动测试系统实时打印清洗、消毒温度、维持时间以及消毒 $A_0$ 值。若监测值合格,则在追溯系统中审核该批次结果为合格,并记录消毒质量监测资料,包括消毒设备编号、批次、使用日期,粘贴打印纸并签字。若监测不合格,则须联系设备厂家分析问题发生的原因并解决,再重新进行消毒处理。

### 二、定期监测

每年应通知消毒设备厂家对设备消毒温度和时间参数进行检测;新设备安装和设备大修后也应进行消毒温度、时间参数的检测,检测方法及结果应遵循和符合设备厂家的使用说明书或者指导手册的要求。

物理消毒监测应符合监测质量标准,WS 310—2016 中规定消毒后直接使用的诊疗器械、器具和物品,湿热消毒温度应≥90℃,时间≥5min,或 $A_0$ 值≥3 000;消毒后继续灭菌处理的物品,湿热消毒温度应≥90℃,时间≥1min,或 $A_0$ 值≥600。温度、时间与 $A_0$ 值关系见表 9-1-1。

表 9-1-1　$A_0$ 值与时间、温度的关系

| 温度 /℃ | $A_0$ 值 =600 | $A_0$ 值 =3 000 |
|---|---|---|
| 75 | 32min | 158min |
| 80 | 10min | 50min |
| 85 | 190s | 16min |
| 86 | 151s | 13min |

| 温度/℃ | $A_0$ 值 =600 | $A_0$ 值 =3 000 |
|---|---|---|
| 87 | 120s | 10min |
| 88 | 95s | 475s |
| 89 | 76s | 378s |
| 90 | 60s | 300s |
| 91 | 48s | 238s |
| 92 | 38s | 189s |
| 93 | 30s | 150s |
| 94 | 24s | 119s |
| 95 | 19s | 95s |

# 第二节 化学消毒监测

## 一、酸性氧化电位水

监测酸性氧化电位水的 pH、有效氯含量以及氧化还原电位,定期监测其残留氯离子含量。质量监测符合 WS 310—2016 附录 C(规范性附录)酸性氧化电位水应用指标与方法。

### (一)监测方法

1. **pH 监测** 使用精密 pH 检测试纸或厂家提供的快速 pH 测试仪(对该仪器须定期校准),在酸性氧化电位水出水口取样,对比试纸前后变化,检测试纸及测试仪应符合规范要求,具体操作咨询厂家及参见试纸或测试仪说明书。

2. **有效氯含量监测** 使用有效氯检测试纸,在酸性氧化电位水出水口取样,对比试纸前后的变化,具体使用方法见试纸使用说明书。

3. **氧化还原电位(ORP)的监测** 在氧化还原电位水设备显示屏上读取氧化还原电位数值,或者通过厂家配置的氧化还原电位测试仪在出水口取水测试。

4. **残留氯离子监测** 取样时开启酸性氧化电位水生成器,待出水稳定后,用 250ml 磨口瓶取酸性氧化电位水至磨口瓶满后,立即盖好瓶盖,送至实验室进行检测。采用硝酸银容量法或离子色谱法。硝酸银容量法的监测原理是硝酸银与氯化物生成氯化银沉淀,过量的硝酸银与铬酸钾指示剂反应生成红色铬酸银沉淀,从而测定氯离子浓度。离子色谱法的监测原理是水样中待测阴离子随淋洗液进入离子交换柱系统(由保护柱和分离柱组成),根据分离柱对各阴离子不同的亲和度进行分离,已分离的阴离子流经阳离子交换柱或抑制器系统转换成具有高电导度的强酸,淋洗液则转变为弱电导度的碳酸。由电导检测器测量各阴离子组分的电导率。详细方法见 GB/T 5750.5—2023《生活饮用水标准检验方法 第 5 部分: 无机非金属指标》中的相关内容。

**(二)监测结果**

酸性氧化电位水测试值分别为: pH 范围为 2.0~3.0,酸性氧化电位水有效氯含量为(60 ± 10)mg/L,测试结果氧化还原电位(ORP)≥1 100mV。残留氯离子应 <1 000mg/L。

**(三)注意事项**

1. 进行监测 pH 以及有效氯含量等需要接触酸性氧化电位水的操作时须佩戴手套,做好防护措施。

2. 检测试纸须在有效期内使用,在干燥处存放,使用方法参考使用说明书。使用经国家卫生行政部门批准的消毒剂浓度试纸 / 卡进行监测。

3. 应在每日开机后对酸性氧化电位水进行监测,监测数值可粘贴在酸性氧化电位水设备打印记录本上或手动记录检测数值并签字确认。

4. 消毒监测记录本应记录消毒剂监测日期、消毒剂名称、酸性氧化电位水产生器相关参数打印纸、具体监测的浓度、监测结果、监测人姓名等项目;监测资料和记录留存时间应 ≥6 个月。

5. 消毒监测记录内容具有可追溯性,符合 WS 310.3—2016《医院消毒供应中心 第 3 部分: 清洗消毒及灭菌效果监测标准》中有关质量追溯的要求。

**二、含氯消毒剂**

含氯消毒剂是指溶于水并产生具有杀灭微生物活性的次氯酸消毒剂,其杀灭微生物的有效成分常以有效氯表示。因此应监测其有效氯含量,同时对于使用中的含氯消毒剂还应监测其染菌量。

**(一)监测方法**

1. **有效氯含量测定**    对于配制好的消毒剂,打开有效氯含量比色卡包装,取出一张比色卡,一手持比色卡后端,将比色卡前 1/3 端垂直伸入溶液 1~2s,然后取出与对比卡进行对照,观察溶液的浓度。

2. **使用中的含氯消毒剂染菌量测定**

(1)用无菌吸管按无菌操作方法吸取 1ml 被检消毒剂。

(2)加入 9ml 中和剂中混匀,可选用 0.1% 硫代硫酸钠中和剂。

(3)用无菌吸管吸取一定稀释比例的中和后混合液 1ml 接种于平皿。

(4)将降温至 40~45℃的熔化营养琼脂培养基每皿倾注 15~20ml。

(5)在 35~37℃的恒温箱中培养 72h 后,计数菌落数。

**（二）监测结果**

1. **有效氯浓度**　结果应符合 WS/T 367—2012《医疗机构消毒技术规范》规定的消毒剂使用浓度。

2. **含氯消毒剂染菌量测定**　使用中的灭菌用消毒剂应无菌生长；用于皮肤黏膜消毒的消毒剂染菌量应≤10CFU/ml；其他使用中的消毒剂染菌量应≤100CFU/ml。

**（三）注意事项**

1. 使用的消毒剂浓度试纸/卡必须经国家卫生行政部门批准。

2. 产品比色卡不可混用，使用时须严格按照产品说明书进行操作。

3. 进行染菌量测定时，须在采样后 4h 内检测。

## 第三节　消毒效果监测

**一、监测方法**

1. 医院感染管理科应每季度进行消毒效果的监测，由检验科进行细菌培养。

2. 监测方法应严格遵循 GB 15982—2012《医院消毒卫生标准》中的相关要求。

3. 消毒物品的抽样原则是选取具有代表性以及难以消毒的物品 3~5 件进行监测。

**二、监测结果**

高度危险性医疗器材不应检测出细菌；中度危险性医疗器材的菌落总数应≤20CFU/件，不得检出致病性微生物；低度危险性医疗器材的菌落总数应≤200CFU/件，不得检出致病性微生物。使用中的消毒液菌落总数应≤100CFU/ml，不得检出致病性微生物。

**三、注意事项**

1. 监测结果若不合格，应从清洗、消毒等方面查找原因，并进行改进，保证器械消毒质量合格。

2. 应在消毒效果监测记录本上记录监测时间、监测的物品、监测方法、监测的项目和结果等，并留存检验科检验报告。

3. 消毒效果监测资料和记录保存时间应≥6 个月。消毒效果监测记录内容具有可追溯性，符合 WS 310.3—2016《医院消毒供应中心 第 3 部分：清洗消毒及灭菌效果监测标准》中有关质量追溯的要求。

（张晏榕　易良英）

# 第十章 灭菌质量的监测

## 第一节 监测方法和产品

### 一、监测方法

#### （一）物理监测

物理监测是机械性能监测，存在于整个灭菌过程中，通过灭菌器的相关控制系统对灭菌的关键物理参数进行监测，对灭菌周期所需要的条件进行实时评估，包括灭菌温度、时间、压力、浓度等。工作人员可以通过仪表记录的曲线图以及设备打印记录参数判断物品在灭菌处理过程中机械运行状况是否达到了灭菌标准规定的条件，还可以通过计算机灭菌监测系统记录灭菌动态过程，便于辅助判断灭菌效果。设备内物理监测的相应附件不能控制在负载里发生的一切。以压力蒸汽灭菌为例，温度探头一般在排气口上方，监测结果只能反映灭菌器腔体的温度，而实际温度可能与装载疏密的程度有关，如果装载过密，实际温度可能比显示的温度低。除此之外，温度探头需要定期校验，因此对设备需要进行定期的校验以保证监测的准确性。物理监测虽是非常重要的监测方法，但不能代替化学监测和生物监测。

#### （二）化学监测

化学监测具有快速、便捷、经济的特点，与物理监测、生物监测一起构成了完整的无菌物品监测体系。它利用某些化学物质对杀菌因子的敏感性，使化学指示物的颜色发生变化，来验证杀菌因子的作用是否符合灭菌处理要求，工作人员可通过肉眼观察指示物的物理或化学状态变化，来判断灭菌物品是否有效暴露于灭菌介质中。化学监测合格不能证明监测物品无菌，必须结合物理监测和生物监测来评价灭菌过程是否有效。

#### （三）生物监测

生物监测是最接近灭菌过程的理想监测，是通过使用最具耐药性的微生物（芽孢）直接测量灭菌结果，而不仅仅是通过测试物理和化学条件，是通过标准化的菌株和合乎要求的抗力来考核整个负荷是否达到灭菌合格的要求，是灭菌效能测定直接而可靠的方法及指标。它能直接反映灭菌过程中杀灭微生物的能力，是重要的监测方法之一。评价监测结果时，任何生物指示剂呈阳性结果，均应认为灭菌失败，如发生生物监测阳性，应尽快召回上次生物监测合格以来所有尚未使用的灭菌物品，并使用其他灭菌器重新处理，送至临床科室。对于发生生物监测阳性的设备，应通知设备维修工程师分析不合格的原因,并加以维修,维修完成后进行 3 次生物监测,均合格后,方可再次使用该灭菌器。生物监测是不可替代的监测方法,生物监测也不能作为物理监测和化学监测的替代品。

## 二、监测产品

### (一)化学指示物

国际上将化学指示物分为 6 类,我国现行的分类方式有不同之处。我国将化学指示物分为包内化学指示物和包外化学指示物,其中 B-D 测试被专门单独列出。下面按国际分类以及常规使用的化学指示物进行举例说明。6 类化学指示物可表明化学指示物的特点、使用意义等。具体指示物要求参见 ISO 11140-1-2014 的相关内容。

1. **第一类** 过程指示物,是用于每个待灭菌的物品包装外,以证明该物品已经暴露于灭菌介质中,用于分辨已处理和未处理灭菌物品的化学指示物。我国将该类指示物统称为包外化学指示物,常用的有化学指示胶带、纸塑包装袋上的化学变色块、生物指示剂管外标签上的染色条和盖子顶端的染色块等。

2. **第二类** 特定试验指示物,是指使用在某种特定测试过程的化学指示物,主要包括 B-D 测试包。目前国内医院均使用标准的一次性 B-D 测试包进行监测,检测预真空灭菌器冷空气排出效果、饱和蒸汽的穿透效果以及漏气情况。B-D 测试应每天空载进行,灭菌器大修和安装测试时也应该使用 B-D 测试包检测灭菌器性能。

3. **第三类** 单参数指示物,是指对灭菌过程中的某一个关键参数进行反应,化学终点到达提示灭菌过程中所监测的关键参数达到预设标准,如气体浓度卡(EO、甲醛等)。要明确测定的是哪个关键参数。比如温度熔化管是用来测定压力蒸汽灭菌器温度这一参数的,那它的产品须根据温度进行设计。

4. **第四类** 多参数指示物,是对灭菌过程中两个或两个以上关键参数,如时间、温度、湿度、气体浓度、蒸汽饱和程度等,进行反应的化学指示物,化学终点到达提示灭菌过程中所监测的关键参数达到预设标准。在我国该类化学指示物主要指包内化学指示物。以压力蒸汽灭菌为例,若使用的化学指示物在规定的灭菌温度和时间下变色完全,则表示该化学指示物反映的两个影响灭菌质量的关键参数(灭菌温度和时间)是符合要求的。

5. **第五类** 综合指示物,是对灭菌过程中特定周期范围内的所有关键参数进行反应的化学指示物,其设定值须达到灭活值。它检测的灭菌过程关键参数应等于或超过 ISO 11140-1: 2014 对生物指示物的性能要求。其性能模拟监测该灭菌过程中微生物的性能,提高了测试包内化学监测结果的精确度和判读效率,监测成本相对高于第四类指示物。常见的有爬行式化学指示卡。

**6. 第六类**　模拟指示物,是对灭菌周期规定范围内的所有评价参数进行反应的指示物,其特定值以所选各个灭菌周期的设定值为依据。其在高温灭菌中模拟蒸汽灭菌化学指示卡,也是根据蒸汽灭菌过程中的蒸汽质量、时间及温度来移动色带,不受人为因素影响,但受灭菌循环准备阶段影响大,在医院的使用范围相对有限。

第五类指示物和第六类指示物存在区别,第五类指示物模拟生物指示物,其设定值须达到细菌的灭活值。而第六类指示物用于验证灭菌周期,用于确保灭菌周期的各项参数达到了设定值。

## (二)生物指示物

生物指示物是一类特殊的活微生物制品,是对特定灭菌处理有确定的抗力并装在内层包装中可供使用的染菌载体。用于确保灭菌设备的性能,验证灭菌预设程序,以及监测生产过程等。

**1. 按结构分类**　可分为片状生物指示物和自含式生物指示物,其中片状生物指示物需要阳性对照和阴性对照,自含式生物指示物只需要阳性对照即可。

**2. 按培养时间分类**　可分为通用型生物指示物、快速型生物指示物以及极速型生物指示物。通用型生物指示物根据芽孢复苏后指示菌种新陈代谢引起培养液 pH 变化,通过酸碱指示剂变色来进行判读,时间一般在 48h 以上;快速型生物指示物根据芽孢复苏后的酶反应,通过荧光技术进行结果判定,时间一般为 3~4h。现市场上已有过氧化氢等离子体低温生物监测,能在 26~30min 得出监测结果,压力蒸汽灭菌极速型生物指示物可在 1h 内得出监测结果。

**3.** 根据 ISO 11140-1:2014 的分类,生物指示物有环氧乙烷灭菌用生物指示物、湿热灭菌用生物指示物、干热灭菌用生物指示物、过氧化氢等离子体灭菌用生物指示物和低温甲醛灭菌用生物指示物。各类灭菌方法生物指示物监测菌种及监测周期见表 10-1-1。

表10-1-1　不同灭菌方式生物指示物监测菌种及监测周期

| 灭菌方式 | 菌种 | 监测周期 |
| --- | --- | --- |
| 压力蒸汽灭菌 | 嗜热脂肪杆菌芽孢 | 每周 |
| 干热灭菌 | 枯草杆菌黑色变种芽孢 | 每周 |
| 过氧化氢等离子体灭菌 | 嗜热脂肪杆菌芽孢 | 每天 |
| 环氧乙烷灭菌 | 枯草杆菌黑色变种芽孢 | 每批次 |
| 低温甲醛灭菌 | 嗜热脂肪杆菌芽孢 | 每周 |

### （三）灭菌过程验证装置

灭菌过程验证装置（process challenge device，PCD）是对灭菌过程构成预设抗力的模拟装置，用于评价灭菌过程的有效性。PCD最重要的特点是它对灭菌过程的挑战大于或等于最难灭菌的物品对灭菌过程的挑战。它包括化学PCD和生物PCD。欧盟EN867-5标准中将PCD分为敷料PCD和管腔PCD，PCD可以被认为是验证装置的一种工具，其内部放置化学指示物时被称为化学PCD，放置生物指示物时被称为生物PCD。管腔PCD能较好地监测管腔型器械的灭菌效果，敷料PCD则对敷料、普通器械有较好的代表性。

压力蒸汽灭菌化学PCD由第五类化学指示卡和负载管腔组成，指示卡的变色由湿热灭菌时间和温度决定，通过颜色变化显示灭菌成功还是失败，以用作压力蒸汽灭菌效果监测以及批量监测。通过在指示物上标记批次信息（灭菌器编号、灭菌批次），放置PCD装置，经灭菌后查看颜色变化，判断灭菌效果是否合格。

## 第二节　压力蒸汽灭菌监测

### 一、B-D测试

蒸汽灭菌的关键因子是水和蒸汽，灭菌过程中，冷空气的存在会影响灭菌质量，导致灭菌不合格。B-D测试用于监测灭菌器内冷空气的排出效果、饱和蒸汽穿透效果和漏气情况。

#### （一）监测方法

1. 在灭菌器运行前，检查水压、蒸汽压力等。

2. 打印B-D测试专用追溯外标签，将其作为与灭菌器编号相匹配的特定的监测包，扫描进入追溯系统。

3. 灭菌器预热后，将B-D测试包放置于灭菌架下层，排气口处上方，空锅运行，根据厂家指定要求，选择B-D测试运行程序。B-D测试运行程序需要和物品灭菌程序参数一致（除去灭菌时间和干燥时间），即程序的脉冲次数、真空度等参数不能修改。

4. 程序运行结束，取出测试包观察结果。若合格，在追溯系统审核B-D测试通过，做好监测记录；若不合格，追溯系统选择B-D测试失败，须分析原因重新测试。

#### （二）监测结果

B-D测试纸变色后的颜色为棕黑色至黑色，指示物颜色分布均匀表示此次测试灭菌器内空气排除彻底，蒸汽穿透效果较好；变色不均匀则为不合格。

## （三）注意事项

1. B-D 测试只适用于预真空、脉动真空压力蒸汽灭菌器。操作时应将其放置于最难灭菌的部位。

2. B-D 测试不合格的原因包括设备真空泵效果下降、自控系统失灵、抽气时间缩短、柜室密封性能下降等情况。

3. B-D 测试不用于检测压力蒸汽灭菌整个过程的有效性,仅用于验证是否存在不充分的蒸汽穿透。

4. B-D 测试前要进行灭菌器的预热,充分预热有利于管道中残留空气的排除。若预热不充分,可能会导致 B-D 测试出现假阳性。

## 二、物理监测

### （一）监测方法

1. 将待灭菌物品扫描进追溯系统,并载入灭菌器,按照实际灭菌物品类型选择与之相适应的灭菌循环程序,开始灭菌。

2. 观察灭菌过程中灭菌器的运行状态,灭菌结束后查看物理打印记录数据是否符合技术要求。

3. 查看监测记录,如物理监测合格,在打印记录纸上签字确认,并粘贴打印记录于灭菌监测记录本上,同时在追溯系统中审核物理监测。如监测数据显示不合格,则认定灭菌质量不通过,分析原因并解决,追溯系统选择物理监测不合格,所有物品重新灭菌,直至结果符合要求。

### （二）监测结果

灭菌温度波动范围在 134+3℃内,时间满足最低灭菌时间的要求,同时应记录所有临界点的时间、温度及压力值,结果应符合灭菌的要求。

### （三）注意事项

1. 每次灭菌应连续监测并记录灭菌时的温度、压力和时间等参数。

2. 压力蒸汽灭菌器的操作和使用应参照厂家说明书。

3. 物理监测不合格时,物品不得发放。

4. 每年应使用温度压力检测仪监测温度、压力和时间等参数,检测仪探头放置于最难灭菌的部位。

5. 若压力蒸汽灭菌器不具备物理监测功能,该设备不能使用。

## 三、化学监测

### （一）包外化学监测

1. **监测原理**　化学指示胶带上的变色条纹由对温度敏感的变色指示油墨印刷而成,当温度达到要求时,条纹会发生变色,从而指示物品是否经过了灭菌。变色深浅与不含有机溶剂的指示条带配方相关,不影响结果判读。

2. **监测方法**

（1）按规范包装、粘贴包外指示物,将物品扫描进追溯系统,并载入灭菌器,按照灭菌器厂家说明书选择正确的灭菌循环程序,开始灭菌。

（2）灭菌结束后,肉眼观察无菌包外化学指示物的变色情况。

（3）若合格,在追溯系统审核通过,并且在灭菌监测记录本上确认签字;若不合格,则应重新处理物品,合格后再进行发放。

3. **监测结果** 压力蒸汽灭菌指示胶带颜色由黄色变为黑色,且变色均匀,塑封袋上的变色块由红色变为褐色。

4. **注意事项**

（1）注意纸塑包装袋包装时,标识应贴在塑面,即透明材料的一面,便于查看指示物变色情况。

（2）指示胶带长度应与灭菌包体积、重量相适宜,有良好的弹性和伸缩性,利于打包操作及在封包时略带有张力,使闭合更稳定。

（3）化学指示物按照产品说明书正确储存、使用,指示胶带应存放在避光、避湿、避热的环境中。

（4）指示胶带应用于灭菌物品,必须选择由国家卫生健康委员会批件的产品。

**（二）包内化学监测**

1. **监测方法**

（1）包装硬质容器时将化学指示物放置在包裹对应的两个角落内,如有多层包装,每层均应按此方法放置化学指示物。

（2）闭合式包装如手术器械、敷料包、纸塑包装应尽量放置于物品的几何中心点,包内指示物应尽量靠近大、重的物品。

（3）按规范包装后进行灭菌,将物品扫描进入追溯系统,并载入灭菌器,按照灭菌器厂家说明书选择正确的灭菌循环程序,开始灭菌。

（4）包内化学指示物由使用者在使用前开包查看。若合格,则物品可以使用,若不合格,则物品不得使用,须退回消毒供应中心重新处理,分析问题原因并记录。

2. **监测结果** 压力蒸汽灭菌包内化学指示物颜色由黄色变为黑色,变色均匀为合格,否则为不合格。

3. **注意事项**

（1）应将化学指示物置于包内最难灭菌的部位。

（2）手术器械包首选第五类化学指示物。

（3）选择由卫生部门批件的产品,必须使用完整的包内指示卡,不得任意裁剪指示卡。

（4）化学 PCD 必须选用第五类化学指示物或第六类化学指示物。

（5）采用快速压力蒸汽灭菌程序时,应直接将一片包内化学指示物放置于待灭菌物品旁进行化学监测。

（6）批量监测的时候，当 PCD 比所有的灭菌物品都难于灭菌时，它就可以用来监测所有物品，包括管腔器械内部的灭菌情况。

### 四、生物监测

#### （一）生物监测原理

芽孢复苏过程中会产生一种酶，快速生物监测培养基中的非荧光底物在这种存活芽孢相关酶的作用下，产生荧光，荧光被阅读器检测到，进而获得生物监测的结果。

#### （二）监测方法

1. 打印生物监测包外标签，扫描进入追溯系统，将监测包放置于灭菌架底层近排气口上方位置，和待灭菌物品一起载入灭菌器。

2. 选择灭菌程序，等待灭菌周期结束，打开生物监测包，查看包内指示卡、指示剂上指示物以及培养基变色情况，生物指示剂管外标签上染色条由浅粉色变为咖啡色。变色合格后选择同一批号对照管进行生物培养，对照管生物指示剂管外标签上染色条为浅粉色，操作完毕进行快速手消毒或洗手，记录监测开始时间并签字。

3. 待生物培养结束，查看生物监测结果，若生物监测结果合格，则双人查看并签字，同时在追溯系统中审核生物监测。若生物监测不合格，则应立即启动生物监测阳性应急预案，连续 3 次生物监测合格后方可使用。原因分析和处理过程应详细记录，资料归档，保存备查。

4. **生物监测阳性处理流程**　生物监测不合格时，启动生物监测阳性应急预案，停止发放该灭菌器灭菌的所有物品，立即报告护士长。护士长立即电话通知临床及手术室停止使用上次生物监测合格以来的灭菌物品，并上报科护士长。消毒供应中心护士通过追溯系统尽快召回本灭菌器上次生物监测合格以来未使用的所有物品，查对追回物品应与灭菌数量相符。同时，查询所有使用过本灭菌器上次生物监测合格以来灭菌器械的患者资料，建立档案，了解其病情变化情况并继续跟踪病情的进展。将召回物品重新包装后采用其他灭菌器进行灭菌，保证手术器械及临床物品的使用。此外，停止使用该灭菌器，尽快通知厂家前来维修和查找原因，生物监测连续 3 次合格后方可使用，最后对发生生物监测阳性的原因进行分析，将分析结果与处理过程详细记录，资料归档，保存备案。

#### （三）监测结果

快速生物监测结果判断，对照管应在 1h 内报读阳性结果，此时"+"红灯亮并发出报警声，观察培养管变为黄色，生物指示剂管外标签上染色条不变色依旧为浅粉色；试验管应在 3h 后报读阴性结果，此时"−"绿灯亮并观察培养管不变色，生物指示剂管外标签上染色条依旧为咖啡色。

#### （四）注意事项

1. 做好个人防护，避免职业暴露，操作前后应进行手消毒或洗手。

2. 应至少每周进行一次生物监测,植入物灭菌时应每锅进行生物监测。

3. 采用标准测试包,或选择国家卫生健康委员会批准的一次性生物监测包,可选用自含式生物指示菌管或袋装菌片。

4. 测试包应放在灭菌器内最难灭菌的位置处。

5. 阳性对照管和试验管必须为同一批次,一天内进行多次生物监测或为多台灭菌器进行生物监测时,仅需一次阳性对照管即可。

6. 紧急情况灭菌植入物时,可在生物 PCD 中加入第五类化学指示物;第五类化学指示物合格可作为提前放行依据,生物监测结果应及时通知使用部门。

**五、安装、移位、大修后效能监测**

在灭菌器新装机、移机、大修(包括更换温度、压力传感器,控制系统,真空泵,蒸汽源等)后须进行效能监测。效能监测包括灭菌器所有预设程序及参数,对其进行物理监测、化学监测、生物监测,对预真空(包括脉动真空)灭菌器还须做 B-D 测试,测试合格后,设备方可正常使用。

**(一)监测方法**

对大修后的灭菌器在空锅状态下连续进行至少 3 次生物监测、1 次 B-D 测试、1 次测漏,同时也扫描进入追溯系统。

**(二)监测结果**

测试合格后灭菌器方可正常使用;若结果不合格,判定效能监测不合格,查找原因,重新进行测试,直至通过。

**(三)注意事项**

1. 监测方法应符合灭菌器的使用说明。

2. 对于小型压力蒸汽灭菌器,生物监测应满载连续监测 3 次;对预真空(包括脉动真空)压力蒸汽灭菌器应进行 B-D 测试并重复 3 次,合格后灭菌器方可使用。

3. 应咨询灭菌器厂家明确大修的定义。

# 第三节 过氧化氢等离子体低温灭菌监测

**一、物理监测**

每次灭菌应连续监测并记录每个灭菌周期的临界参数,如舱内压、温度、浓度、等离子体电源输出功率和灭菌时间等灭菌参数。灭菌参数应符合灭菌器的使用说明或操作手册的要求。

**(一)监测方法**

1. 选择正确的灭菌器预设程序,灭菌时查看灭菌器是否正常运行。

2. 查看灭菌参数打印纸,检查灭菌浓度、时间是否合格,如果物理监测合格,确认签字,粘贴打印纸并登记,追溯系统审核物理监测合格。如果在灭菌过程中灭菌器报警或参数显示"循环取消"时判定物理监测不合格,该灭菌批次不通过,须分析原因,重新处理,并记录、保存备查。

**（二）监测结果**

灭菌器屏幕显示"过程完成"或"循环完成",一般过氧化氢等离子体低温灭菌温度的正常范围为 45~65℃,灭菌时间在 28~75min,过氧化氢的作用浓度要 >6mg/L。

**（三）注意事项**

1. 保证灭菌过程中打印装置和浓度监测设备正常运行。

2. 物理监测数据按照厂家使用说明进行解读。

3. 应对每批次物理监测数据进行记录。

**二、化学监测**

目前医院使用的过氧化氢等离子体低温灭菌的包外胶带和包内卡都是一类指示物,只能证明该灭菌包是否经过灭菌,验证指示物放置的位置是否有过氧化氢气体的通过。

**（一）监测原理**

过氧化氢等离子体低温灭菌的化学监测方面,使用的化学指示物暴露于过氧化氢后,指示物由红色变成黄色,是因为指示卡变色区中含有的三乙醇胺与过氧化氢接触后生成氧化三甲胺和水,氧化三甲胺再与指示卡中的苯酚反应使指示条由红色变成黄色。

**（二）监测方法**

1. 按照规定程序选择灭菌程序,等待程序运行。

2. 灭菌结束,查看指示物变色情况。具体颜色变化应符合厂家说明书。变色通过,化学监测合格,在追溯系统中审核对应批次。若变色不均匀或不彻底,可能是由于物品装载过量、过氧化氢浓度过低等原因所致,具体分析后重新处理,直至合格。

**（三）监测结果**

过氧化氢等离子体低温指示胶带和指示卡由红色经灭菌后变成黄色,纸塑包装袋上的化学变色块由红色变为黄色。

**（四）注意事项**

1. 注意纸塑包装袋包装时标识应贴在塑面,即透明材料的一面,便于查看指示物变色情况。

2. 按照产品说明书正确储存化学指示物,选择合适的温度,确保在有效期内使用。

3. 应用于灭菌物品的指示胶带,必须选择经卫生部门批准的产品。

### 三、生物监测

#### （一）监测原理

快速阅读的生物指示剂是以酶 - 荧光反应为基础的。这种酶是存在于嗜热脂肪杆菌芽孢的 α- 葡萄糖苷酶,它的抗力比芽孢高,如果快速生物监测阅读检测不到荧光阈值,则证明酶失活,说明芽孢也已死亡。

慢速阅读的生物指示剂是内含一片接种嗜热脂肪杆菌芽孢的纸片和内装有培养基及 pH 指示剂的溴甲酚紫玻璃安培。如果灭菌不合格,残存的芽孢遇到培养液(含 pH 指示剂)则繁殖,代谢成酸,pH 降低,培养液颜色由紫红色变成黄色。如果灭菌合格,芽孢全部杀灭,培养液颜色保持紫红色不变。

#### （二）监测方法

1. 打印生物监测包包外标签,扫描进入追溯系统,将生物指示剂置于灭菌器下层右后方或左后方,和待灭菌物品一起载入灭菌器,生物指示剂具体位置根据厂家提供的说明书进行放置。

2. 选择灭菌程序,等待灭菌周期结束,打开生物监测包,查看包内指示卡和指示剂上指示物及培养基变色情况,变色合格后选择同一批号对照管进行生物培养,操作后进行快速手消毒或洗手,记录监测开始时间并签字。

#### （三）监测结果

1. 快速生物检测仪培养 15min 后,查看生物监测结果,对照管培养管中的液体由浅蓝色变为黄色,快速生物检测仪屏幕显示结果为阳性。试验管培养管不变色,快速生物检测仪屏幕显示结果为阴性,即对照管阳性,试验管阴性,可判定合格,双人查看并签字,同时在追溯系统中审核生物监测。生物监测不合格时,启动生物监测阳性应急预案,连续 3 次生物监测合格后方可使用。原因分析和处理过程应详细记录,资料归档,保存备查。

2. 慢速生物检测仪培养 1h 后,查看生物监测结果。阳性对照组培养阳性,阴性对照组培养阴性,实验组培养阴性,判定为灭菌合格。阳性对照组培养阳性,阴性对照组培养阴性,实验组培养阳性,判定为灭菌失败;同时应进一步鉴定实验组阳性的细菌是否为指示菌或由污染所致。

#### （四）注意事项

1. 做好个人防护,避免职业暴露,操作前后进行手消毒或洗手。

2. 每天应至少做一次监测,常规监测应满载,新安装、移位和大修后的监测,应确保空锅进行测试。

3. 测试包应放在灭菌器内最难灭菌处。

4. 阳性对照管必须和试验管为同一批次,指示物结果判读应按照生产厂商的使用说明或卫生许可批件中的描述与要求进行。

5. 灭菌完成后,应及时做生物监测,以免出现指示剂干涸现象影响监测结果。

6. 生物监测结果应及时记录。

7. 宜在过氧化氢等离子体低温灭菌的工作区域配置相应环境有害气体浓度超标报警器,过氧化氢 8h 时间加权平均容许浓度(PC-TWA)为 1.5mg/m$^3$。

(黄娟丽　易良英)

## 第四节　环氧乙烷灭菌监测

### 一、物理监测

通过持续监测环氧乙烷灭菌器在灭菌过程中的各种关键参数变化以及时、准确地判断环氧乙烷灭菌是否合格,达到控制灭菌质量的目的。每次灭菌过程均需进行监测。灭菌打印参数记录了环氧乙烷灭菌时的浓度,监测过程应符合灭菌器的使用说明或操作手册的要求。

（一）监测方法

1. 应按照环氧乙烷灭菌器的相关说明书和标准操作流程进行相应的灭菌程序选择。

2. 灭菌开始前,应检查并记录灭菌设备显示的压力、温度和时间等参数,同时应注意检查灭菌器的打印纸是否充足、过滤器是否正常;灭菌结束后,注意查看物理参数打印的结果。

3. 灭菌程序完成后,查看灭菌参数打印纸,检查灭菌浓度、时间是否合格,如果物理监测合格,确认签字并粘贴打印纸在灭菌监测记录本上,追溯系统审核物理监测合格。如果在灭菌过程中灭菌器报警或参数显示"循环取消"则判定物理监测不合格,该灭菌批次不通过,须分析原因,重新处理,并记录、保存备查。

（二）监测结果

环氧乙烷灭菌温度的正常值在 37~63℃,灭菌时间为 1~6h,相对湿度在 40%~80%,环氧乙烷的作用浓度在 450~1 200mg/L。

（三）注意事项

1. 保证灭菌过程中打印装置和浓度监测设备正常运行。

2. 物理监测数据按照厂家使用说明进行解读。

3. 每批次进行物理监测参数记录,环氧乙烷灭菌物理监测相关结果应保存至少 3 年。环氧乙烷灭菌的主要关键参数包括温度、时间、相对湿度和环氧乙烷气体浓度。

4. 环氧乙烷气罐应远离热源、静电、强酸、强碱、氧化剂,应避免日照,储存在通风良好处。

5. 使用环氧乙烷气体灭菌应在密闭的环氧乙烷灭菌器内进行,灭菌器应取得国家卫生健康委员会许可批件。环氧乙烷灭菌设备应安装独立的排气管道系统。

## 二、化学监测

化学监测分为包内化学指示物和包外化学指示物,通过观察其颜色变化,判断物品是否经历灭菌过程。

### (一)监测方法

1. 每个灭菌包的包外粘贴包外化学指示胶带,包内放置包内化学指示物,作为灭菌效果的监测参考。按照厂家说明书选择灭菌程序,等待程序运行。

2. 灭菌结束后,查看指示物变色情况。若变色通过,则化学监测合格,在追溯系统中审核对应批次。若变色不均匀或不彻底,可能是物品装载过量或环氧乙烷浓度不足,具体分析后重新处理,直至合格。

### (二)监测结果

环氧乙烷包外化学指示物主要包括纸塑袋上的染色块以及化学指示胶带。纸塑袋上的染色块由灭菌前的白色变为灭菌后的黄色;化学指示胶带由灭菌前的褐色变为灭菌后的绿色。环氧乙烷包内化学指示物主要包括环氧乙烷灭菌指示卡。指示卡的颜色由灭菌前的褐色变为灭菌后的绿色,具体变色情况可根据厂家而略有差异。

### (三)注意事项

环氧乙烷灭菌的各个物理参数的波动范围应符合厂家以及相关标准要求。按照产品说明书正确储存化学指示物,确保在有效期内使用。必须选择由国家卫生健康委员会批件的指示胶带。监测结果及记录应留存3年以上。

## 三、生物监测

采用含枯草杆菌黑色变种芽孢的生物指示剂进行生物监测来判断环氧乙烷的灭菌质量,考核灭菌器是否达到无菌保障水平,保障灭菌安全,为追溯和记录提供数据和资料。

### (一)监测原理

枯草杆菌黑色变种芽孢被认为是对环氧乙烷抗力最强的微生物,因此被公认为环氧乙烷灭菌使用的指示微生物。枯草杆菌黑色变种芽孢生长过程中会自然产生 β- 葡萄糖苷酶,采用专门配置的生物指示剂阅读器可以检测到酶衰减过程中产生的荧光物质。

### (二)监测方法

1. 打印生物监测包包外标签,扫描进入追溯系统,将测试包置于最难灭菌处(一般为灭菌器的几何中心位置),再将其和待灭菌物品一起载入灭菌器。

2. 选择灭菌程序,等待灭菌周期结束,打开生物监测包。检查生物监测包的变色情况。

3. 取出生物指示剂并在瓶身上注明日期及"灭菌"字样。

4. 按下盖帽,在专用挤碎孔中将安瓿挤碎。

5. 在硬表面轻轻敲击挤碎后的指示剂,直到菌片润湿。

6. 将测试管放在培养器最左侧孔。

7. 选择与测试管同一批号的指示剂作为对照管。

8. 在对照管瓶身注明日期及"对照"字样,然后以同样的方法挤碎后放入培养箱最右侧的孔,登记培养开始时间并签字。

9. 4h 后读取培养结果并登记。监测结果记录留存 3 年以上。

（三）监测结果

如果灭菌后测试组呈阴性,绿灯显示"–",培养管颜色不变依旧为紫色;对照管呈阳性,红灯显示"+",培养管颜色由紫色变为黄色,表示生物监测合格,该批次的物品可以发放,否则表示不合格。

（四）注意事项

1. 做好个人防护,避免职业暴露,操作前后进行手消毒或七步洗手法洗手。

2. 每批次均须做生物监测,常规监测应满载,新安装、移位和大修后的监测,应确保空锅进行测试。

3. 测试包应放在灭菌器内最难灭菌处。

4. 阳性对照管必须和试验管为同一批次,对指示物结果的判读应按照生产厂商的使用说明书进行,或按照卫生许可批件中的描述与要求进行。

5. 宜在环氧乙烷灭菌工作区域配置相应环境有害气体浓度超标报警器,环氧乙烷 8h 时间加权平均容许浓度（PC-TWA）为 $2.0mg/m^3$。

## 四、安装、移位、大修后效能监测

为了验证灭菌器是否能够正常运行,保证灭菌质量合格,在灭菌器安装、移位、大修后应对其进行监测。

在空锅的情况下进行挑战性生物 PCD 监测。挑战性生物测试包的制作与常规生物监测相同,在常规灭菌循环结束后,取出测试包中的生物指示剂,按照厂商的使用说明或卫生许可批件中的描述与要求进行判读。应连续测试 3 次。若 3 次测试均合格,设备性能检测通过,若出现不合格,则认定为该测试失败,分析原因后予以改正,结果记录存档保存 3 年以上。

（张 涛 易良英 雍亭亭）

# 第十一章　软式内镜质量监测

## 第一节　清洗用水监测

### 一、监测要求

自来水水质应符合 GB 5749—2022《生活饮用水卫生标准》中的相关规定，微生物指标应符合国家标准。热水温度应在手工清洗用水温度范畴内。软水的钙、镁离子等应符合相关要求。纯化水应符合 GB 5749—2022《生活饮用水卫生标准》中的相应要求，且应保证细菌总数≤10CFU/100ml，生产纯化水所使用的滤膜孔径需≤0.2μm，并定期更换。每日应对纯化水进行电导率的监测，并准确记录监测数据。监测记录内容包括监测日期、监测设备名称、监测项目、监测结果、监测人签字等。无菌水应为经过灭菌工艺处理的水。必要时应对纯化水或无菌水进行微生物学检测。

### 二、监测方法

#### （一）软水水质的监测

运用铬黑 T 试剂进行软水水质监测，混合溶液的颜色为蓝色则为合格，紫红色为不合格。

#### （二）电导率的监测

通过设备自带的测试系统，观测纯化水电导率的值，电导率须处于标准要求范围内。

## 第二节　使用中的消毒剂或灭菌剂监测

### 一、浓度监测说明

1. 消毒剂的浓度监测方式、使用频率应遵循产品使用说明书。

2. 一次性使用或者没有写明浓度监测频率的消毒剂或灭菌剂应每批次进行浓度监测；重复使用的消毒剂或灭菌剂应在每次配制后、使用前进行一次浓度监测；消毒内镜的数量达到规定数量的一半时，应在每条内镜消毒前进行浓度监测。

3. 每次使用酸性氧化电位水前，应在酸性氧化电位水的出水口处，分别测定 pH 和有效氯浓度。

4. 消毒剂应在浓度监测合格后方可使用。

5. 常用试纸测试法来进行浓度监测,使用与产品相配套的消毒剂试纸,根据产品使用说明书用试纸对消毒液浓度进行测试。

## 二、浓度监测类型

### (一)过氧乙酸浓度监测

1. **监测方法**

(1)严格检查浓度试纸瓶外标注的有效期,并注意在第一次开启使用时标注开瓶日期和失效日期。

(2)从瓶内取出一张试纸,盖好瓶盖。

(3)将试纸末端含有指示块的部分完全放入消毒液中,保持 1s 后将试纸移至纸巾或纱布上放置。

(4)启动计时器等待 30s 后进行结果判读,将试纸颜色和试纸瓶上的比色卡进行比较,确定过氧乙酸的浓度水平。检测完毕后记录测试结果。

2. **监测结果**　当指示块显色为浅褐色时说明比对失败,即测试不合格,过氧乙酸浓度不达标。当指示块显色为深褐色时说明测试合格,过氧乙酸浓度符合要求。

3. **注意事项**　测试时禁止将试纸在溶液中搅拌;对过氧乙酸监测结果的判读可根据不同浓度的色卡进行对比;过氧乙酸应储存在干燥、阴凉处,避免变质,导致浓度监测不合格。

### (二)邻苯二甲醛消毒液浓度监测

1. **监测方法**

(1)严格检查浓度试纸瓶外标注的使用有效期及产品有效期,注意在第一次开启使用时应标注使用日期。

(2)从瓶内取出一片试纸,盖好瓶盖。

(3)将试纸末端含有指示块的部分完全放入消毒液中,保持 1s 后将试纸移至纸巾或纱布上放置。禁止在溶液中搅拌试纸。

(4)启动计时器等待 90s 后进行结果判读,然后将试纸颜色和试纸瓶上的比色卡进行比较,以确定邻苯二甲醛的浓度水平。

2. **监测结果**　当指示块显色在任意区域内出现蓝色时,说明邻苯二甲醛消毒液的浓度低于最低有效浓度,即测试不合格,邻苯二甲醛浓度不达标;当指示块显色全部为紫色时,说明邻苯二甲醛消毒液的浓度高于最低有效浓度,即浓度在 0.3% 以上,说明测试合格,邻苯二甲醛浓度符合要求。

3. **注意事项**

(1)禁止在溶液中搅拌试纸。

(2)监测时须做好个人防护,避免皮肤与邻苯二甲醛消毒液直接接触。

(3)严格检查浓度测试纸的有效性,按照产品说明书进行操作。

**（三）酸性氧化电位水浓度监测**

不同厂商提供的测试纸或者测试仪，其具体测试方法不同，须根据厂家建议正确使用，检测数值应符合指标要求，合格后方能使用。

# 第三节 软式内镜清洗质量监测

## 一、目测法
### （一）监测要求

每件内镜及其配件均须进行目测检查，清洗质量不合格的须重新进行处理。

### （二）监测方法

内镜及其附件的表面应清洁、无污渍，使用 10 倍放大镜目视检查其先端部是否有任何残留或其他问题。

### （三）注意事项

使用目测法检查清洗质量时，应在光线充足的条件下，保证光照强度在 500~1 000lx。目测法仅限于日常监测，不可替代定期监测。

## 二、ATP 生物荧光监测法
### （一）监测方法

1. 准备洗手液、手持 ATP 生物荧光检测仪、采样拭棒、待检测器械。

2. 开机预热，倒计时 15s 即进入工作状态。

3. 取出拭子，针对内镜管道，将 ATP 采样拭棒深入内镜管道，接着把采样拭棒的尖端切下，将其放入 ATP 采样拭棒管内，掰下采样拭棒管顶端以释放里面的试剂，将 ATP 采样拭棒管插入检测仪中得到 ATP 荧光值；针对内镜外表面，使用 ATP 采样拭棒往返均匀地对内镜外表面进行 2 遍涂擦，随后将采样拭棒在管内折断使萤光素酶清洗剂充分浸湿棒头，将其插入检测仪中得到 ATP 荧光值。

### （二）监测结果

根据厂家建议，结合内镜清洗、消毒评价标准，荧光检测值 <200RLU 为清洗合格标准。

# 第四节 软式内镜消毒质量监测

## 一、消毒质量监测
### （一）监测要求

高水平消毒后或使用消毒剂浸泡灭菌的软式内镜需要每季度进行生物监

测。采用轮换抽检的监测方式,每次按照25%的比例进行抽检,内镜数量≤5条时,每次应对所有内镜进行监测,内镜数量>5条时,每次监测的内镜数应不低于5条。

（二）监测方法

1. **腔道微生物采样**　参照《医院消毒卫生标准》（GB 15982—2012），每次对每条内镜的活检腔道和吸引腔道进行采样。使用无菌注射器分别抽取50ml浓度为0.3%的甘氨酸中和剂,从活检腔道口、吸引腔道口分别注入,冲洗内镜管路,并分别使用全量收集器进行全量收集,将采样液混匀,使用倾注平板法取1ml采样液接种至平板,对剩余采样液使用无菌操作进行滤膜过滤浓缩,将滤膜接种至平板,2h内将样品送检进行微生物培养,48h后观察结果。

2. **外表面微生物采样**　参照《医院消毒卫生标准》（GB 15982—2012），每次采样应选取最具代表性、最难清洗的关键部位。使用一次性无菌拭子蘸取浓度为0.9%的氯化钠溶液,选取取样点处大小约$1cm^2$取样面,握住拭子柄,以30°角与取样表面接触,缓慢、充分纵向擦拭,将拭子的棉签端用无菌剪刀剪断,置于10ml浓度为0.9%的无菌氯化钠溶液中,置于混合仪振荡1min。应用倾注平板法取1ml进行接种,2h内送检进行微生物培养,48h后观察结果。

（三）监测结果

消毒合格标准为菌落总数≤20CFU/件。

（四）注意事项

当怀疑医院感染与软式内镜相关时,应进行致病性微生物检测,方法应遵循《医院消毒卫生标准》中的规定。

## 二、内镜清洗消毒机的监测

### （一）清洗、消毒过程的监测

通过监测清洗消毒机在运行过程中的各种关键物理参数来监测消毒质量。清洗、消毒结束后,观察清洗消毒机的程序是否正确,消毒时间是否足够,有无错误警告,打印监测数据,确保记录可追溯。以软式内镜自动清洗消毒机为例,每次清洗、消毒开始至结束应连续监测清洗消毒机的消毒时间。清洗消毒机自动控制系统实时显示和记录运行中参数的变化,及时发现清洗、消毒过程中的错误参数,保证软式内镜自动清洗消毒机的正常运行,从而保障内镜清洗、消毒质量。

### （二）新安装、维修后的监测

内镜清洗消毒机新安装或维修后,应对清洗、消毒后的内镜进行生物监测,监测合格后方可使用。内镜清洗消毒机的其他监测,应遵循国家的有关规定。

## 三、手卫生和环境消毒质量监测

每季度须对医务人员的手消毒效果进行监测,监测方法可采用涂抹培养法、倾注培养法,卫生手消毒的合格标准为监测的细菌菌落总数应≤$10CFU/cm^2$。

每季度应对诊疗室、清洗消毒室的环境消毒效果进行监测,监测方法应遵循WS/T 367—2012《医疗机构消毒技术规范》的规定。

## 第五节　低温灭菌质量的监测

低温灭菌质量的监测的操作流程及监测结果应符合 WS 310.3—2016 中的相关要求,并按灭菌器产品说明书的要求执行。

**一、物理监测**

主要监测灭菌过程中的关键物理参数,灭菌结束后观察物理参数是否合格,有无错误警报,打印监测数据,确保记录的可追溯性。

**二、化学监测**

观察包内外化学指示物的变色情况,包外化学指示物监测不合格的物品禁止发放,包内化学指示物监测不合格的物品禁止使用,同时应分析原因并改进,直至监测结果符合规定。

**三、生物监测**

针对不同的灭菌方式,根据 WS 310.3—2016 中的相关规定进行生物监测。

## 第六节　监测数据的文件记录

收集并记录每条内镜的清洗、消毒质量监测数据,为数据的分析提供原始资料,便于质量追溯和评价,促进质量持续改进。记录要求有以下几点:

1. 数据要客观、真实,不得随意更改,同时记录内容要准确、及时、具体、详细,体现有效性和时限性。

2. 记录页面要整洁,书写清晰、字迹工整,有错误时须按照标准格式进行修改,文字要简明扼要。

3. 每条内镜的使用及清洗、消毒情况均须记录,包括接收日期、内镜编号、清洗/消毒的起止时间和操作者的姓名。

4. 其他的监测结果包括使用中的消毒剂浓度、重复使用的消毒剂或灭菌剂配制日期、内镜染菌量的监测结果、生物监测结果、手卫生和环境消毒质量监测结果均须详细记录。

5. 记录应具有可追溯性,关联追溯系统,便于存档记录。清洗、消毒记录的保存期≥6 个月。

(刘晓晓　黄娟丽　易良英)

# 参考文献

1. 黄浩,方玲,周晓丽.医院消毒供应中心管理手册［M］.北京:科学出版社,2024.

2. 黄浩,周晓丽,陈慧.医院消毒供应中心管理指南［M］.北京:研究出版社,2019.

3. 彭飞,王世英,杨亚娟.消毒供应中心操作规范［M］.上海:上海科学技术出版社,2019.

4. 沙丽艳.消毒供应中心管理规范与操作常规［M］.北京:中国协和医科大学出版社, 2018.

5. 孙育红,钱蒨健,周力.手术器械分类及维护保养指南［M］.北京:科学出版社,2022.

6. 张青,高玉华.软式内镜集中式清洗消毒及灭菌技术操作指南［M］.北京:北京科学技术出版社,2020.

7. 刘煜,陈学庆,刘辉,等.临床教学质量管理评价体系的构建与实施［J］.中国高等医学教育,2020(12):34-35.

8. 王世英,马俊俐,张宝胜,等.压力蒸汽灭菌参数监测与 PCD 监测结果比较［J］.中国消毒学杂志,2020,37(8):573-575.

9. 赵霞,王力红,赵昕,等.消毒供应中心基于失效模式与效应分析法的医院感染风险管理实践［J］.中华医院感染学杂志,2020,30(6):945-950.

10. 赵心童,张利平,贺圣文,等.教学质量评价组织模式、定量思路及流程论证的对策探讨［J］.医学教育研究与实践,2020,28(1):25-28.

11. 张小曼,张红霞,王亚玲.基于任务驱动的护理伦理学翻转课堂教学实践［J］.中国高等医学教育,2019,(6):63-64.

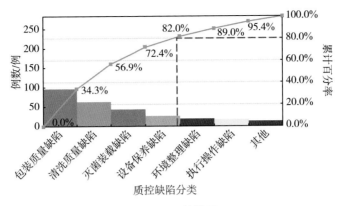

图1-2-2　柏拉图

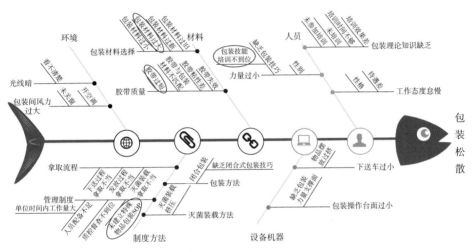

图1-2-3　器械包装松散发生原因鱼骨图

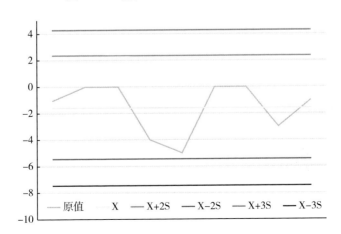

图1-2-4　控制图的基本模式图

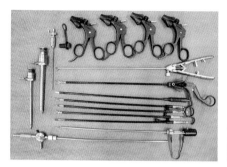

图 5-1-1  硬式内镜器械及附件

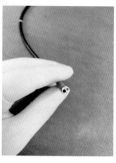

图 5-2-1  纤维
支气管镜先端部

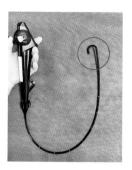

图 5-2-2  纤维
支气管镜弯曲部

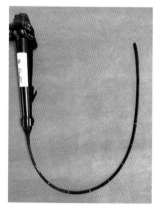

图 5-2-3  纤维
支气管镜插入部

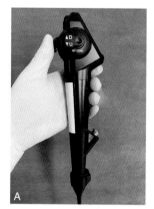

图 5-2-4  纤维支气管镜操作部
A. 侧面；B. 正面。

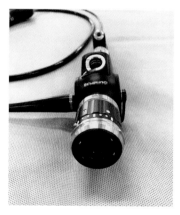

图 5-2-5  纤维支气管镜目镜部

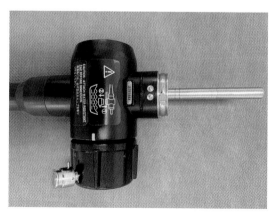

图 5-2-6  通气接口及导光束接口

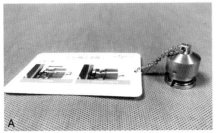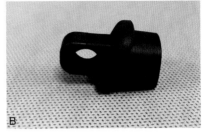

图 5-2-7　灭菌通风帽及防水帽
A. 灭菌通风帽；B. 防水帽。

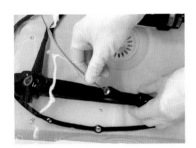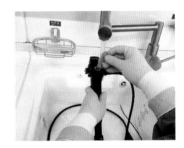

图 5-2-8　刷洗软式内镜管腔　　　图 5-2-9　专用刷头刷洗管道开口处

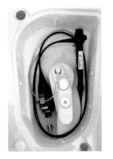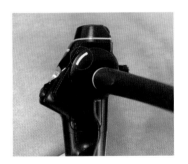

图 5-2-10　软式内镜盘绕　　　图 5-2-11　STERRAD® 灭菌性材料
放置于洗消槽　　　　　　兼容性标识示例

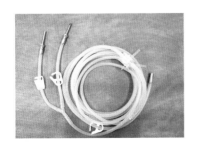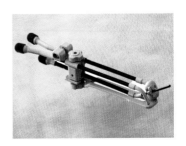

图 6-2-1　膨宫管　　　　　图 6-3-1　核磁施源器

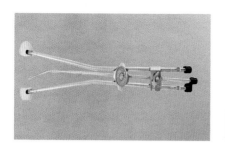

图 6-3-2　金属施源器

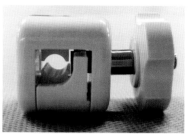

图 6-3-3　施源器固定器

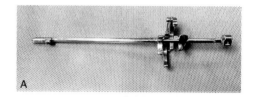

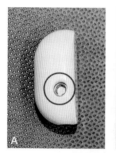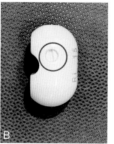

图 6-3-4　施源器螺丝

A. 螺丝左；B. 螺丝右。

图 6-4-1　超声探头穿刺架

A. 横面；B. 纵面。

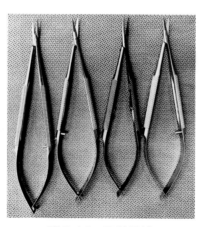

图 6-4-2　取精器械

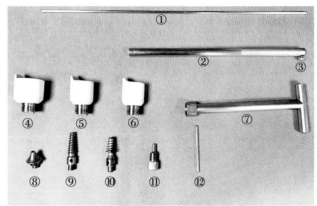

| ①引导棒 | ②手柄 | ③固定螺钉 | ④固定杯(大) |
|---|---|---|---|
| ⑤固定杯(中) | ⑥固定杯(小) | ⑦支架 | ⑧举宫头 |
| ⑨螺旋丝杆(大) | ⑩螺旋丝杆(小) | ⑪手柄螺钉 | ⑫锁杆 |

图6-5-1　杯状举宫器

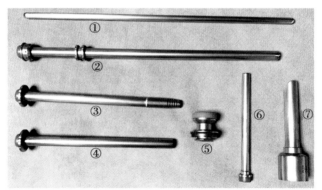

| ①引导棒 | ②切割器 | ③扩张管 | ④10mm转换器 |
|---|---|---|---|
| ⑤15mm穿刺器封帽 | | ⑥5mm转换器 | ⑦15mm穿刺套管 |

图6-5-2　肌瘤旋切器

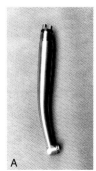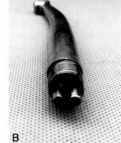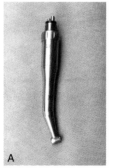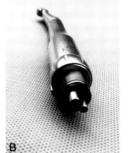

图6-6-1　高速手机　　　　　　图6-6-2　低速手机

A. 横面；B. 纵面。　　　　　　A. 横面；B. 纵面。

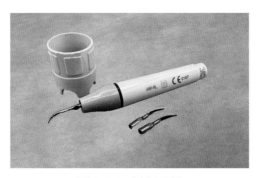

图 6-6-3    洁牙手柄

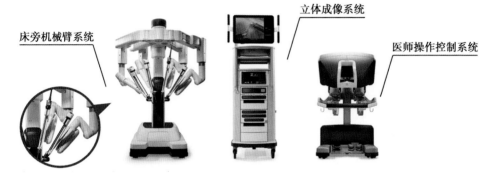

床旁机械臂系统

立体成像系统

医师操作控制系统

图 6-8-1    达芬奇机器人手术系统

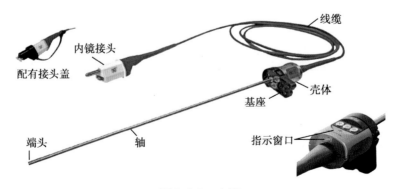

线缆

内镜接头

配有接头盖

壳体

基座

端头

轴

指示窗口

图 6-8-2    内镜

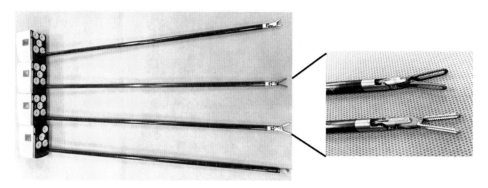

图6-8-3　机械手臂器械

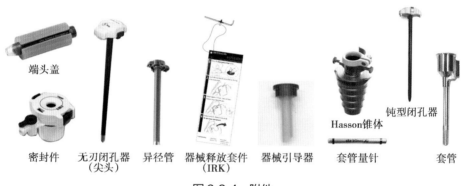

端头盖

密封件　无刃闭孔器（尖头）　异径管　器械释放套件（IRK）　器械引导器　套管量针　套管

Hasson锥体　钝型闭孔器

图6-8-4　附件

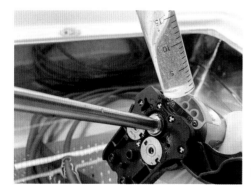

图6-8-5　内镜灌注

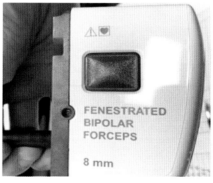

图6-8-6　指示灯变红

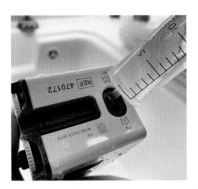

图 6-8-7　酶清洗剂灌注

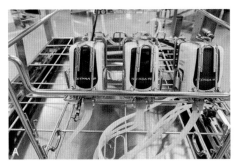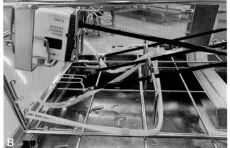

图 6-8-8　全自动清洗机装载

A. 正面；B. 侧面。

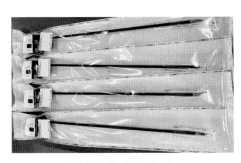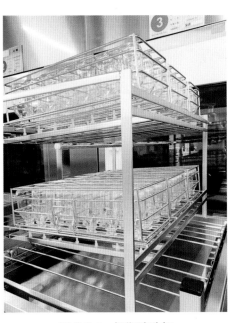

图 6-8-9　器械包装　　　　图 6-9-1　奶瓶清洗架